面向临床药学与药学专业本科生及研究生

常用抗凝血药使用解析

减少风险与优化疗效

陈敏 王凌 主编

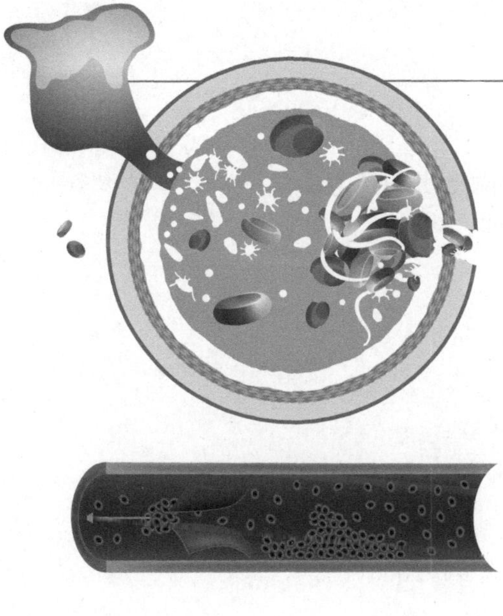

化学工业出版社
·北京·

内容简介

本书聚焦抗凝治疗临床需求，以“提升疗效、降低风险”为核心编写意图，系统梳理抗凝药物领域知识。从抗凝治疗的重要性与临床意义切入，追溯药物发展历程，详解凝血瀑布机制及各类药物作用原理，全面覆盖静脉注射抗凝血药、传统口服抗凝血药、新型口服抗凝血药三大类药物。书中结合大量临床数据与指南共识，针对不同疾病（如房颤、静脉血栓栓塞症等）的抗凝方案、特殊人群用药调整、药物相互作用及药学监护等关键问题展开深入解析，为临床合理用药提供科学依据，助力提升抗凝治疗安全性与有效性。

本书适合临床医师、药师阅读参考，也适用于临床药学及药学专业本科生及研究生阅读。

图书在版编目（CIP）数据

常用抗凝血药使用解析 ：减少风险与优化疗效 / 陈敏，王凌主编. -- 北京 ：化学工业出版社，2025. 12.
ISBN 978-7-122-49680-5

Ⅰ. R452

中国国家版本馆CIP数据核字第2025HN3711号

责任编辑：戴小玲　　文字编辑：李志英
责任校对：李　爽　　装帧设计：张　辉

出版发行：化学工业出版社
（北京市东城区青年湖南街13号　邮政编码100011）
印　　装：北京天宇星印刷厂
710mm×1000mm　1/16　印张10¼　字数195千字
2026年3月北京第1版第1次印刷

购书咨询：010-64518888　　售后服务：010-64518899
网　　址：http://www.cip.com.cn
凡购买本书，如有缺损质量问题，本社销售中心负责调换。

定　　价：68.00元

编写人员名单

主　编：陈　敏　王　凌

编　委：黄有琪　陈晓雯　曾玲红

林雨泽　张默涵

前言

随着全球人口老龄化进程加速及心血管疾病负担持续加重，血栓性疾病已成为全球首位致死致残病因——心房颤动患者缺血性卒中风险较非房颤人群升高5倍，静脉血栓栓塞症（VTE）未经抗凝治疗者死亡率超30%，急性冠脉综合征合并血栓形成更是导致不良预后的核心诱因。抗凝治疗作为防治血栓性疾病的基石，其临床价值虽获循证医学证实，但临床实践中仍面临诸多挑战：传统抗凝血药（如华法林）治疗窗窄、易受食物和药物干扰，需频繁监测国际标准化比值（INR）；新型口服抗凝药（NOACs）虽优势显著，但其在老年、肾功能不全、肿瘤等特殊人群中的剂量调整、药物相互作用把控仍缺乏统一指南；加之抗凝治疗需精准平衡"血栓预防"与"出血风险"，临床医护及药学人员亟需一部系统、实用的专业著作破解困惑。基于此，我们组织编写了《常用抗凝血药使用解析：减少风险与优化疗效》，旨在为抗凝治疗领域提供规范化、科学性的知识体系与实践指南。

本著作旨在填补当前抗凝药物教学与临床应用的断层：既为药学专业学生构建"基础理论—药物特性—临床应用"的完整知识链，也为临床实践提供可落地的用药方案，助力医疗从业者提升抗凝治疗精准性，最终实现"减少用药风险、优化患者疗效"的目标。全书以"循证为基、实践为要"为编写原则，内容架构清晰递进：首章从抗凝治疗的重要性、发展历程切入，结合流行病学数据阐明临床意义；第二章深入解析了凝血瀑布机制及各类药物作用靶点，揭示抗凝药物的分子作用机制；第三至五章系统梳理了静脉注射抗凝血药（肝素、低分子肝素、比伐芦定等）、传统口服抗凝血药（华法林）及新型口服抗凝血药（利伐沙班、达比加群酯、阿哌沙班等）的剂型规格、药代动力学、适应证、用法用量及不良反应，并附详细临床应用表格；后续章节聚焦临床痛点，详解房颤、静脉血栓栓塞症、急性冠脉综合征等疾病的抗凝方案，特殊人群用药调整策略，以及药物相互作用、药学监护要点，最后总结各类药物特点并展望凝血因子Ⅺ抑制剂等前沿方向，形成"理论→实践→前沿"的闭环。

本著作的特色体现在三方面：一是循证性，紧密结合2024年《ESC/EACTS房颤指南》、2025年《AHA/ACC急性冠脉综合征指南》等最新权威指南，所有用药建议均依托高质量临床研究数据，确保内容科学性；二是实用性，针对肾功能不全患者利伐沙班剂量调整、肝素诱导血小板减少症替代治疗等临床高频问题给出具体解决方案；三是针对性，兼顾“理论学习”与“临床应用”需求，既解析分子层面的药理作用，也覆盖基层临床的实操细节，避免“重理论轻实践”的弊端。

本书适合临床医师、药师阅读参考，也适用于临床药学及药学专业本科生、研究生，可作为教材帮助构建系统的抗凝药物知识体系。为提升阅读效率，建议读者按需选择路径：基础薄弱者优先研读第一、二章，夯实抗凝治疗基础与药理作用；临床导向者重点关注第三至六章，掌握不同药物的临床应用及疾病诊疗方案；备考或科研学习者可聚焦第六章“抗凝药物使用总结与展望”，把握领域前沿方向；实际用药中遇具体问题时，可通过目录快速检索对应药物或疾病章节，获取精准指引。

本书编写工作在主编陈敏主任药师、王凌主任药师的带领下，黄有琪、陈晓雯、曾玲红、林雨泽、张默涵联合多学科专家历时2年完成。在编写过程中，团队成员克服临床工作繁忙的困难，利用业余时间查阅文献、核验数据，力求每一处知识点精准、每一项用药建议可落地，系统梳理了近10年国内外抗凝治疗指南与RE-LY研究（randomized evaluation of long-term anticoagulation therapy）、ROCKET-AF研究（rivaroxaban once daily oral direct factor Ⅹa inhibition compared with vitamin K antagonism for prevention of stroke and embolism trial in atrial fibrillation）等权威研究，结合本院临床实践经验，对药理作用阐释、用法用量标注等内容反复打磨，数易其稿；初稿完成后，特别邀请国内抗凝治疗领域知名专家进行多轮审订，针对临床数据引用的准确性、用药方案的适用性提出修改建议，确保内容严谨无误。

在此，谨向所有为本书付出努力的同仁致以诚挚感谢：感谢国内知名审订专家的专业指导，为本书质量严格把关；同时感谢出版社团队的专业协作，助力本书顺利出版。我们深知抗凝治疗领域不断发展，新指南、新药物、新研究持续涌现，本书或许仍有疏漏之处，恳请广大读者在使用过程中提出宝贵意见，共同推动抗凝治疗知识的更新与完善。希望本书能成为大家学习与工作中的实用工具，为提升我国抗凝治疗水平、保障患者用药安全贡献一份力量。

编者
2025年8月

目录

第一章

抗凝药物概述

第一节　抗凝治疗的重要性与临床意义

抗凝治疗作为现代医学防治血栓性疾病的基石，其核心价值在于通过精准干预凝血级联反应，阻断病理性血栓形成与扩展，从而显著降低致死致残性栓塞事件的发生风险。随着全球人口老龄化进程加速及心血管疾病负担持续加重，抗凝治疗的临床意义已从单一疾病管理拓展至多学科协作的整合模式，成为心房颤动（房颤）、静脉血栓栓塞症（venous thromboembolism，VTE）、心脏瓣膜病及心血管介入术后等领域的核心策略。

一、血栓性疾病的流行病学负担与临床危害

血栓性疾病涵盖动脉系统血栓（如心肌梗死、缺血性脑卒中）和静脉系统血栓栓塞［深静脉血栓形成（deep venous thrombosis，DVT）］及肺栓塞（pulmonary embolism，PE）。这两类血栓性疾病均是全球范围内导致死亡和残疾的主要原因。以心房颤动为例，全球患者总数已突破 6000 万，其病理特征为心房规律收缩功能丧失，导致心腔内血流淤滞，显著增加血栓形成风险。房颤患者发生缺血性脑卒中的概率较非房颤人群升高 5 倍，70 岁以上患者年脑卒中发生率可达 10%。规范抗凝治疗可使此类患者卒中风险降低 64%，直接改善生存预后。静脉血栓栓塞的年发病率约为 1‰ ～ 2‰，其中肺栓塞是院内猝死的首要原因，未经抗凝治疗者死亡率超过 30%，而规范抗凝治疗可将其降至 2% ～ 8%。此外，心脏机械瓣膜置换术后患者终身血栓风险年发生率高达 10% ～ 20%，即使是生物瓣膜置换，其术后早期血栓风险亦显著升高，抗凝治疗是维持瓣膜功能、预防栓塞并发症的必需措施。

二、抗凝治疗的病理生理学基础与作用机制

血栓形成依赖三大核心要素：血管内皮损伤、血流异常（淤滞或湍流）及血液高凝状态。抗凝药物通过靶向干预凝血瀑布的不同环节发挥作用。在静脉系统，

血栓以纤维蛋白和红细胞为主要成分（“红色血栓”），抗凝药物如肝素、利伐沙班等通过抑制凝血酶（因子Ⅱa）或因子Ⅹa，阻断纤维蛋白原向纤维蛋白的转化，从而瓦解血栓骨架。动脉系统血栓则以血小板聚集为核心（“白色血栓”），常需联合抗血小板药物（如阿司匹林），但房颤等心腔内血栓因形成机制差异，仍以抗凝治疗为主。值得注意的是，新型口服抗凝药（novel oral anticoagulants，NOACs）凭借可预测的药代动力学特性，实现了稳态抗凝强度的精准控制，显著克服了传统药物（如华法林）治疗窗窄、需频繁监测凝血功能的局限。

三、抗凝治疗的临床应用与循证价值

在心血管疾病领域，非瓣膜性房颤患者基于 CHA_2DS_2-VASc 评分的血栓风险评估是启动抗凝治疗的核心依据。评分≥ 2 分的男性或≥ 3 分的女性患者属于抗凝强适应人群。NOACs（如利伐沙班、达比加群）较传统华法林可显著降低颅内出血风险达 52%，且无须常规监测国际标准化比值（INR），已成为当前国际指南推荐的一线选择。对于心脏机械瓣膜置换术后患者，华法林抗凝（INR 目标 2.0 ～ 3.5）仍是金标准；生物瓣膜术后早期（3 ～ 6 个月）亦推荐华法林抗凝以降低瓣膜血栓风险。急性冠脉综合征（acute coronary syndrome，ACS）及冠状动脉支架植入术后，高血栓负荷患者可能需“双通路抗栓”（抗凝联合抗血小板）治疗，但需严格平衡出血风险，个体化制订疗程。

在 VTE 全程管理中，急性 DVT 或 PE 的初始治疗应首选肠外抗凝剂（如低分子肝素、磺达肝癸钠）桥接口服药物。NOACs 因其疗效确切、给药便捷，已被列为一线治疗选择，其 VTE 复发风险较华法林进一步降低 10% ～ 19%。在延伸期与二级预防中，癌症相关血栓患者优选低分子肝素或特定 NOACs（如利伐沙班、艾多沙班）；延长抗凝时间可降低 50% 的复发风险。重大骨科手术（如全髋 / 膝关节置换）后 VTE 发生率超 30%，规范抗凝（依诺肝素 / 阿哌沙班）可将其控制在 1.5% 以下。

特殊人群的高风险防控同样依赖抗凝治疗的精细化应用。肿瘤患者因高凝状态及治疗相关内皮损伤，VTE 风险较非肿瘤人群升高 4 ～ 7 倍。抗凝治疗不仅降低血栓事件，还可改善生存率（风险比 HR=0.50）。老年及肾功能不全患者需依据肌酐清除率调整剂量，避免药物蓄积导致出血；孕妇抗凝则需权衡胎儿安全，低分子肝素因不透过胎盘屏障成为首选。

四、风险–收益平衡：临床决策的核心挑战

抗凝治疗始终面临疗效与安全的博弈，出血并发症（尤其是颅内出血）是主要限制因素。临床通过动态风险评估工具实现个体化决策：房颤采用 CHA_2DS_2-VASc 评分量化血栓风险，HAS-BLED 评分评估出血概率；VTE 管理则依赖 Caprini 评分与 RIETE 模型。优化策略包括：高出血风险者优先选择 NOACs（较华法林降低大

出血风险 28%），定期监测肾功能与血红蛋白，建立出血应急预案（如达比加群过量使用可致依达赛珠单抗逆转）。

第二节 抗凝药物的发展历程

抗凝药物的百年演进史是一部人类与血栓性疾病斗争的医学进步史，其发展轨迹深刻诠释了从被动干预到主动设计的医学哲学跃迁。这一历程的每个关键节点，都凝聚着对凝血机制的深化认知与制药技术的突破性创新。

一、奠基时代：天然抗凝物质的探索（1900 ~ 1954 年）

抗凝治疗的起源可追溯至肝素的发现。1916 年，美国生理学家麦克莱恩（Jay McLean）在犬肝脏组织中首次分离出具有抗凝活性的物质，后经科学家查尔斯（Charles Best）于 1922 年提纯并命名为“肝素”。1935 年，肝素首次应用于临床血栓预防，标志着现代抗凝治疗的诞生。这种从动物器官提取的多糖类物质（分子量约 15000Da）通过与抗凝血酶Ⅲ（AT Ⅲ）结合，间接抑制凝血酶（因子Ⅱa）和因子Ⅹa，但因其半衰期短（约 30min）、需静脉注射且易诱发肝素诱导性血小板减少症（heparin-induced thrombocytopenia，HIT），临床应用受限。

20 世纪 40 年代，维生素 K 拮抗剂华法林（vitamin K antagonists，VKAs）的合成成为里程碑事件。其源于北美牧场“甜苜蓿病”（牛群食用霉变牧草后出血死亡）的研究，1954 年正式获批用于临床。华法林通过抑制维生素 K 环氧化物还原酶（vitamin K epoxide reductase，VKOR），阻断凝血因子Ⅱ、Ⅶ、Ⅸ、Ⅹ的 γ- 羧基化，首次实现口服抗凝。然而，其治疗窗窄、需频繁监测 INR、易受食物药物干扰的特性，迫使医学界建立严密的抗凝监测体系，1964 年华法林过量致严重出血事件更凸显了这一必要性。尽管如此，华法林仍统治临床长达半个世纪，尤其成为机械瓣膜置换术后抗凝的“金标准”。

二、革新时代：分子工程与靶向革命（1960 ~ 2012 年）

低分子肝素（LMWH）的出现标志着安全性的飞跃。20 世纪 80 年代，普通肝素经化学解聚产生的 LMWH（如依诺肝素、那曲肝素等）分子量降至 4000 ～ 6000Da，半衰期延长至 4 ～ 6h，皮下注射生物利用度达 90% 以上。其选择性抑制因子Ⅹa（抗Ⅹa/ 抗Ⅱa 活性比≥ 2∶1），显著降低 HIT 和骨质疏松风险，成为 VTE 预防和肿瘤相关血栓的一线选择。

2001 年上市的磺达肝癸钠进一步实现精准升级。作为首个全合成因子Ⅹa 抑制剂（分子量仅 1500Da），其半衰期长达 17h，通过特异性结合 ATⅢ的戊糖结构域抑制因子Ⅹa，不诱发 HIT 且出血风险更低，成为 HIT 患者的替代方案。

21 世纪的第二个十年，直接口服抗凝药（direct oral anticoagulants，DOACs）的问世开启了靶向治疗的新纪元。2008 年直接凝血酶抑制剂达比加群酯上市，通过竞争性结合凝血酶活性位点阻断纤维蛋白原转化；因子Ⅹa 抑制剂利伐沙班、阿哌沙班相继于 2011 年、2012 年获批，直接抑制游离和结合型因子Ⅹa。

这些药物凭借固定剂量给药、宽治疗窗、无须常规监测 INR 的特性，在 RE-LY、ROCKET-AF 等大型临床试验中证实较华法林显著降低颅内出血风险 60% 和全因死亡率 11%，迅速成为非瓣膜性房颤和 VTE 治疗的新标准。

三、精准时代：个体化治疗与长效突破（2013 年至今）

当前抗凝药研发正聚焦于突破出血风险瓶颈与提升用药便捷性。

因子Ⅺ/Ⅺa 抑制剂：2024 ～ 2025 年，Abelacimab（单抗）、Milvexian（小分子）等因子Ⅺ抑制剂在Ⅱ期临床试验中显示，抗栓效果不劣于依诺肝素，但大出血风险降低超过 70%。其机制在于选择性阻断病理性血栓形成，保留生理性止血功能，尤其适用于终末期肾病患者。

基因导向的个体化治疗：基于 *CYP2C9* 和 *VKORC1* 基因多态性的华法林剂量模型已应用于临床。2025 年《新英格兰医学杂志》报道，通过多基因评分系统预测 DOACs 代谢差异，可优化亚洲人群（尤其是低体重患者）的给药方案，减少出血事件。

长效制剂与智能解毒技术：皮下注射型 FⅪa 抑制剂 MK-2060（每周 1 次）进入Ⅲ期试验；合成蛋白 Ciraparantag 可中和所有口服及注射抗凝药；瑞士团队开发的“PNA-抗凝血剂”通过肽核酸链（petide nucleic acid，PNA）实现按需解毒，为手术紧急止血提供新工具。

第三节　抗凝治疗在不同疾病中的应用现状

抗凝治疗的临床应用需紧密结合疾病特异性病理机制与血栓风险分层。在心血管疾病领域，心房颤动（房颤）仍是抗凝治疗的核心场景。根据 2024 年 ESC/EACTS 指南，非瓣膜性房颤患者若 CHA_2DS_2-VASc 评分≥ 2 分（男性）或≥ 3 分（女性），需启动长期抗凝治疗。新型口服抗凝药（NOACs）如利伐沙班（20mg qd）、阿哌沙班（2.5mg bid）因较华法林显著降低 52% 的颅内出血风险，且无须常规监测 INR，已成为一线选择。对于心脏瓣膜疾病患者，机械瓣膜术后仍需华法林抗凝（INR 目标 2.0 ～ 3.5），而生物瓣膜术后早期（3 ～ 6 个月）可选用 NOACs 如艾多沙班（60mg qd）。值得注意的是，瓣膜性房颤（如合并中重度二尖瓣狭窄）禁用 NOACs，华法林仍是唯一选择。在急性冠脉综合征（ACS）领域，2025 年 AHA/ACC 指南提出分层策略：高缺血风险患者经皮冠状动脉介入治疗

（percutaneous coronary intervention，PCI）术后需“双通路抗栓”（阿司匹林＋替格瑞洛联合利伐沙班 2.5mg bid）1 年，而高出血风险者 1 个月后可停用阿司匹林，保留 P2Y12 抑制剂联合 NOACs。

除心血管疾病外，静脉血栓栓塞症（VTE）的抗凝管理也呈现全程化特征。急性 DVT 或肺栓塞（PE）的初始治疗首选低分子肝素（依诺肝素 1mg/kg q 12h）或磺达肝癸钠等桥接 NOACs。延伸期治疗中，癌症相关血栓（cancer-associated thrombosis，CAT）患者优选利伐沙班或艾多沙班，其复发风险较低分子肝素降低 19% 且大出血风险相当（HR=1.01），但胃肠道肿瘤患者需谨慎选择以避免消化道出血。重大骨科手术如全髋 / 膝关节置换术后，VTE 风险超 30%，阿哌沙班（2.5mg bid×35 天）可将发生率降至 1.5% 以下，且需术后 12 ～ 24h 启动以规避椎管内血肿风险。

特殊人群的个体化决策是临床实践的关键挑战。肿瘤患者因高凝状态及内皮损伤，VTE 风险较非肿瘤人群高 4 ～ 7 倍，需依据 Khorana 评分分层：≥ 2 分者推荐预防性抗凝（依诺肝素 40mg qd），而颅内肿瘤或血小板计数＜ 50×10^9/L 者应避免药物抗凝，改用机械预防。肾功能不全患者需动态调整剂量：肌酐清除率（CrCl）15～ 30mL/min 时，利伐沙班需减量至 15mg qd，而 CrCl ＜ 15mL/min 或透析患者仅限阿哌沙班 2.5mg bid 用于非瓣膜性房颤。老年患者用药时需警惕药物相互作用——例如达比加群酯与维拉帕米联用需降低剂量至 110mg bid，并避免食用西柚、石榴等影响肝酶代谢的水果。

当前争议聚焦于抗凝与抗血小板的边界问题。动脉粥样硬化性血栓（如冠心病）以抗血小板为主，但房颤合并冠心病需“双通路抗栓”（NOACs+ 氯吡格雷），其中高出血风险者（HAS-BLED ≥ 3 分）可缩短双联抗血小板时长至 1 ～ 3 个月。未来发展方向包括：因子Ⅺ抑制剂（如 Abelacimab）在 2025 年Ⅲ期试验中显示，月给药 1 次预防 VTE 时，大出血风险仅为肝素组的 1/10；AI 动态预测模型整合基因组与临床指标，实现抗凝强度个体化调整（如 AUGUSTUS 算法）。

第二章 抗凝药物的作用机制

第一节 凝血瀑布机制概述

凝血瀑布是维持机体止血功能的核心级联反应，其精密调控机制决定了血栓形成与溶解的动态平衡。该过程可划分为三条相互交织的通路：内源性途径（接触激活途径）、外源性途径（组织因子途径）与共同通路（凝血酶与纤维蛋白生成），三者最终汇聚集结于凝血酶原酶复合物（prothrombin complex concentrate，PCC）与凝血酶（thrombin）的激活，实现纤维蛋白交联成网，完成血栓结构框架的构建。

一、内源性途径的触发与级联放大

当血管内皮损伤暴露出胶原或异物表面时，循环中的因子Ⅻ（FⅫ）在负电荷表面激活为FⅫa。FⅫa进一步激活前激肽释放酶（prekallikrein，PK）生成激肽释放酶（kallikrein），形成正反馈环路并放大FⅫ活化。随后，FⅪ被FⅫa激活为FⅪa，进而催化FⅨ转化为FⅨa。FⅨa在钙离子（Ca^{2+}）及血小板磷脂膜表面，与FⅧa形成“内源性Tenase复合物”（FⅧa/FⅨa/Ca^{2+}/磷脂），激活FⅩ为FⅩa。关键生理意义：内源性途径是接触性血栓形成的基础（如体外循环导管表面血栓），但遗传性FⅫ缺乏患者无出血倾向，提示其生理止血作用有限。

二、外源性途径——创伤反应的快速响应核心

组织损伤后释放组织因子（tissue factor，TF）是外源性途径的始动因素。TF作为跨膜受体，与血浆中的FⅦ结合形成TF-FⅦ复合物。少量已活化的FⅦa（或FⅦ经微量凝血酶激活）催化该复合物中的FⅦ转化为FⅦa，形成TF-FⅦa复合物（外源性Tenase）。TF-FⅦa直接激活FⅩ为FⅩa，同时激活内源性途径的FⅨ为FⅨa（双向交叉）。病理意义：动脉粥样斑块破裂释放的TF是急性冠脉综合征血栓形成的核心启动子，而肿瘤细胞过度表达TF是癌症高凝状态的分子基础。

三、共同通路的汇聚与血栓终结构建

FⅩa 在 Ca^{2+} 及血小板磷脂表面，与激活的 FⅤ（FⅤ经凝血酶裂解为 FⅤa）形成凝血酶原酶复合物（prothrombinase complex）（FⅩa/FⅤa/Ca^{2+}/ 磷脂），高效切割凝血酶原（prothrombin，FⅡ）生成凝血酶（thrombin，FⅡa）。凝血酶作为级联反应的核心效应分子，执行四大关键功能：

纤维蛋白原裂解：将纤维蛋白原（fibrinogen，FⅠ）切割为可交联的纤维蛋白单体（fibrin monomer）。

反馈激活：正反馈激活 FⅤ→FⅤa、FⅧ→FⅧa 及 FⅪ→FⅪa，加速凝血瀑布。

血小板活化：通过蛋白酶激活受体（protease activated receptors，PARs）激活血小板释放颗粒内容物。

抗凝系统抑制：激活凝血酶激活的纤溶抑制物（thrombin-activated fibrinolysis inhibitor，TAFI），延缓血栓溶解。

纤维蛋白单体在 FⅩⅢa（凝血酶激活的 FⅩⅢ）作用下交联为稳定的不溶性纤维蛋白多聚体，网罗红细胞与血小板形成终末血栓。级联调控关键点：组织因子途径抑制物（tissue factor pathway inhibitor，TFPI）灭活 TF-FⅦa 复合物，抗凝血酶Ⅲ（ATⅢ）中和 FⅩa/ 凝血酶等丝氨酸蛋白酶，蛋白 C/S 系统降解 FⅤa/FⅧa，构成三重抗凝屏障防止血栓过度扩散。

第二节　各类抗凝药物作用靶点及原理

抗凝药物的作用本质是通过特异性干预凝血级联反应的关键节点，阻断病理性血栓形成。根据其作用靶点（表 2-2-1）与分子机制差异，可系统划分为间接凝血因子抑制剂、维生素 K 拮抗剂及直接口服抗凝剂（DOACs）三大类，每类药物均以独特的药理逻辑实现对凝血通路的精准调控。

表 2-2-1　凝血瀑布关键复合物与药物靶点对应

级联环节	核心复合物	生理功能	药物抑制靶点
外源性途径启动	TF-FⅦa 复合物	激活 FⅩ/FⅨ	因子Ⅹa 抑制剂（利伐沙班）
内源性途径被放大	FⅧa-FⅨa 复合物	激活 FⅩ	暂无直接抑制剂
共同通路核心反应器	FⅩa-FⅤa 复合物（凝血酶原酶）	催化凝血酶生成	因子Ⅹa/Ⅱa 抑制剂（肝素 /DOACs）
纤维蛋白稳定	FⅩⅢa	交联纤维蛋白	临床无特异性抑制剂

一、间接凝血因子抑制剂——肝素类与磺达肝癸钠

肝素类药物（包括普通肝素与低分子肝素）的抗凝活性依赖于内源性抗凝蛋

白——抗凝血酶Ⅲ（ATⅢ）。肝素分子中特有的戊糖序列与ATⅢ的赖氨酸残基结合，诱导其构象改变，使ATⅢ的精氨酸反应中心更易与凝血因子Ⅱa（凝血酶）、Ⅹa、Ⅸa等丝氨酸蛋白酶活性位点结合，形成不可逆复合物，从而中和这些因子的促凝活性。普通肝素因分子量较大（约15000Da），可同时抑制因子Ⅱa和Ⅹa；而低分子肝素（分子量4000～6000Da）因链长缩短，主要选择性抑制因子Ⅹa（抗Ⅹa/抗Ⅱa活性比≥2∶1），降低了出血风险并延长半衰期。

磺达肝癸钠作为首个全合成ATⅢ依赖性抗凝剂，其抗凝机制更具靶向性。该药物通过模拟肝素的戊糖结构，特异性结合ATⅢ的戊糖结合域，选择性增强ATⅢ对因子Ⅹa的抑制（抑制常数K_i值达0.5nmol/L），但对Ⅱa无直接作用。因其分子量仅1728Da且不与其他血浆蛋白结合，药代动力学更稳定，几乎不诱发肝素诱导性血小板减少症（HIT）。

二、维生素K拮抗剂（VKA）——华法林的分子级联阻断

华法林通过拮抗维生素K的还原循环发挥抗凝作用。维生素K是肝脏合成因子Ⅱ、Ⅶ、Ⅸ、Ⅹ的必要辅因子，其还原态（氢醌型）参与这些因子的γ-羧基化修饰，使其获得钙离子结合能力并锚定于磷脂膜表面。华法林抑制维生素K环氧化物还原酶（VKOR），阻断氧化型维生素K（环氧化物）向还原型的转化，导致功能性凝血因子合成减少。2020年VKOR晶体结构研究揭示，华法林通过与酶活性中心的Asn80和Tyr139形成氢键，稳定VKOR的闭合构象，阻碍电子传递至维生素K环氧化物，最终中断凝血因子的翻译后修饰。该作用需待已合成的凝血因子耗竭后方显效（滞后8～12h），且受*CYP2C9*、*VKORC1*基因多态性显著影响，需依赖INR监测调整剂量。

三、直接口服抗凝剂（DOACs）——靶向酶活性中心的精准打击

DOACs通过直接结合凝血因子活性位点实现无须辅因子的高效抑制，分为直接凝血因子Ⅹa抑制剂与直接凝血酶（Ⅱa）抑制剂两类。

直接凝血因子Ⅹa抑制剂（如利伐沙班、阿哌沙班）通过疏水作用与氢键网络，嵌入凝血因子Ⅹa的S_1和S_4口袋，竞争性阻断其与底物的结合。凝血因子Ⅹa是内源性与外源性凝血通路的交汇点，抑制其活性可减少凝血酶原向凝血酶的转化，截断凝血级联的放大效应。此类药物对游离型及凝血酶原酶复合物中的因子Ⅹa均有抑制作用，且不影响已形成的凝血酶功能，降低了对生理性止血的干扰。

直接凝血酶抑制剂（如达比加群酯）以前药形式口服吸收，经酯酶水解为活性代谢物达比加群。后者通过带正电荷的脒基与凝血酶活性中心的S_1口袋（带负电荷）结合，同时其疏水基团占据疏水通道，直接阻断凝血酶催化纤维蛋白原裂解为纤维蛋白的能力，并抑制凝血酶介导的FⅤ、FⅧ、FⅩⅢ正反馈激活。

四、新型靶向药物——突破传统机制的探索

2025 年进入临床Ⅲ期试验的凝血因子Ⅺ/Ⅺa 抑制剂（如 Abelacimab、Milvexian）代表了抗凝治疗的新范式。该类药通过单抗或小分子特异性抑制内源性凝血途径的 FⅪa，显著降低接触性血栓风险，但因 FⅪ不参与生理性止血，其出血风险较传统药物降低 70% 以上。此外，组织因子途径抑制物（TFPI）重组蛋白通过结合 TF-FⅦa 复合物阻断外源性凝血启动，在癌症相关血栓模型中显示独特优势。

第三节 直接凝血酶抑制剂与间接凝血酶抑制剂的差异

直接凝血酶抑制剂（direct thrombin inhibitors，DTIs）与间接凝血酶抑制剂（如肝素类）虽均以凝血酶为靶点，但其作用机制、药效学特性及临床应用场景存在本质差异，深刻理解这些差异是优化抗凝治疗的关键基础。

一、作用机制的分子逻辑差异

间接凝血酶抑制剂（以普通肝素、低分子肝素为代表）的抗凝活性完全依赖内源性抗凝血酶Ⅲ（ATⅢ）的介导。肝素分子通过戊糖序列与 ATⅢ的赖氨酸结合域结合，诱导其构象改变，暴露出精氨酸反应中心，从而加速 ATⅢ对游离凝血酶（FⅡa）及因子Ⅹa、Ⅸa 等丝氨酸蛋白酶的灭活。这种间接作用模式存在显著局限：肝素-ATⅢ复合物仅能抑制游离态凝血酶，一旦凝血酶与纤维蛋白结合形成血栓核心，其空间位阻效应将阻断复合物的结合，导致“血栓内凝血酶逃逸”现象。

直接凝血酶抑制剂（如阿加曲班、比伐芦定、达比加群）则突破此限制。它们通过小分子结构（分子量约 500～2000Da）直接嵌入凝血酶的活性催化位点（S_1 口袋）或外结合位点（阴离子识别域），形成可逆性结合，无须 ATⅢ参与。例如，阿加曲班作为合成的小分子 L-精氨酸衍生物，其胍基与凝血酶活性中心的丝氨酸-组氨酸-精氨酸结构形成氢键网络，直接阻断凝血酶对纤维蛋白原的裂解；比伐芦定则通过双价结合模式，同时占据催化位点与外结合位点，实现更稳定的抑制。这种直接作用赋予 DTIs 独特优势：既能高效灭活游离态凝血酶，又能穿透纤维蛋白网抑制血栓结合态凝血酶，从而阻断已形成血栓的进一步扩增。

二、药代动力学与药效学特性对比

间接凝血酶抑制剂受多重因素干扰：普通肝素因分子量大，易与血浆蛋白、内皮细胞非特异性结合，导致个体间抗凝效果差异显著（抗凝强度波动达 3 倍），需依赖活化部分凝血活酶时间（APTT）频繁监测；低分子肝素虽生物利用度提高，

但抗凝活性仍受ATⅢ浓度及肾功能影响，严重肾损患者需禁用或减量。

直接凝血酶抑制剂则展现出更优的药代动力学特性：

① 阿加曲班分子量仅527Da，血浆蛋白结合率约54%，可自由穿透血栓内部，半衰期约40min，停药后2～4h APTT即可恢复基线，便于围术期快速调控；

② 比伐芦定半衰期（$t_{1/2}$）25min，在体内可被凝血酶自身水解失活（裂解Arg3-Pro4肽键），抗凝作用短暂可逆，显著降低出血风险；

③ 达比加群酯作为口服DTIs前药，经酯酶转化为活性形式后，生物利用度达6%～7%，半衰期12～14h，每日两次给药即可维持稳态抗凝。

DTIs的抗凝强度与血浆浓度呈线性相关，且不受ATⅢ水平、血小板因子4（PF4）或急性期蛋白干扰，药效预测性显著优于肝素类。

三、临床应用场景与适应证分化

间接凝血酶抑制剂仍是静脉血栓预防（如骨科术后）及初始抗凝治疗的基石，但面临两大临床挑战：

① 肝素诱导性血小板减少症（HIT）：肝素-PF4复合物可触发抗体介导的血小板活化，导致血栓与出血风险并存（发生率为1%～5%）。

② 抗凝抵抗：血浆高纤维蛋白原状态或抗凝血酶缺乏时，肝素抗凝效能显著下降。

直接凝血酶抑制剂凭借独特机制成为HIT治疗的金标准：阿加曲班与比伐芦定不结合PF4，几乎不诱发HIT抗体，且能有效抑制HIT相关血栓进展。阿加曲班获批用于HIT合并血栓的防治、神经外科围术期抗凝及外周动脉闭塞；比伐芦定则主导PCI的抗凝场景，尤其适用于高出血风险患者。在房颤卒中预防领域，口服DTIs达比加群酯较华法林降低颅内出血风险48%，但胃肠道出血风险略高，需个体化权衡。

四、安全性差异与出血风险调控

两类药物的出血风险机制迥异：

① 间接凝血酶抑制剂通过ATⅢ广泛抑制多个凝血因子（Ⅱa、Ⅹa、Ⅸa等），且肝素可非特异性增强血管通透性，增加组织出血倾向；

② 直接凝血酶抑制剂仅靶向凝血酶单一靶点，对生理性止血干扰较小。研究显示，比伐芦定在PCI中较肝素降低大出血风险41%。

DTIs的出血管理更具可控性：阿加曲班与比伐芦定半衰期短，停药后抗凝作用迅速消退；达比加群过量可使用特异性逆转剂依达赛珠单抗（idarucizumab）中和。相比之下，肝素过量需鱼精蛋白拮抗，但低分子肝素仅能部分逆转（约60%），且鱼精蛋白本身可能引发低血压与过敏反应。

两类药物的核心差异总结见表2-3-1。

表 2-3-1　两类药物核心差异总结

特征维度	间接凝血酶抑制剂	直接凝血酶抑制剂
作用机制	依赖 ATⅢ灭活游离凝血酶，无法抑制血栓结合态凝血酶	直接结合凝血酶活性位点，抑制游离态与结合态凝血酶
分子量 / 穿透性	大分子（肝素 15kDa），无法穿透血管内皮细胞层	小分子（阿加曲班 527Da），可自由穿透纤维蛋白网
HIT 风险	高（肝素-PF4 复合物触发抗体）	极低（不结合 PF4）
出血可控性	鱼精蛋白部分逆转，但存在过敏风险	短半衰期（比伐芦定 25min）或特异性逆转剂（达比加群）
核心适应证	VTE 预防、初始抗凝	HIT 治疗、PCI 围术期、高出血风险房颤

第四节　维生素 K 拮抗剂的作用机制详解

维生素 K 拮抗剂以华法林（warfarin）为代表，通过靶向干扰肝脏凝血因子的 γ- 羧基化修饰，实现对凝血级联反应的系统性抑制。其作用机制本质是阻断维生素 K 的还原循环，导致功能依赖性凝血因子（Ⅱ、Ⅶ、Ⅸ、Ⅹ）合成障碍，从而发挥口服抗凝效应。这一过程紧密依赖肝脏代谢与基因多态性调控，形成独特的药效滞后性及治疗窗窄特征。

一、维生素 K 循环的生理意义与分子逻辑

维生素 K（包括 K_1、K_2）在肝脏中充当 γ- 谷氨酰羧化酶（GGCX）的关键辅因子。该酶催化凝血因子前体蛋白（如 FⅡ、FⅦ、FⅨ、FⅩ及蛋白 C/S）特定谷氨酸残基（Glu）转化为 γ- 羧基谷氨酸（Gla）。Gla 结构域通过结合钙离子（Ca^{2+}），使凝血因子锚定于磷脂膜表面（如活化血小板磷脂酰丝氨酸），形成“钙桥”结构，这是凝血因子激活复合物（如 Tenase、凝血酶原酶）组装的分子基础。每次羧基化反应中，维生素 K 经历氧化还原循环：还原态维生素 K（氢醌型，KH_2）在 GGCX 催化下氧化为维生素 K 环氧化物（KO），而 KO 需经维生素 K 环氧化物还原酶（VKOR）还原再生为 KH_2，才能维持持续羧基化。

二、华法林对维生素 K 循环的精准干扰

华法林通过抑制 VKOR 复合物中的核心亚基 VKORC1，中断维生素 K 的还原再生。2025 年冷冻电镜研究揭示，华法林结合于 VKORC1 的跨膜结构域（第 3 ～ 4 螺旋间口袋），通过氢键锚定 Asn80 残基，并疏水相互作用包裹 Tyr139 侧链，导致酶活性中心的二硫键（Cys43-Cys51）构象锁闭，阻断电子从硫氧还蛋白向维生素 K 环氧化物的传递，使 KO 无法还原为 KH_2。当肝脏储存的 KH_2 耗尽后，

GGCX 因缺乏辅因子而失活，未羧基化的凝血因子前体（PIVKA-Ⅱ）虽可继续合成，但因缺乏 Gla 结构域丧失钙离子结合能力，无法参与凝血级联反应。值得注意的是，华法林对四种凝血因子的抑制作用呈现动态差异：半衰期最短的 FⅦ（4 ～ 6h）最早耗竭，而 FⅡ（60 ～ 72h）的缓慢衰减导致抗凝效应滞后显现（通常需 3 ～ 5 天），治疗初期需联用肝素桥接。

三、药代动力学特征与基因导向调控

华法林的 S-对映体（活性为 R-型的 5 倍）主要经 CYP2C9 代谢失活，而 *VKORC1* 基因启动子多态性（如 −1639G ＞ A）显著影响酶表达量，共同决定个体剂量需求。基于此建立的药理学模型（如 IWPC 算法）将患者分为三类：

① 敏感型（CYP2C9*2/*3 突变且 VKORC1-1639AA）：日需剂量低（1～ 2mg），出血风险高；

② 抵抗型（CYP2C9*1/*1 且 VKORC1-1639GG）：日需剂量高（5～ 7mg），易抗凝不足；

③ 中间型（如 VKORC1-1639AG）：日需剂量 3～ 5mg。

此外，华法林的分布容积低（0.14L/kg），血浆蛋白结合率达 99%（主要为白蛋白），易被高蛋白结合药物（如磺胺类）置换升高游离血药浓度，食物维生素 K 摄入波动更直接干扰 INR 稳定性。

四、临床独特价值与局限性

尽管新型口服抗凝药（NOACs）迅猛发展，华法林仍不可替代：

① 机械瓣膜抗凝金标准：瓣膜金属表面持续激活凝血因子，NOACs 无法满足高强度抗凝需求（INR 目标 2.5 ～ 3.5）。

② 经济性优势：年治疗费用不及 NOACs 的 1/10，适用于资源受限地区。

③ 抗凝逆转便捷性：维生素 K_1（10mg 静注）可在 24h 逆转抗凝效应，严重出血时凝血酶原复合物快速起效。

其局限性集中于“治疗窗窄”（INR 2.0 ～ 3.0 仅覆盖 60% 时间）与“多重相互作用”（如胺碘酮增强抗凝、利福平诱导抵抗），需严格依赖 INR 监测与剂量滴定。

第三章 静脉注射抗凝血药

第一节 阿替普酶——溶栓治疗的核心药物

阿替普酶（alteplase）

【剂型规格】

注射剂。①20mg；②50mg。

【药效学及药代动力学】

■ 药效学

阿替普酶是重组人组织型纤维蛋白溶酶原激活剂，一种糖蛋白，可直接激活纤溶酶原转化为纤溶酶。当静脉给予时，本品在循环系统中表现出相对的非活性状态。一旦与纤维蛋白结合后，本品被激活，诱导纤维溶酶原转化为纤溶酶，导致纤维蛋白降解，血块溶解。

■ 药动学

本品可从血液循环中迅速清除，主要经肝脏代谢（血浆清除率为550～680mL/min）。相对血浆α半衰期（$t_{1/2}$）是4～5min。这意味着20min后，血浆中本品的含量不到最初值的10%。深室残留量的β半衰期约为40min。

【适应证】

■ 说明书上的适应证

（1）急性心肌梗死（AMI）

对于症状发生6h以内的患者，采取90min加速给药法（参见【用法用量】）。

对于症状发生6～12h以内的诊断明确的患者，采取3h给药法（参见【用法用量】）。本品已被证实可降低AMI患者30天死亡率。

（2）血流不稳定的急性大面积肺栓塞（PE） 可能的情况下应借助客观手段明确诊断，如肺血管造影或非侵入性手段如肺扫描等。尚无证据显示对与肺栓塞相关的死亡率和晚期发病率有积极作用。

（3）急性缺血性脑卒中（AIS） 必须预先经过恰当的影像学检查（如头颅 CT 扫描或者其他对出血敏感的影像学诊断方法）排除颅内出血之后，在 AIS 症状发生后的 4.5h 内尽快进行治疗。治疗效果具有时间依赖性，越早治疗，获益的可能越大。

【用法用量】

■ 临床应用（表 3-1-1）

表 3-1-1 阿替普酶的临床应用

<table>
<tr><th>人群</th><th>说明书上的成人用法用量</th><th>建议老年人的用法用量</th></tr>
<tr><td colspan="3">● 起始剂量和维持剂量，见下文
● 不同规格的阿替普酶，配制 1mg/mL 和 2mg/mL 两种不同的最终浓度溶液时，所需的溶剂体积不同。配制的溶液呈清澈无色至淡黄色。在使用之前请再观察其色状，配制好的溶液仅可单次使用，任何未使用的溶液均应废弃
● 20mg/ 支，20mg 包装盒内有一个含 20mg 活性成分（干粉总重 933mg）的小瓶及一个内装 20mL 注射用水的注射用小瓶。50mg/ 支，50mg 包装盒内有一个含 50mg 活性成分（干粉总重 2333mg）的小瓶及一个内装 50mL 注射用水的注射用小瓶。配制好的 1mg/mL 溶液应通过静脉给药。由于配制的溶液会出现浑浊，因此配制的溶液可用灭菌生理盐水（0.9%）进一步稀释，最小浓度为 0.2mg/mL。因为可能引起配制溶液浑浊程度增加，不建议继续使用灭菌注射用水或用碳水化合物注射液如葡萄糖对配制的溶液作进一步稀释。本品不能与其他药物混合，既不能用于同一输液瓶，也不能应用于同一输液管道（肝素亦不可以）
● 随着患者年龄、脑卒中严重性和血糖水平的增高，其预后良好的可能性下降而发生严重功能缺陷、死亡或脑出血的可能性增加，与治疗本身无关。年龄 80 岁以上，严重脑卒中（经临床诊断或影像学诊断）及血糖基础值＜ 50mg/dL 或＞ 400mg/dL 的患者不得使用本品治疗（说明书）</td></tr>
<tr><td>急性心肌梗死（AMI）</td><td>● 对于在症状出现 6h 以内的患者，采取 90min 加速给药法
体重≥ 65kg 的患者：15mg 静脉推注，之后立即在随后 30min 持续静脉滴注 50mg，剩余的 35mg 用 60min 持续静脉滴注，直至最大剂量达 100mg
体重＜ 65kg 的患者：给药总剂量应按体重调整，15mg 静脉推注，之后立即按 0.75mg/kg 的剂量持续静脉滴注 30min（最大剂量 50mg），剩余的按 0.5mg/kg 的剂量持续静脉滴注 60min（最大剂量 35mg）
● 对于症状出现 6 ～ 12h 以内能够开始治疗的 AMI 患者，采取 3h 给药法
体重≥ 65kg 的患者：10mg 静脉推注，之后立即在其后 1h 持续静脉滴注 50mg，之后的 2h 持续静脉滴注 40mg 的药物，直到最大剂量达到 100mg
体重＜ 65kg 的患者：10mg 静脉推注，之后立即在其后 3h 持续静脉滴注，最大总剂量为 1.5mg/kg
● 辅助治疗
根据目前 ST 段抬高型急性心肌梗死（STEMI）的治疗指南，使用推荐的抗血栓药物</td><td rowspan="2">禁忌证：本品不能用于 80 岁以上的急性脑卒中患者治疗（说明书）</td></tr>
<tr><td>急性大面积肺栓塞（PE）</td><td>体重≥ 65kg 的患者：本品 100mg 应持续 2h 静脉滴注。最常用的给药方法为：10mg 在 1 ～ 2min 内静脉推注，之后立即在随后 2h 持续静脉滴注 90mg，直到总剂量达到 100mg
体重＜ 65kg 的患者：10mg 在 1 ～ 2min 内静脉推注，之后立即在随后 2h 持续静脉滴注，直到总剂量达到 1.5mg/kg 体重
● 辅助治疗
静滴本品后，当活化部分凝血活酶时间（APTT）值低于正常上限两倍时，应给予（或再次给予）肝素。肝素剂量应根据 APTT 值调整，需维持 APTT 值在 50 ～ 70s（参考值的 1.5 ～ 2.5 倍）</td></tr>
</table>

续表

人群	说明书上的成人用法用量	建议老年人的用法用量
急性缺血性脑卒中（AIS）	治疗必须由神经科医师进行（参见【禁忌证】） ● 推荐总剂量为 0.9mg/kg（最大剂量为 90mg），总剂量的 10% 作为初始静脉推注剂量，随后立即持续静脉滴注剩余剂量，持续 60min ● 在症状出现后的 4.5h 内要尽早开始治疗。治疗效果具有时间依赖性，越早治疗，治疗效果可能越好。FDA 推荐在症状出现后 3h 内开始治疗	禁忌证：本品不能用于 80 岁以上的急性脑卒中患者治疗（说明书）

■ 指南推荐（表 3-1-2）

表 3-1-2　阿替普酶的指南推荐

人群	指南名称	推荐内容
急性缺血性脑卒中（80 岁以上患者）	《超药品说明书用药目录（2025 年版）》[1]	0.9mg/kg，最大剂量 90mg，总剂量的 10% 先从静脉推入，剩余剂量在随后 60min 持续静脉滴注
缺血性脑卒中	《急性缺血性脑卒中静脉阿替普酶溶栓治疗的纳入和排除标准的科学依据》[2]	对于严重脑卒中患者，在缺血性脑卒中发病 3h 内进行静脉阿替普酶治疗是必要的。虽然这些患者发生出血性转化的风险增高，但仍然证明治疗具有临床效益（Ⅰ级推荐。A 级证据） 对于具有致残性脑卒中症状的轻度患者，在缺血性脑卒中发病 3h 内进行静脉阿替普酶治疗是必要的。不应将这些患者排除在静脉阿替普酶治疗之外，因为其临床效益已得到证实（Ⅰ级推荐。A 级证据） 对于症状更轻微而且被判定为非致残性的缺血性脑卒中患者，在发病 3h 内可考虑进行静脉阿替普酶治疗。然而，应权衡治疗风险与可能获益，并且需要进一步研究来明确其风险效益比（Ⅱb 级推荐。C 级证据）
	《2017 AHA/ASA 科学声明：急性缺血性脑卒中静脉阿替普酶溶栓后出血性转化的治疗和结局》[3]	急性缺血性脑卒中（AIS）患者：在发病 4.5h 内静脉注射阿替普酶可改善部分 AIS 患者的预后
	《急性缺血性脑卒中静脉应用阿替普酶纳入及排除标准的科学声明（第一部分）》[4]	发病 3h 内就诊，符合阿替普酶治疗标准的成年 AIS 患者，应尽早静脉应用阿替普酶治疗（Ⅰ级推荐。A 级证据）
	《急性缺血性脑卒中静脉应用阿替普酶纳入及排除标准的科学声明（第二部分）》[5]	对于脑卒中症状严重者，应在缺血性脑卒中症状出现后 3h 内进行静脉阿替普酶治疗。尽管这会增加出血转化风险，但仍有临床证据证实严重脑卒中患者可从中获益（Ⅰ级推荐。A 级证据） 对于症状轻微但可致残的脑卒中患者，应在缺血性脑卒中症状出现后 3h 内进行静脉阿替普酶治疗。治疗医师不应从观念上将此类患者排除于静脉阿替普酶治疗，因为有临床证据证实其可从中获益（Ⅰ级推荐。A 级证据） 在症状出现后 3h 内，可以考虑对症状轻微且无致残风险的缺血性脑卒中患者给予溶栓治疗。应该对溶栓治疗带来的风险与可能的获益加以权衡；然而，仍需要更多的研究进一步明确相关的风险收益比（Ⅱb 级推荐。C 级证据）

续表

人群	指南名称	推荐内容
缺血性脑卒中	《急性缺血性脑卒中静脉应用阿替普酶纳入及排除标准的科学声明（第三部分）》[6]	可以考虑对症状迅速改善的脑卒中患者进行静脉阿替普酶治疗，但应在潜在风险与预期获益之间做出权衡（Ⅱa 级推荐。C 级证据）
	《急性缺血性脑卒中静脉应用阿替普酶纳入及排除标准的科学声明（第四部分）》[7]	当 CT 显示患者存在急性颅内出血时，不应对其进行静脉阿替普酶治疗（Ⅲ级推荐。C 级证据） 血小板计数＜ 100×10^{9}/L，INR ＞ 1.7，APTT ＞ 40s，或凝血酶原时间（PT）＞ 15s 的急性卒中患者静脉应用阿替普酶的安全性和疗效尚不明确，不推荐对其进行静脉阿替普酶治疗（Ⅲ级推荐。C 级证据）。鉴于既往无相关病史的患者极少存在血小板计数和凝血检测异常，如果没有理由怀疑患者可能出现检测异常，则紧急进行静脉阿替普酶治疗而不等待血液或凝血检测结果是合理的（Ⅱa 级推荐。B 级证据）
	《急性缺血性脑卒中静脉应用阿替普酶纳入及排除标准的科学声明（第六部分）》[8]	对于有华法林使用史且 INR ≤ 1.7 的患者对其进行静脉阿替普酶治疗是合理的（Ⅱa 级推荐。B 级证据）。不推荐对有华法林使用史且 INR ＞ 1.7 的患者进行静脉阿替普酶治疗（Ⅲ级推荐。B 级证据）。不推荐对 24h 内接受过低分子肝素（LMWH）治疗的患者进行静脉阿替普酶治疗，无论 LMWH 为预防性或治疗性使用（Ⅲ级推荐。B 级证据）。对于服用直接凝血酶抑制剂或直接凝血因子Ⅹa 抑制剂的患者，其使用静脉阿替普酶治疗的依据尚未确立，但可能是有害的（Ⅲ级推荐。C 级证据），不建议对其使用静脉阿替普酶治疗，除非实验室检查如 APTT、INR、血小板计数、蛙（蝰）蛇毒凝血时间、凝血酶时间或直接凝血因子Ⅹa 活性测定值为正常，或者患者未服用这些药物的时间已超过 48h（假设肾代谢功能正常） 经过仔细筛选，可以考虑对此前 14 天接受过重大手术的 AIS 患者进行静脉阿替普酶治疗；然而，需要权衡手术部位出血带来的风险和减少脑卒中相关神经功能缺陷带来的预期获益（Ⅱb 级推荐。C 级证据）
	《急性缺血性脑卒中静脉应用阿替普酶纳入及排除标准的科学声明（第八部分）》[9]	经降压药物治疗后血压可安全下降（＜ 185/110mmHg）且经医师评估其血压可在开始治疗前维持稳定的患者，推荐对其进行静脉阿替普酶治疗（Ⅰ级推荐。B 级证据） 若患者已使用降压药物，医师应确保在开始静脉阿替普酶治疗前患者的血压稳定于较低水平，且在静脉应用阿替普酶后其血压维持低于 180/105mmHg 至少 24h（Ⅰ级推荐。B 级证据） 若 AIS 患者已知存在小型或中等（＜ 10mm）未破裂且未治疗的颅内动脉瘤，那么静脉应用阿替普酶是合理的，可以给予推荐（Ⅱa 级推荐。C 级证据）。存在巨大未破裂且未治疗的颅内动脉瘤的 AIS 患者，静脉应用阿替普酶的获益和风险尚未得到证实（Ⅱb 级推荐。C 级证据） 对于伴有未破裂的以及未经治疗的颅内血管畸形的缺血性脑卒中患者，使用阿替普酶治疗的必要性及风险尚未清楚（Ⅱb 级推荐。C 级证据）。鉴于此类患者伴有自发颅内出血的风险，如果使用阿替普酶治疗的收益（如脑卒中后严重的神经功能缺损、

续表

人群	指南名称	推荐内容
缺血性脑卒中	《急性缺血性脑卒中静脉应用阿替普酶纳入及排除标准的科学声明（第八部分）》[9]	严重的致残及致死）远远大于治疗所致的出血风险，则可以考虑使用（Ⅱb 级推荐。C 级证据） 对于伴有颅内脑外肿瘤的缺血性脑卒中患者，可以使用阿替普酶进行治疗（Ⅱa 级推荐。C 级证据）。对于伴有脑肿瘤的缺血性脑卒中患者，使用阿替普酶治疗可能存在潜在的风险（Ⅲ级推荐。C 级证据） 对于终末期肾病接受血液透析、APTT 正常的脑卒中患者，可以使用阿替普酶治疗（Ⅰ级推荐。C 级证据） 推荐基线血糖水平大于 50mg/dL 的患者应用阿替普酶治疗（Ⅰ级推荐。A 级证据）。血糖过低或过高均可导致类似脑卒中症状，在应用阿替普酶治疗前应注意控制血糖水平；如果没有血管不良事件，不推荐使用阿替普酶（Ⅲ级推荐。B 级证据）。对于基线血糖＞400mg/dL 的脑卒中患者，如果血糖水平恢复正常，应用阿替普酶治疗是合理的（Ⅱb 级推荐。C 级证据） 对于以癫痫发作起病的脑卒中患者，如果临床证实癫痫由脑卒中造成且局灶性神经系统缺损症状与发作后无关，则可以使用阿替普酶治疗（Ⅱa 级推荐。C 级证据）
	《急性缺血性脑卒中静脉应用阿替普酶纳入及排除标准的科学声明（第九部分）》[10]	表现为轻中度的缺血早期 CT 征象的患者可以接受阿替普酶治疗（Ⅰ级推荐。A 级证据） 目前缺乏通过 CT 低衰减区的严重程度（严重的低衰减区定义为 CT 上明显的低密度影，提示不可逆的缺血性损伤）及大小判定是否合适进行阿替普酶治疗的证据，但对于 CT 表现为大面积明显的低衰减区患者不推荐接受阿替普酶治疗；无论是否进行溶栓治疗，这部分患者预后均不理想（Ⅲ级推荐。A 级证据） 推荐对经仔细选择的符合 ECASS Ⅲ试验标准并在 3 ～ 4.5h 时间窗内的患者进行静脉阿替普酶治疗（Ⅰ级推荐。B 级证据）。对于 3 ～ 4.5h 时间窗内到达的使用华法林且 INR ＜ 1.7 的患者，静脉阿替普酶治疗似乎是安全的，可能是有益的（Ⅱb 级推荐。B 级证据）。对于 3 ～ 4.5h 时间窗内到达的基线评分＞ 25 分的急性脑卒中患者，静脉使用阿替普酶的获益是不确定的（Ⅱb 级推荐。C 级证据）。对于存在既往脑卒中病史和糖尿病的 AIS 患者，在 3 ～ 4.5h 时间窗内进行静脉阿替普酶治疗与 0 ～ 3h 时间窗一样有效，并可能是一种合理的选择（Ⅱb 级推荐。B 级证据） 对于存在心脏黏液瘤而缺血性脑卒中可能导致严重致残者，使用静脉阿替普酶治疗可能是合理的（Ⅱb 级推荐。C 级证据）。对于存在乳头状弹力纤维瘤而缺血性脑卒中可能导致严重致残者，使用静脉阿替普酶治疗可能是合理的（Ⅱb 级推荐。C 级证据） 对发病 4.5h 内的已知或怀疑存在颅外颈动脉夹层的缺血性脑卒中患者，进行静脉阿替普酶治疗是足够安全的，可予推荐（Ⅱa 级推荐。C 级证据）。即使 AIS 患者在此前 7 天内进行过腰椎穿刺，也可考虑对其进行静脉阿替普酶治疗（Ⅱb 级推荐。C 级证据）

续表

人群	指南名称	推荐内容
缺血性脑卒中	《中国急性缺血性脑卒中诊治指南 2023》[11]	对缺血性卒中发病 4.5h 内的患者，应按照适应证、禁忌证和相对禁忌证严格筛选患者，尽快给予阿替普酶或替奈普酶静脉溶栓治疗（Ⅰ级推荐。A 级证据）。使用方法：阿替普酶 0.9mg/kg（最大剂量为 90mg）静脉滴注，其中 10% 在最初 1min 内静脉推注，其余持续滴注 1h；替奈普酶 0.25mg/kg（最大剂量 25mg），静脉团注；用药期间及用药 24h 内应严密监护患者（Ⅰ级推荐。A 级证据） 低剂量阿替普酶静脉溶栓（0.6mg/kg），导致症状性颅内出血风险低，但并不降低残疾率或病死率，可结合患者病情严重程度、出血风险等因素个体化确定决策（Ⅱ级推荐。A 级证据） 遵循静脉溶栓优先原则，如果该患者符合静脉溶栓和血管内机械取栓指征，应该先接受静脉溶栓治疗（Ⅰ级推荐。A 级证据）
	《眩晕急诊诊断与治疗指南（2021 年）》[12]	急性脑血管病：对于超急性期的脑梗死，符合指征者给予急诊静脉溶栓（阿替普酶、尿激酶）、血管内介入治疗等救治措施；失去血管再通机会者可按 TOAST 分型，予以抗板或抗凝、降脂、控制危险因素及稳定斑块（他汀类药物）等治疗
	《缺血性脑卒中基层诊疗指南（实践版 · 2021）》[13]	静脉溶栓：常用药物包括重组组织型纤溶酶原激活剂（rt-PA，包括阿替普酶和替奈普酶）、尿激酶。rt-PA 治疗的时间窗为 3.0 ～ 4.5h，尿激酶为 6h
	《中国脑血管病临床管理指南（第 2 版）（节选）——第 4 章缺血性脑血管病临床管理推荐意见》[14]	对于发病 3h 内的 AIS 患者，应进行阿替普酶静脉溶栓治疗（0.9mg/kg，建议使用负荷剂量，即总量的 10% 在 lmin 内经静脉推注，剩余 90% 以输液泵静脉滴注，持续 1h 以上，60min 内最大剂量为 90mg）（Ⅰ级推荐。A 级证据）。对于发病 3 ～ 4.5h 的 AIS 患者，推荐阿替普酶静脉溶栓治疗（Ⅰ级推荐。B 级证据）。对于发病＞ 4.5h 但磁共振扩散加权成像（DWI）病变＜ 1/3 大脑中动脉供血区或液体衰减反转恢复（FLAIR）阴性的 AIS 患者，接受静脉注射阿替普酶治疗是获益的（Ⅱa 级推荐；B 级证据。新增）。对于发病 4.5 ～ 9h 的 AIS 患者（包括发病时间不明患者），如果 CT 灌注成像或磁共振灌注成像存在不匹配区域提示进行血管开通治疗可获益时，若不计划或不推荐机械取栓治疗，则推荐阿替普酶静脉溶栓治疗（Ⅰ级推荐；A 级证据。新增）。对于醒后脑卒中患者，如果 DWI-FLAIR 不匹配，若患者不计划或不推荐机械取栓治疗，则推荐阿替普酶静脉溶栓治疗（Ⅱa 级推荐；B 级证据。新增）。血压升高而其他方面都适合阿替普酶静脉溶栓治疗的患者，应当在溶栓前谨慎降压，使收缩压＜ 180mmHg，舒张压＜ 105mmHg（Ⅰ级推荐；B 级证据。修订）。阿替普酶静脉溶栓治疗期间和治疗后 24h 内，血压应维持＜ 180/105mmHg（Ⅰ级推荐；B 级证据。修订）。对于发病＜ 4.5h 且有静脉溶栓指征的患者，推荐使用标准剂量的阿替普酶（0.9mg/kg）静脉溶栓治疗（Ⅰ级推荐；A 级证据。新增）。对于发病＜ 4.5h 且合并多发病、虚弱或脑卒中前残疾的 AIS 患者，也可以考虑阿替普酶静脉溶栓治疗（Ⅱb 级推荐；B 级证据。新增）。对于轻型致残性 AIS 患者，如在发病 4.5h 内，推荐进行阿替普酶静脉溶栓治疗（Ⅱa 级推荐；B 级证据。新增）。发病到

续表

人群	指南名称	推荐内容
缺血性脑卒中	《中国脑血管病临床管理指南（第 2 版）（节选）——第 4 章缺血性脑血管病临床管理推荐意见》[14]	治疗的时间会对预后产生重大影响，不能推迟阿替普酶静脉溶栓治疗来观察症状是否改善（Ⅲ级推荐。C 级证据）。AIS 合并既往消化道或泌尿系统出血，阿替普酶静脉溶栓治疗可能获益（Ⅱb 级推荐。C 级证据）。AIS 近期有重大外伤史（14 天内），而未影响头部，应谨慎考虑阿替普酶静脉溶栓治疗，需要权衡伤口处出血风险以及脑卒中的严重程度及致残程度（Ⅱb 级推荐。C 级证据）。AIS 患者若有 7 天内不易压迫部位血管穿刺史，予以阿替普酶静脉溶栓治疗的安全性及有效性尚不确定（Ⅱb 级推荐。C 级证据）。对于 7 天内进行过腰椎穿刺的 AIS 患者，阿替普酶静脉溶栓治疗的安全性尚不确定（Ⅱb 级推荐。C 级证据） 基线血糖异常的［＜ 50mg/dL（2.78mmol/L）或＞ 400mg/dL（22.2mmol/L）］AIS 患者，随后血糖正常，阿替普酶静脉溶栓治疗获益不确定（Ⅱb 级推荐。C 级证据）。以惊厥发病的 AIS 患者，若有证据认为肢体功能障碍来自脑卒中，而非癫痫发作后麻痹，阿替普酶静脉溶栓治疗可能获益（Ⅱa 级推荐。C 级证据）。AIS 患者伴有已知或拟诊为颅外段颈动脉夹层，发病时间＜ 4.5h，可谨慎选择阿替普酶静脉溶栓治疗（Ⅱa 级推荐。C 级证据）。AIS 患者伴有已知或拟诊为颅内段颈动脉夹层，阿替普酶静脉溶栓治疗的有效性和安全性尚未明确（Ⅱb 级推荐。C 级证据）。AIS 患者如果伴有小或中度（＜ 10mm）未破裂颅内动脉瘤，应谨慎考虑阿替普酶静脉溶栓治疗（Ⅱa 级推荐。C 级证据）。在合并巨大未破裂或不稳定颅内动脉瘤的 AIS 患者中，阿替普酶静脉溶栓治疗风险和有效性尚不确定（Ⅱb 级推荐。C 级证据）。AIS 伴未破裂或未治疗颅内血管畸形，阿替普酶静脉溶栓治疗的安全性及风险尚不明确（Ⅱb 级推荐。C 级证据）。AIS 同时合并神经外胚层肿瘤，阿替普酶静脉溶栓治疗可能获益（Ⅱa 级推荐。C 级证据）。AIS 合并 AMI，可考虑先按照 AIS 合适的阿替普酶剂量给予静脉溶栓，再给予 PCI 或支架治疗急性冠脉综合征（Ⅱa 级推荐。C 级证据）。AIS 合并近期心肌梗死（＞ 3 个月），如果为非 ST 段抬高型心肌梗死（NSTEMI）或 STEMI 累及右心室 / 下壁，阿替普酶静脉溶栓治疗可能获益（Ⅱa 级推荐。C 级证据）。AIS 合并心血管或脑血管 DSA 术后，阿替普酶静脉溶栓治疗可能获益，需谨慎评估患者适应证、绝对禁忌证、相对禁忌证（Ⅱa 级推荐。A 级证据）
	《中国脑小血管病诊治专家共识 2021》[15]	新发皮质下小梗死患者的溶栓方案：对于头颅 MRI 显示具有少量脑微出血（1 ～ 10 个）但符合其他溶栓条件的患者，静脉应用阿替普酶是合理的（Ⅱa 级推荐。B-NR 级证据）
	《中国高血压健康管理规范（2019）》[16]	高血压合并缺血性脑卒中：缺血性脑卒中急性期的患者推荐在 24 ～ 48h 启动降压药物治疗，将血压控制于 140 ～ 160/80 ～ 99mmHg。应严格监测血压并适度缓慢降压，不宜过低，保证全身器官灌注。急性期在溶栓时间窗内接受阿替普酶静脉溶栓治疗的患者，溶栓治疗后 24h 需监测血压，保证患者血压水平＜ 180/100mmHg

续表

人群	指南名称	推荐内容
ST 段抬高型心肌梗死（STEMI）	《ST 段抬高型心肌梗死基层合理用药指南》[17]	溶栓治疗：静脉溶栓药物包括特异性纤溶酶原激活剂和非特异性溶栓药，建议优先选用特异性纤溶酶原激活剂，包括阿替普酶、瑞替普酶和奈替普酶，其对全身纤溶活性影响较小；非特异性溶栓药包括尿激酶和链激酶，常导致全身性纤溶活性增高，出血风险增加
	《中国脑血管病临床管理指南（第 2 版）（节选）——第 4 章缺血性脑血管病临床管理推荐意见》[14]	AIS 合并 AMI，可考虑先按照 AIS 合适的阿替普酶剂量给予静脉溶栓，再给予经皮冠状动脉介入治疗（PCI）或支架治疗急性冠脉综合征（Ⅱa 级推荐。C 级证据） AIS 合并近期心肌梗死（＞3 个月），如果为 NSTEMI，或 STEMI 累及右心室 / 下壁，阿替普酶静脉溶栓治疗可能获益（Ⅱa 级推荐。C 级证据）
	《动脉粥样硬化性缺血性脑卒中 / 短暂性脑缺血发作合并冠心病诊治中国专家共识（2022）》[18]	对于出现 AIS 并有过去 3 个月内心肌梗死病史的患者，如果近期心肌梗死为 NSTEMI 或者 STEMI（累及右心室或下壁心肌），静脉注射阿替普酶治疗是合理的（Ⅱa 级推荐。C 级证据）。对于出现 AIS 并有过去 3 个月内冠心病病史的患者，如为 STEMI 且累及左前壁心肌或稳定性冠心病，静脉注射阿替普酶治疗可能是合理的（Ⅱb 级推荐。C 级证据）
	《急性冠脉综合征急诊快速诊治指南（2019）》[19]	STEMI 患者的溶栓治疗：临床应用的主要溶栓药物包括特异性纤溶酶原激活剂（阿替普酶、瑞替普酶、替奈普酶和重组人尿激酶原）和非特异性纤溶酶原激活剂（尿激酶等）两大类，前者的溶栓再通率高，更适合溶栓治疗使用，后者再通率较低，出血风险高，现已逐渐少用
	《急性胸痛急诊诊疗专家共识》[20]	溶栓治疗是 STEMI 患者再灌注治疗的重要方式之一。瑞替普酶、阿替普酶、奈替普酶、重组人尿激酶原等特异性纤溶酶原激活剂能选择性地与血栓表面的纤维蛋白结合，而不影响纤溶系统，血管再通率高且出血风险较低，临床应用较广泛
	《ST 段抬高型心肌梗死患者急诊 PCI 微循环保护策略中国专家共识》[21]	急诊 PCI 围术期冠状动脉微血管疾病的防治策略： 特异性纤溶酶原激活剂：包括重组人组织纤维蛋白溶酶原激活剂（阿替普酶、替奈普酶）和尿激酶原（单链尿激酶型纤溶酶原激活剂）。此类药物可以选择性地激活血凝块中的纤溶酶原，从而产生局部溶解血栓的效果。在 STEMI 患者 PCI 的过程中，发现冠状动脉血栓高负荷时，可在冠状动脉内给予尿激酶原或替奈普酶靶向溶栓，降低血栓负荷及预防无复流 / 慢血流的发生
急性肺栓塞（PE）	《急性肺栓塞诊断与治疗指南（2025）》[22]	急性肺栓塞溶栓药物推荐使用 rt-PA 50 ～ 100mg 或尿激酶 20000U/kg 静脉滴注 2h（Ⅱb 级推荐。C 级证据）；或者使用瑞替普酶 18mg 静脉推注超过 2min，30min 后重复上述剂量（Ⅱb 级推荐。C 级证据）
	《急性肺栓塞多学科团队救治中国专家共识》[23]	对于伴有血流动力学不稳定或大面积 PE 的患者，50mg/2h 阿替普酶的减量溶栓方案与 100mg/2h 阿替普酶的全量溶栓方案疗效相当，但减量溶栓方案的安全性更高
	《2019 ESC/ERS 指南：急性肺栓塞的诊断和管理》[24]	急性 PE 溶栓剂治疗：加速静脉注射阿替普酶 100mg 优于长期输注第一代溶栓剂（链激酶和尿激酶）

【不良反应】

■ 出血

与本品相关的最常见的不良反应就是出血，可导致血细胞比容和（或）血红蛋白下降。

很常见：治疗急性缺血性脑梗死患者时颅内出血是主要的不良反应（如脑出血、脑血肿、出血性脑卒中、脑卒中的出血性转变、颅内血肿、蛛网膜下腔出血）的发生率可达 15%，但不会引起整体死亡率和致残率的增加；血管损伤处出血（如血肿）。

常见：治疗 AMI 和急性 PE 的患者时发生的颅内出血（如脑膜出血、脑血肿、出血性脑卒中、脑卒中的出血性转变、颅内血肿、蛛网膜下腔出血），口咽部出血，牙龈出血和胃肠道出血（如胃出血、胃溃疡出血、直肠出血、呕血、黑便），瘀斑，泌尿生殖器出血（如血尿、泌尿道的出血），注射部位处出血（如穿刺部位出血、导管放置部位血肿、导管放置部位出血）。

不常见：肺出血（如咯血、胸腔积血、呼吸道出血等）、鼻出血、耳出血等。

罕见：眼出血、心包积血、腹膜后出血（如腹膜后血肿）。

频率未知 *：实质脏器的出血（如肝脏出血）。

死亡和永久残疾的报告多见于发生脑卒中（包括颅内出血）和其他严重出血事件的患者。

■ 免疫系统异常

罕见：过敏反应 / 过敏样反应（如过敏反应包括皮疹、荨麻疹、支气管痉挛、血管源性水肿、低血压、休克，或其他与过敏反应有关的症状）。

■ 神经系统异常

罕见：与神经系统相关的事件（如癫痫发作、惊厥、失语、言语异常、谵妄综合征、激越、意识模糊、抑郁、精神病），通常与同时发生的缺血性或出血性脑血管疾病相关。

■ 心脏异常

和其他的溶栓药物一样，下列不良事件可由心肌梗死和（或）溶栓治疗引起。

很常见：再缺血 / 心绞痛，低血压和心力衰竭 / 肺水肿。

常见：心脏停搏，心源性休克和再梗死。

不常见：再灌注后心律失常［如心律不齐、期外收缩、一度至完全的房室传导阻滞、房颤 / 房扑、心动过缓、心动过速、室性心律不齐、室性心动过速 / 室颤、电机械分离（EMD）］二尖瓣反流，PE，其他系统组织的栓塞 / 脑栓塞，室间隔缺损这些事件可能有生命危险甚至导致死亡。

■ 血管异常

罕见：血栓栓塞，可导致相关脏器发生相应后果。

■ 胃肠道异常

罕见：恶心（也可发生于心肌梗死）。

频率未知：呕吐（也可发生于心肌梗死）。

■ 未分类的

不常见：血压下降。

频率未知：体温升高。损伤，中毒和操作并发症。胆固醇结晶栓塞，可导致相关器官发生相应后果。

■ 外科和医学程序

频率未知：输血（必要时）。

不良反应频率来源于上市后的数据。该频率有 95% 的可能性不大于“罕见”，也有可能会更低。由于这些不良反应不是来源于同一个临床试验数据库（8299 例），因此不能估计频率的精确数值。

【禁忌证】

① 对本品的活性成分和任何其他组成成分过敏者禁用。与本品给药有关的免疫-介导的过敏反应可由阿替普酶活性物质、庆大霉素（生产过程中的痕量残留），任一辅料或含有天然橡胶（乳胶衍生物）的玻璃瓶瓶塞引起。

② 本品不可用于有高危出血倾向者，如：

目前或在过去 6 个月中有显著的出血疾病；

已知出血体质；

口服抗凝血药，如华法林；

显著的或是近期有严重的或危险的出血；

已知有颅内出血史或疑有颅内出血；

疑有蛛网膜下腔出血或处于因动脉瘤而导致蛛网膜下腔出血状态；

有中枢神经系统病变史或创伤史（如肿瘤、动脉瘤以及颅内或椎管内手术）；

最近（10 天内）曾进行有创的心外按压、分娩或非压力性血管穿刺（如锁骨下或颈静脉穿刺）；

严重的未得到控制的动脉高血压；

细菌性心内膜炎或心包炎；

急性胰腺炎；

最近 3 个月有胃肠溃疡史、食管静脉曲张、动脉瘤或动脉 / 静脉畸形史；

出血倾向的肿瘤；

严重的肝病，包括肝功能衰竭、肝硬化、门静脉高压（食管静脉曲张）及活动性肝炎；

最近 3 个月内有严重的创伤或大手术。

③ 治疗 AMI时的补充禁忌

出血性脑卒中病史或不明起因的脑卒中病史；

除过去 6 个月有缺血性脑卒中或短暂性脑缺血发作（TIA）的病史者，3h 内发生的缺血性脑卒中者外。

④ 治疗急性 PE时的补充禁忌

出血性脑卒中病史或不明起因的脑卒中病史；

除过去 6 个月有缺血性脑卒中或短暂性脑缺血发作的病史，3h 内发生的缺血性脑卒中外。

⑤ 治疗急性缺血性脑卒中时的补充禁忌

缺血性脑卒中症状发作已超过 3h 尚未开始静脉滴注治疗或无法确定症状发作时间；

开始治疗前神经功能缺陷轻微或症状迅速改善；

经临床（NIHSS ＞ 25）和（或）影像学检查评定为严重脑卒中；

脑卒中发作时伴随癫痫发作；

CT 扫描显示有颅内出血迹象；

尽管 CT 扫描未显示异常，仍怀疑蛛网膜下腔出血；

48h 内曾使用肝素且凝血酶原时间高于实验室正常值上限；

有脑卒中史并伴有糖尿病；

近 3 个月内有脑卒中病史；

血小板计数低于 100×10^9/L；

收缩压＞ 185mmHg 或舒张压＞ 110mmHg，或需要采取强力（静脉内用药）治疗手段以控制血压在限制范围内；

血糖＜ 50mg/dL 或＞ 400mg/dL。

⑥ 儿童及老年患者用药：本品不能用于 18 岁以下及 80 岁以上的急性脑卒中患者治疗。

【相互作用】

■ 药物-药物相互作用

在 AMI 的患者中，本品与常用药物的相互作用的正规研究尚未开展。

在应用本品治疗前、治疗同时或治疗后 24h 内使用香豆素类衍生物、口服抗凝剂、血小板聚集抑制剂、普通肝素、LMWH 和其他抑制凝血的药物可增加出血危险。同时使用血管紧张素转换酶抑制剂（ACEI）可能增加患过敏样反应的危险。在出现如此反应的患者中，有大部分患者正在同时使用 ACEI的治疗。

合并血小板糖蛋白（GP）Ⅱb/Ⅲa 受体拮抗剂（GPI）的治疗可增加出血的危险。

硝酸甘油可加快本品消除，使血药浓度下降，冠状动脉再灌注减少，再灌注时间延长，血管再闭塞的可能性增加。

【药学监护】

■ 注意事项

① 必须有足够的监测手段才能进行溶栓 / 纤维蛋白溶解治疗。只有经过适当培训且有溶栓治疗经验的医生才能使用本品，并且需有适当的设备来监测使用情况。建议在备有标准复苏装置和药物的地点使用阿替普酶进行治疗。

② 治疗 AMI 和急性 PE 时的补充注意事项：本品的用量不宜超过 100mg，否则颅内出血的发生率可能增高。应该慎重权衡预期治疗收益和可能出现的危险，特别是对于收缩压＞ 160mmHg 的患者。

③ GPⅡb/Ⅲa 受体拮抗剂：合并 GPⅡb/Ⅲa 受体拮抗剂的治疗可增加出血的危险和血栓栓塞。

④ 治疗缺血性脑卒中时的补充注意事项如下：

特别注意：只有神经专科已经过培训的且有经验的医师才能进行相应治疗。通过远程诊断方法证实的适应证或许也可能被认为是合适的。

特殊注意事项，收益 / 风险比可能下降：与治疗其他适应证相比，本品用于急性缺血性脑卒中治疗时颅内出血的风险明显增加，因为出血主要发生在梗死部位。

需特别注意以下情况：所有“禁忌”中包括的事项以及所有可能增加出血风险的情况，微小的尚无症状的脑动脉瘤，预先经阿司匹林治疗的患者可能有更大的脑出血的风险。尤其是在症状发生后没有及时给予本品治疗的，在这种情况下，本品的用量不得超过 0.9mg/kg体重（最大剂量 90mg）。如果症状发生已超过 3h，则患者不得再用本品治疗，因为会有不良的受益 / 风险比值，主要基于以下情况：随着时间推移，预期的阳性治疗效果会下降，患者死亡率增加，尤其是预先经阿司匹林治疗的症状性出血的风险增加。临床经验证明应当在治疗过程中进行血压监测且需延长至 24h。如果收缩压＞ 180mmHg 或舒张压＞ 105mmHg，建议进行静脉内抗高血压治疗。

在有脑卒中史或其糖尿病未得到控制的患者，本品治疗的获益降低，但是这些患者仍然可以从治疗中受益。对于非常轻度的脑卒中患者，治疗风险超过收益。对于非常严重的脑卒中患者，其脑出血风险和死亡率均增高，不得使用本品治疗。

广泛性梗死的患者其预后不良的风险很高，包括可能出现严重出血和死亡。对这些患者，应仔细权衡收益 / 风险比。

随着患者年龄、脑卒中严重性和血糖水平的增高，其预后良好的可能性下降而发生严重功能缺陷、死亡或脑出血的可能性增加，与治疗本身无关。年龄 80 岁以上，严重脑卒中（经临床诊断或影像学诊断）及血糖基础值＜ 50mg/dL 或＞ 400mg/dL 的患者不得使用本品治疗。

⑤ 其他特殊注意事项：缺血部位的再灌注可诱发梗死区域的脑水肿。由于可能导致出血风险增加，在本品溶栓后的 24h 内不得使用血小板聚集抑制剂治疗。

⑥ 贮藏：保存于原始包装中。25℃以下避光保存。溶液配制后，推荐立即使用。已经证实配制好的溶液能够在 2 ～ 8℃保持稳定 24h，勿冷冻。请存放于儿童伸手不及处。

■ 药物过量

尽管本品具有相对纤维蛋白特异性，但过量后仍会出现显著的纤维蛋白原及其他凝血因子的减少。大多数情况下，停用本品治疗后，生理性再生足以补充这些因子。然而，如发生严重的出血，建议输入新鲜冰冻血浆或新鲜全血，如有必要可使用合成的抗纤维蛋白溶解剂。

■ 患者教育

不涉及。

· 参考文献 ·

[1] 广东省药学会医院药学专业委员会，广东省药学会循证药学专家委员会 . 超药品说明书用药目录（2025年版新增用法）[J]. 今日药学，2025, 35(08): 561-573.

[2] Bart M Demaerschalk, Dawn O Kleindorfer, Opeolu M Adeoye, 等 . 急性缺血性脑卒中静脉阿替普酶溶栓治疗的纳入和排除标准的科学依据美国心脏协会 / 美国卒中协会对医疗卫生专业人员发布的声明 [J]. 国际脑血管病杂志，2016, 24(4): 289-314.

[3] Yaghi S, Willey J Z, Cucchiara B, et al. Treatment and Outcome of Hemorrhagic Transformation After Intravenous Alteplase in Acute Ischemic Stroke:A Scientific Statement for Healthcare Professionals From the American Heart Association/American Stroke Association[J]. Stroke, 2017, 48(12): e343-e361.

[4] 沈东超，王子璇，肖伏龙，等 . 急性缺血性脑卒中静脉应用阿替普酶纳入及排除标准的科学声明（第一部分）[J]. 中国卒中杂志，2016 (2): 137-149.

[5] 沈东超，王子璇，肖伏龙，等 . 急性缺血性脑卒中静脉应用阿替普酶纳入及排除标准的科学声明（第二部分）美国心脏协会 / 美国卒中协会致医疗卫生专业人员的声明 [J]. 中国卒中杂志，2016, 11(3): 226-228.

[6] 沈东超，王子璇，肖伏龙，等 . 急性缺血性脑卒中静脉应用阿替普酶纳入及排除标准的科学声明（第三部分）美国心脏协会 / 美国卒中协会致医疗卫生专业人员的声明 [J]. 中国卒中杂志，2016, 11(4): 315-317.

[7] 沈东超，王子璇，肖伏龙，等 . 急性缺血性脑卒中静脉应用阿替普酶纳入及排除标准的科学声明（第四部分）美国心脏协会 / 美国卒中协会致医疗卫生专业人员的声明 [J]. 中国卒中杂志，2016, 11(5): 404-407.

[8] 沈东超，王子璇，肖伏龙，等 . 急性缺血性脑卒中静脉应用阿替普酶纳入及排除标准的科学声明（第六部分）美国心脏协会 / 美国卒中协会致医疗卫生专业人员的声明 [J]. 中国卒中杂志，2016, 11(7): 589-593.

[9] 沈东超，王子璇，肖伏龙，等 . 急性缺血性脑卒中静脉应用阿替普酶纳入及排除标准的科学声明（第八部分）美国心脏协会 / 美国卒中协会致医疗卫生专业人员的声明 [J]. 中国卒中杂志，2016, 11(9): 796-807.

[10] 沈东超，王子璇，肖伏龙，等 . 急性缺血性脑卒中静脉应用阿替普酶纳入及排除标准的科学声明（第九部分）美国心脏协会 / 美国卒中协会致医疗卫生专业人员的声明 [J]. 中国卒中杂志，2016, 11(10): 875-885.

[11] 中华医学会神经病学分会，中华医学会神经病学分会脑血管病学组 . 中国急性缺血性脑卒中诊治指南2023[J]. 中华神经科杂志，2024, 57(6): 523-559.

[12] 中国医药教育协会眩晕专业委员会，中国医师协会急诊医师分会 . 眩晕急诊诊断与治疗指南（2021 年）[J]. 中华急诊医学杂志，2021, 30(4): 402-406.

[13] 中华医学会，中华医学会杂志社，中华医学会全科医学分会，等 . 缺血性脑卒中基层诊疗指南（实践版 · 2021）[J]. 中华全科医师杂志，2021, 20(9): 947-958.

[14] 刘丽萍，周宏宇，段婉莹，等 . 中国脑血管病临床管理指南（第 2 版）（节选）——第 4 章缺血性脑血

管病临床管理推荐意见 [J]. 中国卒中杂志，2023, 18(8): 910-933.

[15] 中国研究型医院学会脑小血管病专业委员会《中国脑小血管病诊治专家共识》编写组 . 中国脑小血管病诊治专家共识 2021[J]. 中国卒中杂志，2021, 16(7): 716-726.

[16] 国家卫生健康委员会疾病预防控制局，国家心血管病中心，中国医学科学院阜外医院，等 . 中国高血压健康管理规范（2019）[J]. 中华心血管病杂志，2020, 48(1): 10-46.

[17] 中华医学会，中华医学会临床药学分会，中华医学会杂志社，等 . ST 段抬高型心肌梗死基层合理用药指南 [J]. 中华全科医师杂志，2021, 20(4): 397-409.

[18] 中华医学会老年医学分会老年神经病学组，北京神经科学学会血管神经病学专业委员会，动脉粥样硬化性缺血性脑卒中 / 短暂性脑缺血发作合并冠心病诊治中国专家共识编写组 . 动脉粥样硬化性缺血性脑卒中 / 短暂性脑缺血发作合并冠心病诊治中国专家共识（2022）[J]. 中华医学杂志，2022, 102(45): 3569-3580.

[19] 中国医师协会急诊医师分会，国家卫健委能力建设与继续教育中心急诊学专家委员会，中国医疗保健国际交流促进会急诊急救分会 . 急性冠脉综合征急诊快速诊治指南 (2019)[J]. 中华急诊医学杂志，2019, 28(4): 421-428.

[20] 中华医学会急诊医学分会，中国医疗保健国际交流促进会胸痛分会 . 急性胸痛急诊诊疗专家共识 [J]. 中华急诊医学杂志，2019, 28(4): 413-420.

[21] 中华医学会心血管病学分会，中华心血管病杂志编辑委员会 .ST 段抬高型心肌梗死患者急诊 PCI 微循环保护策略中国专家共识 [J]. 中华心血管病杂志，2022, 50(3): 221-230.

[22] 中华医学会心血管病学分会 , 中华心血管病杂志编辑委员会 . 急性肺栓塞诊断和治疗指南 2025[J]. 中华心血管病杂志 , 2025, 53(6): 587-619.

[23] 中华医学会心血管病学分会，中国医师协会心血管内科医师分会肺血管疾病学组，中国肺栓塞救治团队（PERT）联盟 . 急性肺栓塞多学科团队救治中国专家共识 [J]. 中华心血管病杂志，2022, 50(1): 25-35.

[24] Konstantinides SV, Meyer G, Becattini C, et al. 2019 ESC Guidelines for the diagnosis and management of acute pulmonary embolism developed in collaboration with the European Respiratory Society(ERS)[J]. Eur Heart J, 2020, 41(4): 543-603.

第二节　比伐芦定——直接凝血酶抑制剂的临床应用

比伐芦定（bivalirudin）

【剂型规格】

注射剂。250mg。

【药效学及药代动力学】

■　药效学

比伐芦定特异性结合循环及血块中的凝血酶催化位点和阴离子结合性外位点，直接抑制凝血酶。凝血酶是一种丝氨酸蛋白酶，在凝血过程中起关键作用，可切割纤维蛋白原，使其成为纤维蛋白单体，并激活凝血因子XIII，使其转变为凝血因子XIIIa，从而使纤维蛋白形成共价交联的丝网，可稳定血栓；凝血酶还能激活凝血因子V和VIII，进一步促使产生凝血酶，并将激活血小板，刺激产生凝集作用并释放颗粒。比伐芦定与凝血酶结合是可逆的，因为凝血酶可缓慢切割比伐芦定-Arg3-Pro4 键，导致凝血酶活性位点功能恢复。在体外研究中，比伐芦定不仅能抑制游离的凝血酶，还能抑制与凝血块结合的凝血酶，且不会被血小板释放反应产物中和，并浓度依赖性延长正常人血浆的活化部分凝血活酶时间（APTT）、凝血酶时间（TT）和凝血酶原时间（PT）。尚不清楚这些结果的临床相关性。

在健康志愿者和患者中［血管闭合≥ 70%，接受常规经皮腔内冠状动脉成形术（PTCA）］，通过活化凝血时间（ACT）、APTT、PT 和 TT 延长，比伐芦定显示了剂量和浓度依赖性的抗凝血活性。静脉给予比伐芦定，会立即产生抗凝血作用。在血管阻塞≥ 70%、接受常规 PTCA 的 291 名患者中，在比伐芦定的剂量和达到 ACT 值为 300s 或 350s 的患者比例之间，观察到了正相关。在静脉推注剂量为 1mg/kg 的比伐芦定加静脉输注 2.5mg/（kg · h）4h，接着输注 0.2mg/（kg · h）的比伐芦定时，所有患者达到了最大 ACT 值（＞ 300s）。

■ 药动学

接受 PTCA 的患者静脉给药后，比伐芦定表现出了线性药代动力学特点。在这些患者中，在静脉推注 1mg/kg 加 4h 2.5mg/（kg • h）静脉输注后达到的平均稳态比伐芦定浓度为（12.3±1.7）μg/mL。比伐芦定不与血浆蛋白（凝血酶除外）或红细胞结合。比伐芦定通过肾脏机制和蛋白酶降解两种途径从血浆中被清除，肾功能正常患者体内的 $t_{1/2}$ 25min。在伴有轻度、中度和重度肾功能不全的 PTCA 患者中，研究了比伐芦定的清除情况。药物清除作用与肾小球滤过率（GFR）有关。对于肾功能正常的患者和有轻度肾功能不全（GFR 60 ～ 89mL/min）的患者，其全身清除率相似。在有中度、重度肾功能不全的患者以及血液透析患者中，其清除率明显降低。在中度和重度肾功能损害的患者中，比伐芦定的清除率减少了约 20%，在依赖透析的患者中减少了约 80%。比伐芦定可通过血液透析清除，通过血液透析大约可清除 25%。

【适应证】

■ 说明书上的适应证

① 经皮腔内冠状动脉成形术（PTCA）：用于接受 PTCA 的不稳定型心绞痛患者。

② 经皮冠状动脉介入治疗（PCI）：在 REPLACE-2 研究所列举情况下，与临时使用的血小板糖蛋白Ⅱb/Ⅲa 受体拮抗剂（GPI）联用，用于进行经皮冠状动脉介入治疗（PCI）治疗的患者。

③ 肝素诱导的血小板减少症（HIT）或肝素诱导的血小板减少并血栓形成综合征（HITTS）或存在上述风险的患者进行经皮冠状动脉介入治疗（PCI）。

与阿司匹林联合使用：在上述适应证中，比伐芦定应与阿司匹林合用，而且仅在联合使用阿司匹林的患者中进行过研究。

■ 其他适应证

① 用于预防患有严重胸痛和其他正在接受血管成形术（打开阻塞动脉）的疾病的人的血栓。

② 用于预防大折返性房速患者的血栓形成[1]。

【用法用量】

■ 临床应用（表 3-2-1）

表 3-2-1　比伐芦定的临床应用

<table>
<tr><th>人群</th><th>说明书上的成人用法用量</th><th>建议老年人的用法用量</th></tr>
<tr><td colspan="3">● 起始剂量和维持剂量：每瓶加入 5mL 5% 葡萄糖注射液或 0.9% 氯化钠注射液，摇动使药品完全溶解，然后用 5% 葡萄糖注射液或 0.9% 氯化钠注射液稀释至浓度为 5mg/mL 使用。根据患者的体重调节给药剂量。溶解后要检查溶液中是否有微粒和颜色，若有则不要使用。新配制的比伐芦定应是透明稍呈乳白色、无色或微黄色的溶液，不要使用放置过的溶液
● 对于肝功能不全的患者：不需要调整剂量。药代动力学研究提示比伐芦定的肝脏代谢有限，因此，尚未在肝损害患者中进行比伐芦定的安全和有效性研究
● 对于肾功能不全的患者：对于任何程度的肾功能损害，均无须减少静脉推注的剂量。对于肾功能损害患者，需要降低静脉滴注剂量，同时监测患者抗凝状况。肾功能中度损害患者（肌酐清除率 CrCl 30 ～ 59mL/min）给药剂量为 1.75mg/（kg·h）；如果 CrCl ＜ 30mL/min，要考虑将剂量减为 1.0mg/（kg·h）；如果是接受透析的患者，静脉滴注剂量要减为 0.25mg/（kg · h），静脉注射剂量不变
● 本品应通过静脉输液管路进行给药。没有观察到与玻璃瓶或聚氯乙烯输液袋和给药装置不兼容的情况
● 老年患者：在比伐芦定用于 PCI 的临床试验中，44% 患者的年龄≥ 65 岁，12% 的患者＞ 75 岁。与年轻患者相比，年老患者会发生较多的出血事件。与肝素相比，使用比伐芦定患者的出血事件较少
● 使用方法：本品在复溶和稀释后用于静脉推注和持续滴注。向每个 250mg 的小瓶中加入无菌注射用水 5mL 轻微摇动至完全溶解。从 50mL 输液袋（内装 5% 葡萄糖或 9%氯化钠注射液 50mL）中抽出 5mL 溶液并弃去。将上述复溶溶液加至含 5% 葡萄糖或 0.9% 氯化钠注射液的输液袋中，以得到终浓度为 5mg/mL 的溶液（例如，1 瓶溶至 50mL，2 瓶溶至 100mL，5 瓶溶至 250mL）。根据患者的体重，调整给药剂量。复溶的药物应当是透明至乳白色、无色至微黄色的溶液。溶解后要检查溶液是否存在颗粒物和变色的情况。含有颗粒物的比伐芦定制剂不得使用。在初次输注给药后，如需要使用低速输注，则应准备较低浓度稀释液。用无菌注射用水 5mL 复溶 250mg 规格的药品，轻微摇动至完全溶解。从 500mL 的输液袋（内装 5% 葡萄糖或 0.9%氯化钠注射液 500mL）中抽出 5mL 溶液并弃去，将上述复溶溶液加入输液袋中，以使终浓度达到 0.5mg/mL
● 复溶后贮藏：复溶或稀释的比伐芦定不得冷冻。复溶溶液可在 2 ～ 8℃条件下保存 24h。室温条件下，浓度 0.5 ～ 5mg/mL 的稀释溶液可在 24h 内保持稳定。小瓶中剩余未使用的复溶溶液应当废弃处理</td></tr>
<tr><td>无 HIT/HITTS 的患者</td><td>● 在 PCI/PTCA 术前静脉推注本品 0.75mg/kg，然后立即静脉滴注 1.75mg/（kg · h）至手术结束。在静脉推注后 5min，应监测活化凝血时间（ACT），如果需要，应该再静脉推注 0.3mg/kg。若出现 Replace-2 临床试验所列情况，应考虑与血小板糖蛋白Ⅱb/Ⅲa 受体拮抗剂（GPI）合用</td><td></td></tr>
<tr><td>有 HIT/HITTS 的患者</td><td>● 有 HIT/HITTS 的患者行 PCI 时，先静脉推注 0.75mg/kg，在进行 PCI 期间，以 1.75mg/（kg · h）的速率继续静脉滴注本品</td><td></td></tr>
<tr><td>PCI/PTCA 术后用药</td><td>● PCI/PTCA 术后根据医生判断，可以 1.75mg/（kg · h）的速率继续静脉滴注本品，最长给药时间 4h</td><td></td></tr>
</table>

■ 指南推荐（表 3-2-2）

表 3-2-2　比伐芦定的指南推荐

人群	指南名称	推荐内容
肝素诱导的血小板减少症（HIT）	《肺血栓栓塞症诊治与预防指南（2018）》[2]	对于出现 HIT 伴血栓形成的患者，推荐应用非肝素类抗凝药，如阿加曲班和比伐芦定 比伐芦定：为一种直接凝血酶抑制剂，其有效抗凝成分为水蛭素衍生物片段，通过直接并特异性抑制凝血酶活性而发挥抗凝作用，作用短暂（$t_{1/2}$ 25 ～ 30min）而可逆，可应用于 HIT 或怀疑 HIT 的患者。用法：CrCl ＞ 60mL/min，起始剂量为 0.15 ～ 0.2mg/（kg · h），监测 APTT 维持在 1.5 ～ 2.5 倍基线值，CrCl 在 30～ 60mL/min 与＜ 30mL/min 时，起始剂量分别为 0.1mg/（kg · h）、0.05mg/（kg · h） 诊断 HIT：建议停用普通肝素（UFH）或低分子肝素（LMWH）【1A】，更换为阿加曲班或比伐芦定【1B】
	《非 ST 段抬高型急性冠状动脉综合征基层诊疗指南（2019 年）》[3]	比伐芦定：对于 HIT 患者，可使用比伐芦定。PCI 时比伐芦定［静脉推注 0.75mg/kg，然后 1.75mg/（kg · h），术后静脉滴注维持 3 ～ 4h］可作为肝素联合 GPI 的替代治疗
	《中国成人血小板减少症急诊管理专家共识》[4]	血小板减少症患者如存在血栓形成证据，血小板数＞ 50×10^9/L，即刻启动抗凝，常用的抗凝药物有肝素、低分子肝素、阿加曲班和比伐芦定，药物具体选择需根据疾病本身的机制和特点而定
	《中国热射病诊断与治疗专家共识》[5]	比伐芦定：一种直接凝血酶抑制剂，其有效抗凝成分为水蛭素衍生物片段，通过直接并特异性抑制凝血酶活性而发挥抗凝作用，作用短暂（$t_{1/2}$ 25 ～ 30min）而可逆，可应用于 HIT 或怀疑 HIT 的患者。起始剂量为 0.05mg/（kg · h），并动态根据 APTT 或血栓弹力图（TEG）R 时间或凝血与血小板功能分析仪 ACT 值较前基础值的改变来调整剂量
	《新型冠状病毒肺炎临床合理用药专家共识》[6]	静脉血栓栓塞症防治：重型、危重型患者，合并高出血风险，建议使用间歇充气加压泵预防，合并低出血风险，建议首选低分子肝素预防；对于严重肾功能衰竭者（CrCl ＜ 30mL/min），建议使用肝素；对于合并血小板减少或应用肝素期间出现肝素诱导性血小板减少症的患者，推荐应用阿加曲班、比伐芦定、利伐沙班等抗凝药
	《肝素诱导的血小板减少症中国专家共识（2017）》[7]	急性或亚急性 HIT 患者需行 PCI 治疗时建议首选比伐芦定；既往有 HIT 病史，如 HIT 抗体持续阳性，需行心脏导管治疗或 PCI 时也建议使用比伐芦定 急性或亚急性 HIT 患者需行紧急心脏手术时，推荐使用比伐芦定。既往 HIT 病史患者如 HIT 抗体仍阳性，拟紧急行心脏手术，也建议使用比伐芦定
	《腹主动脉瘤诊断和治疗中国专家共识（2022 版）》[8]	腹主动脉瘤开放修复术：对于合并肝素诱导性血小板减少症病史的患者，可以使用比伐芦定或阿加曲班
	《2021 中国静脉血栓栓塞症防治抗凝药物的选用与药学监护指南》[9]	HIT 治疗分为初始治疗（急性期治疗）和维持治疗（远期治疗）。初始治疗（急性期治疗）：首先停用肝素类抗凝药物，选用非肝素类抗凝药，主要为胃肠外给予比伐芦定、阿加曲班或新型口服抗凝药（NOACs），低分子肝素类不能作为替代治疗 对于初期确诊急性 HIT 的患者，停用肝素类抗凝药物，推荐非肝素类抗凝药如比伐芦定、阿加曲班，或 NOACs【1C】

续表

人群	指南名称	推荐内容
肝素诱导的血小板减少症（HIT）	《新型冠状病毒感染住院患者血栓预防和抗凝管理指南》[10]	对于合并血小板计数减少或应用肝素期间出现HIT患者，推荐应用其他抗凝药，如阿加曲班、比伐芦定、磺达肝癸钠、利伐沙班等。鉴于HIT后静脉血栓栓塞症风险高，对于孤立HIT患者，建议应用非肝素类抗凝药至少1个月，监测血小板数量恢复并稳定于基线水平 如果近期内使用低分子肝素/肝素，应采用4Ts（一种HIT的临床概率评分系统）评分和（或）HIT抗体进行排除诊断和鉴别诊断，如高度疑诊或确诊HIT，可将抗凝药物更换为阿加曲班或比伐芦定等【2C】 4Ts：肝素诱导血小板减少症临床概率评分系统
	《高龄老年（≥75岁）急性冠状动脉综合征患者规范化诊疗中国专家共识》[11]	根据国际和我国临床研究结果，对高龄老年ACS患者急诊或择期PCI中，因出血高危或合并HIT等，应首选比伐芦定
经皮冠状动脉介入治疗（PCI）	《急性ST段抬高型心肌梗死诊断和治疗指南（2019）》[12]	接受PCI治疗的急性ST段抬高型心肌梗死（STEMI）患者，术中均应给予肠外抗凝药物（Ⅰ级推荐。A级证据）。应权衡有效性、缺血和出血风险，选择性使用肝素、依诺肝素或比伐芦定；出血高风险的STEMI患者，单独使用比伐芦定优于联合使用肝素和GPⅡb/Ⅲa受体拮抗剂（Ⅱa级推荐。B级证据）。使用肝素期间应监测血小板计数，对于HIT患者，推荐比伐芦定作为直接PCI期间的抗凝药物（Ⅰ级推荐。C级证据） 静脉推注比伐芦定0.75mg/kg，继而1.75mg/（kg·h）静脉滴注，监测ACT 300～350s，若术中ACT高于350s时应停止或减量，并于5～10min后再次测定ACT，待ACT恢复至安全范围时继续使用；如ACT＜225s，追加0.3mg/kg静脉推注，并考虑静脉滴注维持至PCI后3～4h，以避免急性支架内血栓事件发生（Ⅱa级推荐。A级证据）
	《冠心病合理用药指南》[13]	STEMI合并心房颤动行直接PCI患者的抗栓治疗：突发STEMI的心房颤动患者可接受常规直接PCI、阿司匹林、氯吡格雷和肝素或比伐芦定，紧急情况下的某些患者可以使用GPⅡb/Ⅲa受体拮抗剂（GPI）（Ⅱb级推荐。B级证据） PCI合并急性肺栓塞：PCI过程中，建议使用新型直接凝血酶抑制剂比伐芦定替代肝素或肝素联用GPI进行抗凝治疗，以减少出血 指南推荐比伐芦定可作为接受直接PCI的STEMI患者或择期行侵入治疗的不稳定型心绞痛（UA）/急性非ST段抬高型心肌梗死（NSTEMI）患者的抗凝选择（Ⅰ级推荐）
	《非ST段抬高型急性冠状动脉综合征基层诊疗指南（2019年）》[3]	PCI时比伐芦定［静脉推注0.75mg/kg，然后以1.75mg/（kg·h）术后静脉滴注，维持3～4h］可作为肝素联合GPI的替代治疗
	《急性胸痛急诊诊疗专家共识》[14]	接受PCI治疗的患者术中可使用肝素或比伐芦定抗凝，比伐芦定$t_{1/2}$短、出血风险较低
	《ST段抬高型心肌梗死患者急诊PCI微循环保护策略中国专家共识》[15]	对高出血风险患者建议使用比伐芦定替代肝素进行PCI术中抗凝，且术后持续高剂量注射2～3h
	《非ST段抬高急性冠状动脉综合征诊断和治疗指南》[16]	准备行PCI的非ST段抬高型急性冠状动脉综合征（NSTE-ACS）患者：对准备行紧急或早期PCI的患者（特别是出血高风险时），推荐比伐芦定替代肝素合用GPI（Ⅰ级推荐。B级证据）

续表

人群	指南名称	推荐内容
急性冠状动脉综合征（ACS）	《急性冠脉综合征急诊快速诊治指南（2019）》[17]	ACS 患者抗凝治疗：确诊为 ACS 时，应尽快启动肠道外抗凝治疗，并与抗血小板治疗联合进行，警惕并观察出血风险（Ⅰ级推荐。B 级证据）。如果患者在早期（4 ～ 48h 内）接受介入治疗，建议选用肝素或比伐芦定（Ⅰ级推荐。B 级证据）
	《冠心病合理用药指南》[13]	ACS 患者通常给予阿司匹林、氯吡格雷、肝素（UFH 或依诺肝素）或比伐芦定和（或）GPI。当存在出血风险时可能倾向于停用口服和注射抗凝药物（包括肝素或依诺肝素）治疗，肝素或比伐芦定仅作为紧急治疗（但应避免使用 GPI），或如果维生素 K 拮抗剂（VKA）使用者 INR ≤ 2，急需额外抗栓治疗时，应权衡大出血风险和血栓负荷（Ⅱb 级推荐。C 级证据）；当高出血风险患者需要使用胃肠道外抗凝治疗时，可考虑比伐芦定替代肝素（Ⅱa 级推荐。A 级证据）；当低出血风险患者需要使用胃肠道外抗凝治疗时，可考虑比伐芦定替代肝素（Ⅱa 级推荐。B 级证据）
	《高龄老年（≥ 75 岁）急性冠状动脉综合征患者规范化诊疗中国专家共识》[11]	在抗血小板基础上的抗凝治疗是 ACS 患者治疗的重要措施之一。其主要是通过灭活上游凝血因子Ⅹa 或抑制凝血酶（Ⅱa）生成，阻断纤维蛋白原形成纤维蛋白网罗红细胞，最终抑制红血栓的形成，从而达到抗血栓形成的目的。抗凝剂主要包括肝素（间接凝血酶抑制剂）、比伐芦定（直接凝血酶抑制剂）、VKA 和 NOACs（凝血因子Ⅱa、Ⅹa 抑制剂）
大折返性房速	《室上性心动过速诊断及治疗中国专家共识（2021）》[1]	大折返性房速：目前认为，大折返性房速也具有一定的血栓栓塞风险。对于无法使用肝素的患者，可考虑使用比伐芦定或阿加曲班

【不良反应】

■ 主要不良反应

出血。

■ 罕见不良反应

全身反应：发热、感染、败血症。

心血管系统：低血压、晕厥、血管异常、心室颤动。

神经系统：脑缺血、意识混乱、面神经麻痹。

呼吸系统：肺水肿。

泌尿生殖系统：肾功能衰竭、少尿。

■ 其他

全身性过敏反应，缺乏抗凝作用，在 PCI 术（伴或不伴冠状动脉内近距离放射疗法）期间血栓形成，心脏压塞，INR 延长。

■ 出血治疗

不明原因的血细胞比容、血红蛋白或血压下降提示可能有出血，如果出现出血或怀疑出血应停止给药。目前尚没有比伐芦定解毒药物，但其作用会很快消失（$t_{1/2}$ 25min）。

【禁忌证】

① 对比伐芦定、本品任何成分或水蛭素过敏。

② 活动性出血者或存在出血性疾病导致出血风险增加，以及不可逆凝血功能障碍患者。

③ 严重的未被控制的高血压。

④ 亚急性细菌性心内膜炎。

⑤ 严重肾损害［肾小球滤过率（GFR）< 30mL/（min · 1.73m^2）］以及依赖透析的患者。

【相互作用】

■ **药物-药物相互作用**

在接受PCI/PTCA患者的临床试验中，使用比伐芦定而且合并使用肝素、VKA、溶栓剂或GPI者，较未合并使用这些药物者大出血事件风险增高。对于比伐芦定与血浆代用品如右旋糖酐联合给药，尚没有经验。

■ **药物-食物相互作用**

避免使用具有抗凝剂/抗血小板活性的草药和补充剂，包括大蒜、生姜、越橘、丹参、吡拉西坦和银杏叶。

【药学监护】

■ **注意事项**

比伐芦定不能用于肌内注射。

出血事件：尽管在PCI/PTCA过程中多数与使用比伐芦定有关的出血发生在动脉穿刺部位，但出血可发生在任何部位。不明原因的血压和血细胞比容降低，应高度怀疑有出血事件；并考虑终止给药。

急性支架内血栓形成：在进行直接PCI术STEMI的患者中，使用肝素的患者发生急性支架内血栓形成事件（AST）（< 4h）的比率为0.2%（6/2911），而使用比伐芦定的患者的AST发生率较高（1.2%，36/2889）。使用比伐芦定和肝素的患者各有1例（0.03%）因AST发生死亡。发生急性支架内血栓形成的患者均进行了靶血管血运重建（TVR）。患者应在具有处理心肌缺血并发症能力的医疗机构中留观至少24h，并应当在初次PCI术后仔细监测与心肌缺血有关的症状和体征。

有关药品的储存，请注意：①将药品存放于儿童不易取得之处所；②药品避免存放于高温或潮湿处，贮藏时遮光，25℃以下密闭保存。

■ **安全性监护**

① 对于高出血风险的患者，应谨慎使用本品。比伐芦定与血小板抑制剂和（或）抗凝剂联合应用会增加出血风险，需监测临床以及凝血功能生化指标。服用VKA的患者，使用时需监测INR，确保比伐芦定治疗后，INR恢复至基线。

② 临床研究中偶见有变态性过敏反应的报道（1/1000 ～ 1/100），需对此不良反应采取必要的应对措施。需提前告知患者过敏反应的早期症状，包括若出现荨麻疹、全身性荨麻疹、胸闷、气喘、低血压和全身性过敏反应。若出现休克，需按目前休克治疗标准进行治疗。

③ 对实验室检查的干扰：本品对国际标准化比值（INR）有影响。因此，在本品治疗患者中测定的 INR不能用于确定合适的 VKA 剂量。

■ 药物过量

在临床试验和上市后报告中，已报告有比伐芦定达到推荐推注剂量或连续滴注剂量 10 倍的病例。报告的很多过量用药是由于未调整肾功能异常患者（包括正在接受血液透析的患者）的比伐芦定滴注剂量所致。在某些超剂量报告中，已观察到了出血以及因为出血导致的死亡。如怀疑超剂量，应立即终止比伐芦定给药，并严密监测患者的出血指征。尚没有已知的比伐芦定拮抗剂。比伐芦定可通过血液透析去除。

■ 患者教育

不涉及。

· 参考文献 ·

[1] 中华医学会心电生理和起搏分会，中国医师协会心律学专业委员会 . 室上性心动过速诊断及治疗中国专家共识（2021）[J]. 中华心律失常学杂志，2022, 26(3): 202-262.

[2] 中华医学会呼吸病学分会肺栓塞与肺血管病学组，中国医师协会呼吸医师分会肺栓塞与肺血管病工作委员会，全国肺栓塞与肺血管病防治协作组 . 肺血栓栓塞症诊治与预防指南 [J]. 中华医学杂志，2018, 98(14): 28.

[3] 中华医学会，中华医学会杂志社，中华医学会全科医学分会，等 . 非 ST 段抬高型急性冠状动脉综合征基层诊疗指南（2019 年）[J]. 中华全科医师杂志，2021, 20(1): 6-13.

[4] 中国成人血小板减少症急诊管理共识专家组 . 中国成人血小板减少症急诊管理专家共识 [J]. 中华急诊医学杂志，2022, 31(2): 161-168.

[5] 全军热射病防治专家组，全军重症医学专业委员会 . 中国热射病诊断与治疗专家共识 [J]. 解放军医学杂志，2019, 44(3): 181-196.

[6] 中国药学会医院药学专业委员会 . 新型冠状病毒肺炎临床合理用药专家共识 [J]. 中国医院药学杂志，2020, 40(6): 593-605.

[7] 中国医师协会心血管内科医师分会血栓防治专业委员会，《中华医学杂志》编辑委员会 . 肝素诱导的血小板减少症中国专家共识（2017）[J]. 中华医学杂志，2018, 98(6): 408-417.

[8] 张韬，郭伟 . 腹主动脉瘤诊断和治疗中国专家共识（2022 版）[J]. 中国实用外科杂志，2022, 42(04): 380-387.

[9] 王乔宇，武明芬，柳鑫，等 .2021 中国静脉血栓栓塞症防治抗凝药物的选用与药学监护指南 [J]. 中国临床药理学杂志，2021, 37(21): 2999-3016.

[10]《新型冠状病毒感染住院患者血栓预防和抗凝管理指南》工作组，中华医学会呼吸病学分会肺栓塞与肺血管病学组，中国医师协会呼吸医师分会肺栓塞与肺血管病工作委员会，等 . 新型冠状病毒感染住院患者血栓预防和抗凝管理指南 [J]. 中华医学杂志，2023, 103(12): 863-885.

[11] 杨跃进，杨进刚，袁晋青，等 . 高龄老年（≥ 75 岁）急性冠状动脉综合征患者规范化诊疗中国专家共识 [J].

中国循环杂志，2018, 33(08): 732-750.

[12] 急性 ST 段抬高型心肌梗死诊断和治疗指南 (2019)[J]. 中华心血管病杂志，2019, 47(10): 766-783.

[13] 国家卫生计生委合理用药专家委员会，中国药师协会 . 冠心病合理用药指南 [J]. 中国医学前沿杂志（电子版），2016, 8(6): 19-108.

[14] 中华医学会急诊医学分会，中国医疗保健国际交流促进会胸痛分会 . 急性胸痛急诊诊疗专家共识 [J]. 中华急诊医学杂志，2019, 28(4): 413-420.

[15] 中华医学会心血管病学分会，中华心血管病杂志编辑委员会 .ST 段抬高型心肌梗死患者急诊 PCI 微循环保护策略中国专家共识 [J]. 中华心血管病杂志，2022, 50(3): 221-230.

[16] 中华医学会心血管病学分会，中华心血管病杂志编辑委员会 . 非 ST 段抬高急性冠状动脉综合征诊断和治疗指南 [J]. 中华心血管病杂志，2012, 40(5): 353-367.

[17] 中国医师协会急诊医师分会，国家卫健委能力建设与继续教育中心急诊学专家委员会，中国医疗保健国际交流促进会急诊急救分会 . 急性冠脉综合征急诊快速诊治指南 (2019)[J]. 中华急诊医学杂志，2019, 28(4): 421-428.

第三节　肝素——经典抗凝药物的现代应用

肝素（heparin）

【剂型规格】

注射剂。①2mL：1000IU。②2mL：5000IU。③2mL：12500IU。

【药效学及药代动力学】

■　药效学

本药属于肝素类抗血栓形成药。

本药可影响凝血过程的许多环节，在体内外都有抗凝血作用。肝素与抗凝血酶Ⅲ（ATⅢ）结合，形成肝素 ATⅢ复合物，抑制凝血酶原激酶的形成，灭活具有丝氨酸蛋白酶活性的凝血因子如Ⅻa、Ⅺa、Ⅸa 和Ⅹa 等，对抗已形成的凝血酶原激酶的作用。干扰凝血酶，灭活凝血酶，抑制纤维蛋白原转变为纤维蛋白。

■　药动学

本品口服不吸收，皮下、肌内或静注吸收良好。但 80% 肝素与血浆白蛋白相结合，部分被血细胞吸附，部分可弥散到血管外组织间隙。由于分子量较大，不能通过胸膜、腹膜和胎盘组织。本品主要在网状内皮系统代谢，肾脏排泄，其中少量以原形排出。静注后其排泄取决于给药剂量。当 1 次给予 100U/kg、400U/kg 或 800U/kg 时，$t_{1/2}$ 分别为 1h、2.5h 和 5h。慢性肝肾功能不全及过度肥胖者，代谢排泄延迟，有蓄积可能；本品起效时间与给药方式有关，静注即刻发挥最大抗凝效应，但个体差异较大，皮下注射因吸收个体差异较大，故总体持续时间明显延长。血浆内肝素浓度不受透析的影响。

【适应证】

■ 说明书上的适应证

① 用于防治血栓形成或栓塞性疾病（如心肌梗死、血栓性静脉炎、肺栓塞等）。

② 各种原因引起的弥散性血管内凝血（DIC）。

③ 也用于血液透析、体外循环、导管术、微血管手术等操作中及某些血液标本或器械的抗凝处理。

■ 其他适应证

① 心房颤动（AF）的抗凝治疗 [1, 2]。

② 非 ST 段抬高急性冠状动脉综合征（NSTE-ACS）的抗凝治疗 [3]。

③ 室上性心动过速（SVT）的抗凝治疗 [4]。

④ ST 段抬高型心肌梗死（STEMI）的抗凝治疗 [5-7]。

⑤ 暴发性心肌炎（FM）的抗凝治疗 [8]。

⑥ 新型冠状病毒感染的抗凝治疗 [9-11]。

⑦ 慢性阻塞性肺疾病急性加重（AECOPD）的抗凝治疗 [12]。

⑧ 脑出血的抗凝治疗 [13]。

⑨ 急性上消化道出血的抗凝治疗 [14]。

⑩ 糖尿病肾脏疾病（DKD）的抗凝治疗 [15]。

⑪ 急性肾损伤（AKI）的抗凝治疗 [16]。

⑫ 高甘油三酯血症（HTG）的抗凝治疗 [17]。

⑬ 急性胰腺炎（AP）的抗凝治疗 [18]。

⑭ 热射病（HS）的抗凝治疗 [19, 20]。

⑮ 缺血性脑卒中（IS）的抗凝治疗 [21, 22]。

⑯ 感染性休克的抗凝治疗 [23]。

⑰ 脓毒症的抗凝治疗 [24]。

⑱ 肾脏替代治疗（RRT）的抗凝治疗 [25]。

⑲ 颈动脉夹层（CAD）的抗凝治疗 [26]。

⑳ 治疗输血依赖型 β 地中海贫血（TDT）[27]。

【用法用量】

■ 临床应用（表 3-3-1）

表 3-3-1　肝素的临床应用

● 个体化用药：必须根据注射途径和治疗目的等，对肝素的给药剂量和疗程进行个体化调整
● 针对 65 岁及以上患者的充分且对照良好的研究有限，但据报道，60 岁以上患者（尤其是女性）的出血发生率较高。60 岁以上的患者可能需要较低剂量的肝素
● 深部皮下注射：首次 5000 ～ 10000IU，以后每 8h 8000 ～ 10000IU 或每 12h 15000 ～ 20000IU；每 24h总量约 30000 ～ 40000IU，一般均能达到满意的效果

续表

● 静脉注射：首次 5000 ～ 10000IU 之后，或按体重每 4h 100IU/kg，用氯化钠注射液稀释后应用 ● 静脉滴注：每日 20000 ～ 40000IU，加至氯化钠注射液 1000mL 中持续滴注。滴注前可先静脉注射 5000IU 作为初始剂量 ● 预防性治疗：高危血栓形成患者，大多是用于腹部手术之后，以防治深部静脉血栓形成。在外科术前 2h 先给 5000IU 皮下注射，但麻醉方式应避免硬膜外麻醉，然后每隔 8～ 12h 5000IU，共约 7 日

■ 指南推荐（表 3-3-2）

表 3-3-2 肝素的指南推荐

人群	指南名称	推荐内容
心房颤动（AF）	《心房颤动：目前的认识和治疗建议（2021）》[1]	急诊 AF 的抗凝治疗：对于高脑卒中风险患者，在 AF 或房扑复律前，应尽早（AF 发作持续时间 12h）开始用肝素、低分子肝素（LMWH）或非维生素 K 抗凝剂、口服抗凝药（NOACs）进行抗凝治疗（Ⅱa 级推荐。B 级证据） 在抗凝治疗的中断和桥接中，暂时中断抗凝治疗，而以肝素进行桥接，曾是通行的做法，但研究表明，此做法不仅增加血栓栓塞的风险，而且亦可能增加出血的风险。因而这种方案目前已不再提倡常规使用 血流动力学不稳定的急性 AF 建议如下：在紧急复律前或复律后立即给予 LMWH 或肝素进行抗凝治疗（Ⅰ级推荐。C 级证据） 房颤导管消融围术期的抗凝建议：消融术中给予 UFH 抗凝时，应调整肝素用量以维持活化凝血时间 300 ～ 350s（Ⅰ级推荐。B 级证据）
	《心房颤动诊断和治疗中国指南》[2]	对于 AF 患者侵入性操作或外科手术围术期抗凝方案：术前 72h 应用低分子肝素或肝素桥接抗凝，术前 12h 停用 AF 患者侵入性操作或外科手术围术期抗凝方案：术后 12 ～ 24h 重启华法林，24 ～ 72h 内联合应用低分子肝素或肝素直至国际标准化比值（INR）达标。AF 患者急性缺血性脑卒中二级预防：脑卒中后的抗凝治疗，对于急性缺血性脑卒中合并心房颤动患者不推荐极早期（＜ 48h）应用低分子肝素、肝素抗凝（Ⅲ级推荐。A 级证据）
非 ST 段抬高型急性冠状动脉综合征（NSTE-ACS）	《非 ST 段抬高急性冠状动脉综合征诊断和治疗指南》[3]	所有 NSTE-ACS 患者在无明确的禁忌证时，均推荐接受抗凝治疗（Ⅰ级推荐。A 级证据），以抑制凝血酶生成和（或）活性，减少相关心血管事件。根据缺血和（或）出血风险、疗效和（或）安全性选择抗凝剂（Ⅰ级推荐。C 级证据） 单纯保守治疗且出血风险增高的 NSTE-ACS 患者，选择磺达肝癸钠优于依诺肝素或肝素（Ⅰ级推荐。B 级证据），抗凝治疗应维持至出院（Ⅰ级推荐。A 级证据）。不准备 24h 内行血运重建的 NSTE-ACS 患者，建议低分子肝素抗凝（Ⅱa 级推荐。A 级证据）；磺达肝癸钠或依诺肝素优于肝素（Ⅰa 级推荐。B 级证据） 对无并发症的患者，经皮冠状动脉介入术后停用抗凝治疗（Ⅰ级推荐。B 级证据）。不主张肝素（低分子肝素 / 肝素）交换使用（Ⅲ级推荐。B 级证据）

续表

人群	指南名称	推荐内容
室上性心动过速（SVT）	《室上性心动过速诊断及治疗中国专家共识（2021）》[4]	对于无合并 AF 的持续性大折返性房速患者的围术期管理：如需进入左心房进行消融，则术中需使用全量肝素抗凝（同房颤消融标准，初始给予 100U/kg 体重，维持激活全血凝固时间在 300 ～ 350s）；如仅进入右心房消融，也建议在术中给半量肝素抗凝（如 50U/kg 体重，并在手术过程中每小时追加 1000U）（Ⅰ级推荐。C 级证据）。对于拟行左侧旁路或其他需进入左心房消融的心动过速患者，术中均需使用全量静脉肝素抗凝（Ⅰ级推荐。C 级证据）。对于拟于右心房内进行导管消融的心动过速（非大折返性房速）患者，术中可半量肝素化，术后无须抗凝或抗血小板治疗（Ⅱa 级推荐。C 级证据） 对于无法使用肝素的无合并 AF 的持续性大折返性房速患者，可考虑使用比伐芦定、阿加曲班
ST 段抬高型心肌梗死（STEMI）	《ST 段抬高型心肌梗死基层合理用药指南》[5]	肝素用于治疗 STEMI 患者血栓形成和复发。深部皮下注射：首次 5000 ～ 10000U，以后每 8h 8000 ～ 10000U 或每 12h 15000 ～ 20000U；每 24h 总量 30000 ～ 40000U，一般均能达到满意的效果。静脉注射：首次 5000 ～ 10000U，之后，按体重每 4h 100U/kg，用氯化钠注射液稀释后应用。静脉滴注：20000 ～ 40000U/ 天，加至氯化钠注射液 1000mL 中持续滴注，滴注前可先静脉注射 5000U 作为初始剂量
	《急性 ST 段抬高型心肌梗死溶栓治疗的合理用药指南（第 2 版）》[6]	一旦确诊 STEMI，应立即在 10min 内进行静脉肝素抗凝治疗。溶栓治疗应在有效的抗凝基础上进行，确诊 STEMI 后应即刻静脉注射肝素 4000U（50 ～ 70U/kg），继以 12U/（kg · h）静脉滴注，溶栓过程中及溶栓后应监测活化部分凝血活酶时间（APTT）或活化凝血时间（ACT）至对照值的 1.5 ～ 2.0 倍（APTT 为 50 ～ 70s），通常需维持 48h 左右。由于肝素维持时间通常不超过 48h，因此也不应过度担心肝素诱导的血小板减少症（HIT）的发生。需强调的是，在 STEMI 早期救治中，应首选肝素，通常不以低分子肝素替代肝素
	《急性冠脉综合征急诊快速诊治指南（2019）》[7]	经静脉溶栓治疗的患者，应接受肝素或低分子肝素（如依诺肝素）抗凝治疗至少 48h（最多 8 天或至血运重建）（Ⅰ级推荐。A 级证据） ACS 患者抗凝治疗：如果患者在早期（4 ～ 48h 内）接受介入性治疗，建议选用肝素或比伐芦定（Ⅰ级推荐。B 级证据）
暴发性心肌炎（FM）	《中国成人暴发性心肌炎诊断和治疗指南（2024）》[8]	置入主动脉内球囊反搏（IABP）的患者推荐抗凝治疗，目前国内广泛使用的抗凝方案有：①肝素 0.5 ～ 1.0mg/kg，6 ～ 8h 静推 1 次；每 2h 监测 1 次 ACT，维持 ACT 时间 180 ～ 220s，或监测 APTT，维持其时间是正常的 1.5 ～ 2.0 倍；②肝素 100mg 加入 50mL 生理盐水中用微量泵匀速缓慢推注，速度为 2 ～ 4mL/h，监测指标同上；③低分子肝素或肝素每天 2 次，无须监测；④ HIT 患者，可使用比伐芦定代替，静脉注射 0.75mg/kg，然后立即静脉滴注 1.75mg/（kg · h），维持 ACT 时间 180 ～ 220s 置入体外膜肺氧合器辅助的患者同样需要抗凝治疗，因血栓形成风险极高，抗凝方案主要使用肝素便于监测和调整剂量，如有 HIT 患者也可使用比伐芦定抗凝治疗，监测指标及用法同 IABP
新型冠状病毒感染	《新型冠状病毒感染诊疗方案（试行第十版）》[9]	对于具有重症高风险患者，病情进展较快的中型病例，以及重型和危重型病例，无禁忌证的情况下可给予治疗剂量的低分子肝素或肝素。发生血栓栓塞事件时，应按照相应指南进行治疗

续表

人群	指南名称	推荐内容
新型冠状病毒感染	《新型冠状病毒感染基层诊疗和服务指南（第一版）》[10]	对于具有重症高风险患者，病情进展较快的中型病例，以及重型和危重型病例，无禁忌证的情况下可给予治疗剂量的低分子肝素或肝素
	《中国成人2019冠状病毒病的诊治与防控指南》[11]	在重型新型冠状病毒感染的住院患者中，由于缺乏已知的与抗病毒药物的药物相互作用机制，推荐用低分子肝素或肝素抗凝治疗
慢性阻塞性肺疾病急性加重（AECOPD）	《慢性阻塞性肺疾病急性加重诊治中国专家共识（2023年修订版）》[12]	对卧床、红细胞增多症或脱水的AECOPD患者，无论是否有血栓栓塞性疾病史，均需考虑使用低分子肝素、肝素抗凝治疗
脑出血	《中国脑出血诊治指南（2019）》[13]	对易发生DVT的高危患者（排除凝血功能障碍所致的脑出血患者），血肿稳定后可考虑发病后1～4天皮下注射小剂量低分子肝素或肝素预防DVT，但应注意出血的风险（Ⅱ级推荐。B级证据）
急性上消化道出血	《急性上消化道出血急诊诊治流程专家共识（2020版）》[14]	服用华法林者，若有活动性出血或血流动力学不稳定者应停药，并可使用凝血酶原复合物和维生素K逆转抗凝作用。新型口服抗凝药（达比加群、利伐沙班、阿哌沙班）的抗凝作用1～2天即可消失，因此一般无须补充凝血酶原复合物，其他逆转抗凝作用的治疗也存在争议。止血效果确切后若血栓风险高，应尽快评估并重启抗凝治疗。高风险的心血管病患者在停用口服抗凝药物期间，可考虑使用低分子肝素或肝素过渡。权衡出血与缺血风险，个体化管理抗栓药物（证据水平：高。一致率：97.7%）
糖尿病肾脏疾病（DKD）	《糖尿病肾脏疾病临床诊疗中国指南（2021）》[15]	对于合并VTE的DKD患者，将血糖控制在达标水平并积极给予抗凝药物治疗（包括肝素、低分子肝素、维生素K拮抗剂以及新型抗凝药物等）是目前的一线治疗方案
急性肾损伤（AKI）	《中国急性肾损伤临床实践指南》[16]	对需要实施血液净化的AKI患者，合并凝血活性亢进和（或）血栓栓塞风险或疾病，排除肝素类药物禁忌患者，推荐使用肝素或低分子肝素；必要时可使用肝素或低分子肝素作为基础抗凝治疗【2B】
高甘油三酯血症（HTG）	《高甘油三酯血症患者临床管理多学科专家共识（2023）》[17]	在特殊疾病状态下的极重度HTG（如妊娠、急性胰腺炎）患者中，肝素可与降脂药物联用，但也有报道显示，肝素短时间促进脂蛋白酯酶（LPL）释放后，可能会导致LPL耗竭而出现甘油三酯（TG）反常性复升，因此肝素的使用时间不宜过长
急性胰腺炎（AP）	《高甘油三酯血症性急性胰腺炎诊治急诊专家共识（2021）》[18]	目前，肝素或低分子肝素已用于高甘油三酯血症急性胰腺炎（HTG-AP）的临床治疗。研究表明，用肝素或低分子肝素不仅能够促进低密度脂蛋白由内皮细胞释放及入血，而且能够促进肝脏的甘油三酯水解酶释放，从而加速乳糜颗粒和甘油三酯水解
热射病（HS）	《热射病急诊诊断与治疗专家共识（2021版）》[19]	早补凝：每4h查一次凝血功能，凝血物质按需补充。早抗凝治疗：可采取替代治疗和抗凝治疗。替代治疗包括补充凝血因子、补充血小板及补充重组凝血因子Ⅶ。抗凝药物宜选择胃肠外抗凝药物，以静脉用药为宜。供选择的药物包括用肝素或低分子肝素，肝素总量60～100U/(kg·24h)，可多次皮下注射或微量泵泵入。当抗凝功能基本纠正，血小板可自行维持在正常水平，凝血指标基本正常时即可停用抗凝药物（Ⅳ级推荐。A级证据）

续表

人群	指南名称	推荐内容
热射病（HS）	《中国热射病诊断与治疗专家共识（2019）》[20]	目前关于热射病的抗凝治疗仍缺乏循证数据。本共识推荐采用凝血分子标志物联合血栓弹力图（TEG）等全血功能监测设备来判断抗凝治疗时机。如凝血酶-抗凝血酶复合物、D-二聚体、纤维蛋白降解产物和纤溶酶-α抗纤溶酶复合物显著升高，全血功能监测结果显示显著低凝，同时合并显著脏器功能损害的情况下，即可在启动目标导向替代治疗的同时启动抗凝治疗。抗凝过程中需动态监测凝血功能，评估抗凝效果和出血风险。如有活动性出血（如颅内出血、消化道大出血等），需在出血基本控制后再评估抗凝治疗时机 抗凝药物宜选择胃肠外抗凝药物，以静脉用药为宜。以肝素为例：肝素具有半衰期短、监测方便和可用鱼精蛋白中和的优点，建议首选肝素治疗；建议肝素静脉给药，根据凝血功能和器官功能状况选择1～8U/（kg·h）的维持剂量，并根据APTT或TEG R时间或凝血与血小板功能分析仪ACT值较前基础值的改变来调整剂量；也可以依据TEG肝素酶对比实验，以R/Rh比值1.5～2.0倍选择肝素剂量；肝素严重过量可考虑使用鱼精蛋白拮抗，肝素可能会引起HIT；应用肝素后出现血小板计数下降大于基础值的50%和（或）出现动静脉血栓的征象时，可采用4 T评分或HIT抗体检测以排除HIT，对于高度可疑或确诊的HIT患者，应停用肝素，并改用非肝素类抗凝药
静脉血栓栓塞症（VTE）	《老年重症患者静脉血栓栓塞症预防中国专家共识（2023）》[28]	严重肾功能不全［肾小球滤过率（GFR）≤30mL/（min·1.73m^2）］的老年重症患者，推荐肝素、达肝素用于高危VTE的药物预防［推荐强度：推荐，（8.16±0.83）分］
	《中国血栓性疾病防治指南》[29]	对于DVT患者，应用肝素、低分子肝素或磺达肝癸钠桥接华法林治疗时，推荐直到INR目标值连续24h维持在2.0～3.0方可停用除华法林以外的抗凝药物【1B】。对于应用华法林治疗且前期INR已经稳定者，若偶尔一次INR测定超出治疗范围≤0.5以内（包括增高或降低），建议继续维持目前剂量，并在1～2周内复查，不建议常规应用肝素桥接治疗【2C】
肺血栓栓塞症（PTE）	《肺血栓栓塞症诊治与预防指南（2018）》[30]	临床高度可疑急性PTE，在等待诊断结果过程中，建议开始应用胃肠外抗凝治疗如肝素、低分子肝素、磺达肝癸钠等【2C】 针对急性PTE，初始抗凝推荐选用低分子肝素、肝素、磺达肝癸钠、负荷量的利伐沙班或阿哌沙班【2B】
缺血性脑卒中（IS）	《缺血性脑卒中基层诊疗指南（2021年）》[21]	对于反复发作的心源性脑栓塞及静脉系统血栓形成患者可使用肝素、低分子肝素、类肝素、阿加曲班、华法林、达比加群、利伐沙班、阿哌沙班、艾多沙班等抗凝药物。有消化性溃疡病史、出血倾向、血压＞180/100mmHg、严重糖尿病和其他严重的系统性疾病（如严重肝肾疾患）、临床不能排除脑出血者不可使用 对于IS患者发生DVT及肺栓塞高风险且无禁忌证者，可给予肝素或低分子肝素药品治疗
	《急性缺血性脑卒中血管内治疗中国指南（2023）》[22]	对于急诊血管内治疗患者，在术中给予静脉注射肝素或阿司匹林可能会增加风险，不建议在术中无选择地给药，对少数特殊患者，可在谨慎评估风险获益比后慎重选择（Ⅲ级推荐。B级证据）

续表

人群	指南名称	推荐内容
深静脉血栓形成（DVT）	《创伤骨科患者围术期下肢静脉血栓形成诊断及防治专家共识（2022年）》[31]	抗凝治疗可抑制血栓蔓延，利于管腔再通，降低肺栓塞发生率和病死率。但是单纯抗凝治疗不能有效消除血栓、降低下肢深静脉血栓后遗症发生率。抗凝药物有肝素、低分子肝素、维生素K拮抗剂、直接凝血酶抑制剂、凝血因子Xa抑制剂等。无论出血风险高低，都建议抗凝治疗时间持续3个月及以上（Ⅱa级推荐） 如果严重创伤患者出血风险增高，有药物预防禁忌，建议使用间歇充气加压装置等机械预防，当出血风险降低或禁忌证消除时，建议增加LMWH或低剂量UFH进行药物预防（Ⅱb级推荐）
感染性休克	《中国急诊感染性休克临床实践指南（2016）》[23]	推荐严重感染患者用药预防VTE。推荐每日皮下注射低分子肝素。当肌酐清除率CrCl＜30mL/min时，使用达肝素钠或另一种肾脏代谢率低的低分子肝素或普通肝素。建议尽量联合使用药物和间歇充气加压装置对严重感染患者进行预防
脓毒症	《中国脓毒症早期预防与阻断急诊专家共识（2020）》[24]	针对感染患者采取适当的抗凝治疗是防止微血栓形成、预防脓毒症发生的措施之一；临床采用的药物主要是肝素和低分子肝素
流行性脑脊髓膜炎	《流行性脑脊髓膜炎诊疗方案（2023年版）》	流行性脑脊髓膜炎的DIC治疗：流行性脑脊髓膜炎无出血禁忌患者，可给予用肝素或低分子肝素抗凝治疗。同时根据实验室检查结果酌情输注血小板、凝血因子、新鲜冰冻血浆等
肾脏替代治疗（RRT）	《抗凝技术在危重症肾脏替代治疗应用的中国专家共识（2023年版）》[25]	无出血风险患者：间歇性血液透析推荐用肝素、低分子肝素；连续性肾脏替代治疗推荐使用局部枸橼酸盐抗凝，也可选择用肝素或低分子肝素等其他抗凝药 轻中度出血风险患者：推荐局部枸橼酸盐抗凝，也可选择小剂量肝素或低分子肝素、甲磺酸萘莫司他
颈动脉夹层（CAD）	《中国颈部动脉夹层诊治指南（2015）》[26]	由于缺乏在CAD急性期或长期使用抗栓治疗的随机对照研究，基于长期临床实践，推荐在CAD形成的急性期，使用抗血小板或抗凝治疗（Ⅰ级推荐。B级证据） 抗血小板或抗凝治疗均可预防症状性CAD患者脑卒中或死亡风险（Ⅰ级推荐。B级证据）。临床上可结合具体情况选择。CAD患者出现伴大面积脑梗死、神经功能残疾程度严重（NIHSS评分≥15）、有使用抗凝禁忌时，倾向使用抗血小板药物；如果夹层动脉出现重度狭窄、存在不稳定血栓、管腔内血栓或假性动脉瘤时，倾向使用抗凝治疗（Ⅲ级推荐。C级证据） 目前缺乏足够的证据对抗凝治疗的疗程和种类进行推荐。对出现IS或短暂性脑缺血发作的CAD患者，通常维持抗凝治疗3～6个月（Ⅱ级推荐。B级证据）。应对患者进行随访，如果疗程结束时仍然存在动脉夹层，推荐更换为抗血小板药物治疗（Ⅲ级推荐。C级证据） UFH、LMWH或华法林都是可选择的治疗药物，通常在UFH、LMWH治疗后，改为口服华法林维持治疗；肝素治疗时维持APTT达到50～70s，华法林抗凝治疗时维持INR 2～3（Ⅱ级推荐。C级证据）

续表

人群	指南名称	推荐内容
脑静脉血栓形成（CVT）	《中国血栓性疾病防治指南》[29]	有症状的 CVT，无论有无出血性静脉梗死，均推荐皮下注射用低分子肝素或静脉使用肝素进行初始抗凝治疗【1B】。CVT 初始抗凝时，推荐使用肝素或低分子肝素，之后桥接为华法林【1B】。如 CVT 病因明确，使用华法林 3 个月；如 CVT 病因不明，使用华法林 3 ～ 12 个月；如为复发性 CVT，建议使用华法林终生抗凝【2C】
	《中国脑血管病临床管理指南（第 2 版）——第 7 章 脑静脉血栓形成临床管理》[32]	急性期后应继续口服抗凝药物，常选用华法林，目标 INR 值保持在 2.0 ～ 3.0，疗程根据血栓形成倾向和复发风险大小而定（Ⅱa 级推荐。C 级证据）。建议疗程持续时间在 3 ～ 6 个月，以预防复发和其他静脉血栓栓塞事件的发生（Ⅱa 级推荐。C 级证据）。闭塞静脉（窦）的再通是否可以作为停止口服抗凝治疗的依据尚不明确（Ⅲ级推荐。C 级证据） 对于复发性 CVT 伴有严重血栓形成倾向的患者，可以考虑长期口服抗凝药物，如华法林等，目标 INR 在 2.0 ～ 3.0（Ⅱa 级推荐。C 级证据） 对于确诊 CVT 的患者应及早进行抗凝治疗（Ⅰ级推荐。B 级证据）。LMWH 的安全性和有效性略优于肝素（Ⅱa 级推荐。B 级证据）
癌症相关静脉血栓栓塞症（TAVTE）预防	《肿瘤相关静脉血栓栓塞症预防与治疗指南（2019 版）》[33]	抗凝治疗为 VTE 治疗的基础。在诊断为 VTE 后，无抗凝禁忌证的情况下应立即进行抗凝治疗。可用药物包括肠外抗凝剂（肝素、低分子肝素、磺达肝癸钠）、华法林以及口服直接凝血因子Ⅹa 抑制剂（如利伐沙班）
输血依赖型 β 地中海贫血（TDT）	《中国输血依赖型 β 地中海贫血诊断与治疗指南（2022 年版）》[27]	地中海贫血患者因肝铁过载等原因，肝静脉闭塞病（VOD）发生率高达 10%，应十分注意 VOD 的预防、早期诊断及治疗。VOD 的防治方案：VOD 预防可采用肝素、前列地尔、熊去氧胆酸等；治疗方面，除可应用肝素、前列地尔和熊去氧胆酸治疗外，应及早暂停环孢素或他克莫司，有利于防止 VOD 病情进展恶化，改用甲泼尼龙联合 CD25 单抗等加强 GVHD 预防，并停用损害肝功能的药物，待病情缓解后再尝试改用环孢素或他克莫司或改用其他免疫抑制剂
围术期抗凝策略	《神经外科围手术期出血防治专家共识（2018）》[34]	术前口服华法林的患者若存在高风险（如 AF 患者 $CHADS_2$ 评分＞2 分、人工机械性瓣膜、华法林治疗时间＜3 个月的复发的深静脉血栓形成的患者），则推荐进行桥接治疗：第 5 天，常规口服华法林；第 4 天，停用华法林和肝素治疗；第 3、2 天，皮下注射治疗剂量的低分子肝素（2 次 / 天）或者肝素（2 次 / 天或 3 次 / 天）；第 1 天，评估 INR 值；第 0 大，手术 接受治疗剂量低分子肝素的患者，术前最后 1 次注射时应仅给予半量，且在术前 24h 进行；接受治疗剂量肝素的患者，术前最后 1 次注射应在术前 24h 进行。术后继续应用治疗剂量的肝素或低分子肝素 1 ～ 2 天，或直至 INR 达到治疗范围
	《冠心病合并心房颤动患者抗栓管理中国专家共识》[35]	非心脏外科手术围术期：术后管理，根据手术出血情况，在术后 12 ～ 24h 重新开始抗凝治疗。出血风险高的手术，可延迟至术后 48 ～ 72h 再重启抗凝，术后可采用肝素或低分子肝素与华法林桥接，INR 达标后停用肝素或低分子肝素

续表

人群	指南名称	推荐内容
围术期抗凝策略	《冠心病合并心房颤动患者抗栓管理中国专家共识》[35]	非心脏外科手术围术期：①术前准备，低出血风险手术且患者无出血危险因素（出血危险因素包括3个月内有大出血或颅内出血史，血小板质量或数量异常，有桥接出血史或接受类似手术出血史等），可不中断华法林治疗，但术前应严密监测INR，确定其位于治疗目标范围（2.0～3.0）。高出血风险手术和（或）患者伴有出血危险因素，术前应中断华法林治疗。围术期中断华法林的时间主要取决于手术出血风险和当前的INR值，所有患者应在术前5～7天测定INR。若手术要求INR值完全在正常范围，INR在1.5～1.9时术前需要停用华法林3～4天，当INR＞2.0时术前需要停用华法林至少5天。INR持续升高者，应尽可能推迟手术日期，直至INR恢复正常。②术后管理，根据手术出血情况，在术后12～24h重新开始抗凝治疗。出血风险高的手术，可延迟至术后48～72h再重启抗凝，术后可采用肝素或低分子肝素与华法林桥接，INR达标后停用肝素或低分子肝素
	《中国普通外科围手术期血栓预防与管理指南》[36]	普通外科手术围术期：建议长期服用维生素K拮抗剂的患者在普通外科术前进行血栓与出血风险评估。低出血风险手术可不中断维生素K拮抗剂治疗，保持INR在治疗范围内。高出血风险手术需在中断维生素K拮抗剂治疗后，进一步评估其血栓形成的风险。低危患者一般无须桥接抗凝治疗，如果手术伴随明显的血栓形成风险增加，则应使用桥接抗凝治疗；中危患者建议采用低剂量或者中间剂量的肝素或低分子肝素进行桥接；高危患者采用治疗剂量的肝素或低分子肝素进行桥接抗凝治疗 对于合并AF的患者，建议对$CHADS_2 \leqslant 4$分的中危和低危患者，在围手术期停用维生素K拮抗剂治疗后可不采取桥接抗凝治疗；对于$CHADS_2$ 5～6分的高危患者，行推荐治疗剂量的桥接抗凝治疗 桥接抗凝治疗时间，一般在停用华法林后第2天启用肝素或低分子肝素治疗，术前4～6h停用肝素，术前20～24h停用低分子肝素。术后根据不同出血风险选择24～72h开始使用肝素或低分子肝素；对于出血风险高的大手术，建议在术后48～72h恢复使用 术后患者血流动力学稳定，应于12～24h（一般为手术当晚或第2天）恢复常用剂量的华法林治疗，当INR≥2时，停用肝素类药物
	《甲状腺手术后出血防治管理湖南省专家共识》[37]	甲状腺手术围术期：服用华法林抗凝治疗患者建议术前5天停药，围手术期可予以治疗剂量的皮下注射低分子肝素或静脉注射UFH作为桥接治疗

【不良反应】

■ 常见的不良反应

寒战、发热、荨麻疹等过敏反应，少见气喘、鼻炎、流泪、头痛、恶心、呕吐、心前区紧迫感、呼吸短促甚至休克。皮下深部注射肝素后，可能出现局部刺激、红斑、轻微疼痛、血肿、溃疡症状，肌内注射后以上症状更严重，因此本品不能采用肌内注射。

■ 罕见不良反应

偶可引起过敏反应及血小板减少，常发生在用药初 5 ～ 9 天，故开始治疗 1 个月内应定期监测血小板计数。偶见一次性脱发和腹泻。还可引起骨质疏松和自发性骨折。肝功能不良者长期使用可引起抗凝血酶 -Ⅲ耗竭而致血栓形成倾向。

■ 出血治疗

毒性较低，主要不良反应是用药过多可致自发性出血，故每次注射前应测定凝血时间。

【禁忌证】

对肝素过敏者、有自发出血倾向者、血液凝固迟缓者（如血友病、紫癜、血小板减少）、溃疡病者、创伤者、产后出血者及严重肝功能不全者禁用。

【相互作用】

■ 药物–药物相互作用

① 本品与下列药物合用，可加重出血危险：

a. 香豆素及其衍生物，可导致严重的凝血因子Ⅸ缺乏而致出血；

b. 阿司匹林及非甾体抗炎镇痛药，包括甲芬那酸、水杨酸等均能抑制血小板功能，并能诱发胃肠道溃疡出血；

c. 双嘧达莫、右旋糖酐等可能抑制血小板功能；

d. 肾上腺皮质激素、促肾上腺皮质激素等易诱发胃肠道溃疡出血；

e. 其他尚有利尿酸、组织纤溶酶原激活物、尿激酶、链激酶等。

② 肝素并用碳酸氢钠、乳酸钠等纠正酸中毒的药物可促进肝素的抗凝作用。

③ 肝素与透明质酸酶混合注射，既能减轻肌注痛，又可促进肝素吸收。但肝素可抑制透明质酸酶活性，故两者应临时配伍使用，药物混合后不宜久置。

④ 肝素可以与胰岛素受体相互作用，从而改变胰岛素的结合和作用。已有肝素致低血糖的报道。

⑤ 下列药物与本品有配伍禁忌：卡那霉素、阿米卡星、柔红霉素、乳糖酸红霉素、硫酸庆大霉素、氢化可的松琥珀酸钠、多黏菌素 B、多柔比星（阿霉素）、妥布霉素、万古霉素、头孢孟多、头孢哌酮、头孢噻吩钠、氯喹、氯丙嗪、异丙嗪、麻醉性镇痛药。

⑥ 甲巯咪唑、丙硫氧嘧啶与本品有协同作用。

⑦ 洋地黄、四环素类、烟碱或抗组胺类药物可能部分抵消肝素钠的抗凝血作用。

【老年人潜在不适当用药】

60 岁以上老年人，尤其是老年妇女对该药较敏感，用药期间容易出血，应减量并加强用药随访。

【药学监护】

■ 疗效监护

1. **监测凝血功能**

（1）APTT　肝素治疗期间，应定期监测 APTT，以评估肝素的抗凝效果。通常，APTT 应控制在正常值的 1.5 ～ 2.5 倍，这意味着肝素用量适宜。

（2）凝血时间（CT）（试管法）　CT 正常在 8 ～ 12min，肝素的有效治疗应控制 CT 在正常高限的 2 倍左右，即 25min。超过 30min，意味着肝素过量；低于 15min，则肝素用量不足。

2. **观察治疗效果**

（1）出血停止或逐步减轻　是肝素治疗有效的直接表现。

（2）休克改善或纠正　对于因 DIC 导致的休克患者，肝素的治疗应能改善或纠正休克状态。

（3）尿量增加　反映患者肾功能和循环状态的改善。

（4）凝血酶原时间（PT）缩短　PT 比治疗前缩短 5s 以上，表明凝血功能有所恢复。

（5）纤维蛋白原及血小板计数回升　这些指标的回升表明患者的凝血状态正在改善。

■ 安全性监护

1. **监测出血风险**

肝素作为一种抗凝药物，主要的风险是出血。因此，需要密切观察患者是否有出血的征象，如注射部位出血、皮下出血、牙龈出血、鼻腔出血等。

对于出现不明原因的血细胞比容下降、血压下降等情况，也应警惕可能是出血的先兆，需要立即停药并采取相应措施。

2. **监测血小板计数**

肝素可能导致 HIT，因此应定期监测血小板计数。如果血小板计数显著下降，应立即停药，并考虑使用其他抗凝药物。

3. **肝肾功能监测**

肝素主要在肝脏代谢，部分通过肾脏排泄。因此，肝肾功能不全的患者使用肝素时需要特别小心，并密切监测肝肾功能。

4. **过敏反应监测**

虽然肝素过敏反应较少见，但仍需警惕。如果出现皮疹、荨麻疹、哮喘等过敏症状，应立即停药并采取抗过敏治疗。

5. **监测注射部位反应**

肝素一般采用静脉注射，因此需要经常更换注射部位，避免局部刺激和感染。同时，需要观察注射部位是否有红肿、疼痛、硬结等反应。

6. **药物相互作用**

注意与其他药物的相互作用，特别是与影响凝血功能的药物（如华法林、阿司匹林等）同时使用时，需要调整肝素的剂量或避免同时使用。

■ 药物过量

本品过量可致自发性出血倾向。肝素过量时可用 1% 的硫酸鱼精蛋白溶液缓慢滴注，如此可中和肝素作用。每 1mg 鱼精蛋白可中和 100U 的肝素钠。

■ 患者教育

（1）出血　告知患者使用肝素后止血时间可能变长，可能更容易出现瘀伤和（或）出血。如果出现异常出血或瘀伤应向医生报告。在使用肝素治疗的患者中，出血可能发生在任何部位，既往也曾有过发生致命性出血的先例。

（2）术前　告知患者在计划进行任何外科手术前都应告知其医生或牙科医生正在使用肝素的情况。

（3）HIT　告知患者肝素可能会导致 HIT 的发生，继而可能发展为静脉或动脉血栓，这种并发症被称为肝素诱导性血小板减少症（HITT）合并血栓形成。上述两种并发症可在停用肝素后几周内发生。

（4）超敏反应　告知患者已有使用肝素后发生全身超敏反应的报道，以及皮下注射肝素后注射部位皮肤坏死的报道。

（5）其他药物　鉴于肝素的出血风险，建议患者告知医生如牙科医生正在使用的所有药物（包括非处方药），若要开始使用任何新的药物也应一并告知。

（6）有关药品的储存，请注意　①将药品存放于儿童不易取得之处所；②药品请置于室温密闭保存，避免存放于高温或潮湿处。

· 参考文献 ·

[1] 中华医学会心电生理和起搏分会，中国医师协会心律学专业委员会，中国房颤中心联盟心房颤动防治专家工作委员会 . 心房颤动：目前的认识和治疗建议（2021）[J]. 中华心律失常学杂志，2022, 26(1): 15-88.

[2] 中华医学会心血管病学分会，中国生物医学工程学会心律分会 . 心房颤动诊断和治疗中国指南 [J]. 中华心血管病杂志，2023, 51(6): 572-618.

[3] 中华医学会心血管病学分会，中华心血管病杂志编辑委员会 . 非 ST 段抬高急性冠状动脉综合征诊断和治疗指南 [J]. 中华心血管病杂志，2012, 40(5): 353-367.

[4] 中华医学会心电生理和起搏分会，中国医师协会心律学专业委员会 . 室上性心动过速诊断及治疗中国专家共识（2021）[J]. 中华心律失常学杂志，2022, 26(3): 202-262.

[5] 中华医学会，中华医学会临床药学分会，中华医学会杂志社，等 .ST 段抬高型心肌梗死基层合理用药指南 [J]. 中华全科医师杂志，2021, 20(4): 397-409.

[6] 急性 ST 段抬高型心肌梗死溶栓治疗的合理用药指南（第 2 版）[J]. 中国医学前沿杂志（电子版），2019, 11(01): 40-65.

[7] 中国医师协会急诊医师分会，国家卫健委能力建设与继续教育中心急诊学专家委员会，中国医疗保健国际交流促进会急诊急救分会 . 急性冠脉综合征急诊快速诊治指南（2019）[J]. 中华急诊医学杂志，2019, 28(4): 421-428.

[8] 中华医学会心血管病学分会，中华心血管病杂志编辑委员会 . 中国成人暴发性心肌炎诊断和治疗指南 [J]. 中华心血管病杂志，2024, 52(1): 10-33.

[9] 中华人民共和国国家卫生健康委员会 . 新型冠状病毒感染诊疗方案（试行第十版）[J]. 中国合理用药探索，2023, 20(1): 1-11.

[10] 中华医学会全科医学分会，中华中医药学会全科医学分会，中华预防医学会呼吸病预防与控制专业委员会，等 . 新型冠状病毒感染基层诊疗和服务指南（第一版）[J]. 中华全科医师杂志，2023, 22(2): 115-137.

[11] 中华医学会呼吸病学分会，中国医师协会呼吸医师分会 . 中国成人 2019 冠状病毒病的诊治与防控指南 [J]. 中华医学杂志，2021, 101(18): 1293-1356.

[12] 慢性阻塞性肺疾病急性加重诊治专家组 . 慢性阻塞性肺疾病急性加重诊治中国专家共识（2023 年修订版）[J]. 国际呼吸杂志，2023, 43(2): 132-149.

[13] 中华医学会神经病学分会，中华医学会神经病学分会脑血管病学组 . 中国脑出血诊治指南（2019）[J]. 中华神经科杂志，2019, 52(12): 994-1005.

[14] 中国医师协会急诊医师分会，中华医学会急诊医学分会，全军急救医学专业委员会，等 . 急性上消化道出血急诊诊治流程专家共识（2020 版）[J]. 中华急诊医学杂志，2021, 30(1): 15-24.

[15] 中华医学会肾脏病学分会专家组 . 糖尿病肾脏疾病临床诊疗中国指南 [J]. 中华肾脏病杂志，2021, 37(3): 255-304.

[16] 国家慢性肾病临床医学研究中心，中国医师协会肾脏内科医师分会，中国急性肾损伤临床实践指南专家组 . 中国急性肾损伤临床实践指南 [J]. 中华医学杂志，2023, 103(42): 3332-3366.

[17] 高甘油三酯血症临床管理多学科专家共识工作组 . 高甘油三酯血症临床管理多学科专家共识 [J]. 中国循环杂志，2023, 38(6): 621-633.

[18]《高甘油三酯血症性急性胰腺炎诊治急诊专家共识》专家组 . 高甘油三酯血症性急性胰腺炎诊治急诊专家共识 [J]. 中国全科医学，2021, 24(30): 3781-3793.

[19] 全军热射病防治专家组，热射病急诊诊断与治疗专家共识组 . 热射病急诊诊断与治疗专家共识（2021 版）[J]. 中华急诊医学杂志，2021, 30(11): 1290-1299.

[20] 全军热射病防治专家组，全军重症医学专业委员会 . 中国热射病诊断与治疗专家共识 [J]. 解放军医学杂志，2019, 44(3): 181-196.

[21] 中华医学会，中华医学会杂志社，中华医学会全科医学分会，等 . 缺血性脑卒中基层诊疗指南（2021 年）[J]. 中华全科医师杂志，2021, 20(9): 927-946.

[22] 中国卒中学会，中国卒中学会神经介入分会，中华预防医学会卒中预防与控制专业委员会介入学组 . 急性缺血性脑卒中血管内治疗中国指南 2023[J]. 中国卒中杂志，2023, 18(6): 684-711.

[23] 中国医师协会急诊医师分会 . 中国急诊感染性休克临床实践指南 [J]. 中国急救医学，2016, 36(3): 193-206.

[24] 中国医疗保健国际交流促进会急诊医学分会，中华医学会急诊医学分会，中国医师协会急诊医师分会，等 . 中国脓毒症早期预防与阻断急诊专家共识 [J]. 中国急救医学，2020, 40(7): 577-788.

[25] 共识专家组 . 抗凝技术在危重症肾脏替代治疗应用的中国专家共识（2023 年版）[J]. 中华肾脏病杂志，2023, 39(2): 155-164.

[26] 彭斌 . 中国颈部动脉夹层诊治指南 2015[J]. 中华神经科杂志，2015, 48(8): 644-651.

[27] 中华医学会血液学分会红细胞疾病学组，刘容容，李莉娟，等 . 中国输血依赖型 β 地中海贫血诊断与治疗指南（2022 年版）[J].中华血液学杂志，2022, 43(11): 8.

[28] 中国老年医学学会重症医学分会，浙江省重症医学临床医学研究中心 . 老年重症患者静脉血栓栓塞症预防中国专家共识（2023）[J]. 中华危重病急救医学，2023, 35(6): 561-572.

[29]《中国血栓性疾病防治指南》专家委员会 . 中国血栓性疾病防治指南 [J]. 中华医学杂志，2018, 98(36): 2861-2888.

[30] 中华医学会呼吸病学分会肺栓塞与肺血管病学组，中国医师协会呼吸医师分会肺栓塞与肺血管病工作委员会，全国肺栓塞与肺血管病防治协作组 . 肺血栓栓塞症诊治与预防指南 [J]. 中华医学杂志，2018,

98(14): 1060-1087.
[31] 创伤骨科患者围术期下肢静脉血栓形成诊断及防治专家共识（2022 年）[J]. 中华创伤杂志，2022, 38(1): 9.
[32] 范玉华，党超，余剑，等 . 中国脑血管病临床管理指南（第 2 版）（节选）——第 7 章脑静脉血栓形成临床管理 [J]. 中国卒中杂志，2023, 18(9): 1030-1035.
[33] 中国临床肿瘤学会肿瘤与血栓专家委员会 . 肿瘤相关静脉血栓栓塞症预防与治疗指南 (2019 版)[J]. 中国肿瘤临床，2019, 46(13): 653-660.
[34] 中华医学会神经外科学分会 . 神经外科围手术期出血防治专家共识（2018）[J]. 中华医学杂志，2018, 98(7): 483-495.
[35] 中华医学会心血管病学分会，中华心血管病杂志编辑委员会 . 冠心病合并心房颤动患者抗栓管理中国专家共识 [J]. 中华心血管病杂志，2020, 48(7): 552-564.
[36] 中华医学会外科学分会 . 中国普通外科围手术期血栓预防与管理指南 [J]. 中华外科杂志，2016, 54(5): 321-327.
[37] 湖南省预防医学会甲状腺疾病防治专业委员会，湖南省医学会肿瘤学专业委员会甲状腺肿瘤学组，湖南省医学会普通外科专业委员会乳腺甲状腺学组，等 . 甲状腺手术后出血防治管理湖南省专家共识 [J]. 中国普通外科杂志，2023, 32(5): 627-639.

第四节　低分子肝素——抗凝治疗的中坚力量

低分子肝素（low molecular weight heparin，LMWH）

【剂型规格】

注射剂。①0.3mL：3000IU。②0.3mL：3200IU。③0.4mL：4250IU。④0.5mL：5000IU。⑤0.6mL：6400IU。⑥1.0mL：2500IU。⑦1.0mL：10000IU。⑧2.0mL：5000IU。

【药效学及药代动力学】

■ 药效学

本药属于肝素类抗血栓形成药。

LMWH 具有高抗Ⅹa（100IU/mg）活性和较低抗Ⅱa 或抗凝血酶（28IU/mg）活性。在不同适应证所需的剂量下，本品并不延长出血时间。在预防剂量时，本品对激活的 APTT 没有明显改变。本品既不影响血小板聚集也不影响纤维蛋白原与血小板的结合。LMWH 与肝素不同，它的抗凝活性和抗血栓活性是互相独立的。如果用因子Ⅹa 的效价来代表其抗血栓活性，采用 APTT 和 TT 值来代表其抗凝活性，则抗血栓活性与抗凝活性之比大于 4（以肝素为对照）；该比值可以被认为是治疗或安全性指数。临床研究还发现 LMWH 比肝素更少引发出血反应。

■ 药动学

本品的药代动力学参数由测定血浆抗凝血因子Ⅹa 活性来确定。皮下注射低分子量肝素迅速并完全吸收，达峰血药浓度时间为 3h，随后逐渐下降，直至用药后 24h 仍可监测到，消除半衰期约 3.5h（而静脉注射为 2.2h）。

皮下注射的生物利用度接近100%，而肝素只有30%。皮下注射或静脉注射本品后导致血浆抗凝血因子Xa活性剂量依赖地增加，多数情况下不存在明显的个体差异，故能按体重给药。静脉注射的最高血浆抗凝血因子Xa活性大约是皮下注射的3倍。

本品在肝脏代谢，主要由肾脏以少量代谢的形式或原形清除，在老年患者中消除半衰期略延长。

本品不能透过胎盘。

【适应证】

■ 说明书上的适应证

① 预防血栓栓塞性疾病，特别是预防普外手术或骨科手术中高危病人。

② 治疗血栓栓塞性疾病。

③ 在血液透析中预防血凝块形成。

④ 治疗不稳定型心绞痛和非Q波心肌梗死。

⑤ 与阿司匹林联合使用，预防不稳定型心绞痛和非Q波心肌梗死的缺血并发症。

■ 其他适应证

① 心房颤动（AF）的抗凝治疗[1-3]。

② 急性心力衰竭（AHF）的抗凝治疗[4-6]。

③ 新型冠状病毒感染的抗凝治疗[7-9]。

④ 脑出血（ICH）的抗凝治疗[10, 11]。

⑤ 暴发性心肌炎（FM）的抗凝治疗[12]。

⑥ 自身免疫性溶血性贫血（AIHA）的抗凝治疗[13]。

⑦ 急性肾损伤（AKI）的抗凝治疗[14]。

⑧ 热射病（HS）的抗凝治疗[15, 16]。

⑨ 溃疡性结肠炎（UC）的抗凝治疗[17, 18]。

⑩ 缺血性脑卒中（IS）的抗凝治疗[19]。

⑪ 肝硬化患者的抗凝治疗[20, 21]。

⑫ 糖尿病患者高血糖高渗状态（HHS）的抗凝治疗[22]。

⑬ 急性胰腺炎（AP）的抗凝治疗[23, 24]。

⑭ 感染性休克的抗凝治疗[25]。

⑮ 脓毒症的抗凝治疗[26]。

⑯ 颈部动脉夹层（CAD）的抗凝治疗[27]。

⑰ 癌症相关静脉血栓栓塞症（TAVTE）的预防[28-30]。

⑱ 治疗股骨头坏死[31]。

⑲ 治疗吡咯生物碱相关肝窦阻塞综合征（PA-HSOS）[32]。

【用法用量】

■ 临床应用（表 3-4-1）

表 3-4-1　低分子肝素的临床应用

<table>
<tr><th>人群</th><th>说明书上的成人用法用量</th><th>建议老年人的用法用量</th></tr>
<tr><td colspan="3">● 个体化用药：低分子肝素（LMWH）的个体化用药主要基于患者的具体病情、体重、出血风险、肝肾功能以及药物相互作用等因素进行综合考虑
● 肝功能不全者慎用
● 肾功能不全者慎用。不推荐用于严重肾功能损害患者</td></tr>
<tr><td>治疗血栓栓塞性疾病</td><td>● 每日 1 次用法：200IU/kg，皮下注射，每日 1 次，每日总量不可超过 18000IU
● 每日 2 次用法：100IU/kg，皮下注射，每日 2 次，该剂量适用于出血危险较高的患者。通常治疗下无须监测，但可进行功能性抗Xa 测定。皮下注射后 3～4h 取血样，可测得最大血药浓度。推荐的血药浓度范围为 0.5～1.0IU 抗Xa/mL。治疗至少需要 5 天。每日 2 次皮下给药，0.4～0.6mL（4150～6400IU），通常疗程为 10 天
●《处方手册》中推荐 LMWH 用于治疗已形成的深静脉栓塞，具体剂量用法：每次 85IU/kg，1 次 /12h</td><td rowspan="4">在上市后监测的至少 11 个包括老年患者的临床研究中，未发现老年患者在药品安全性和有效性方面与其他成年患者存在差异。因为 60 岁以上老人（特别是女性）对肝素较敏感，故使用本品期间出血风险较高，须注意</td></tr>
<tr><td>血液透析期间预防血凝块形成</td><td>● 根据患者的综合情况和血透条件确定剂量。于透析开始前从透析管道动脉端一次性注入。对没有出血危险的患者，根据体重使用下列起始剂量：
体重＜ 50kg，血液透析时起始注射剂量 0.3mL
体重 50～ 69kg，血液透析时起始注射剂量 0.4mL
体重≥ 70kg，血液透析时起始注射剂量 0.6mL
● 在有出血危险的患者进行血液透析时，用量是上述推荐剂量的一半。若血液透析时间超过 4h，可再给予一个小剂量，可根据初次剂量观察的效果进行调整
● 血液透析不超过 4h：每次透析开始时，应从血管通道动脉端注入本品 5000IU，透析中不再增加剂量或遵医嘱
● 血液透析超过 4h，每个小时须追加上述剂量的四分之一或根据血液透析最初观察到的效果进行调整</td></tr>
<tr><td>预防不稳定型心绞痛和非 Q 波心肌梗死的缺血并发症</td><td>● 皮下注射 120IU/kg，每日 2 次，最大剂量为 10000IU/12h，至少治疗 6 天
●《处方手册》中推荐 LMWH 可用于治疗不稳定型心绞痛和非 Q 波性心肌梗死，其具体剂量用法为：每次 85IU/kg，1次 /12h；可通过一次性静脉推注或皮下注射给药，一般 6 天达到临床稳定，然后依据患者体重调整剂量</td></tr>
<tr><td>预防与手术有关的血栓形成</td><td>● 伴有血栓栓塞并发症危险的大手术，术前 1～2h 皮下注射 2500IU，术后每日皮下注射 2500IU，直到患者可活动，一般需 5～ 7 天或更长
● 普外手术：术前 2 天皮下注射 0.3mL，此后 1次 /24h，需持续到患者开始自由活动，一般在术后 7 天
● 骨科手术：术前 12h和术后 12h 皮下注射 0.4mL（4250IU），视患者形成血栓的危险程度确定剂量。术后治疗每日 1 次，需持续到患者开始自由活动，一般至少持续 10 天
● 具有其他危险因素的大手术和矫形手术：术前晚间皮下注射 5000IU，术后每晚皮下注射 5000IU。治疗须持续到患者可活动为止，一般需 5～7 天或更长。也可术前 1～2h 皮下注射 2500IU，术后 8～12h 皮下注射 2500IU，然后每日早晨皮下注射 5000IU</td></tr>
</table>

■ 指南推荐（表 3-4-2）

表 3-4-2　低分子肝素的指南推荐

<table>
<tr><th>人群</th><th>指南名称</th><th>推荐内容</th></tr>
<tr><td rowspan="3">心房颤动（AF）</td><td>《心房颤动：目前的认识和治疗建议（2021）》[1]</td><td>急诊 AF 的抗凝治疗，对于高卒中风险患者，在 AF 或房扑复律前，应尽早（AF 发作持续时间 12h 时）开始用普通肝素（UFH）、LMWH 或非维生素 K 抗凝剂口服抗凝药（NOACs）进行抗凝治疗（Ⅱa级推荐。B 级证据）
血流动力学不稳定的急性 AF 建议如下：在紧急复律前或复律后立即给予 LMWH 或 UFH 进行抗凝治疗（Ⅰ级推荐。C 级证据）</td></tr>
<tr><td>《老年心房颤动诊治中国专家共识（2024）》[2]</td><td>AF 或肿瘤均会增加血栓风险，而消化系统、血液系统肿瘤则会增加出血风险。共识建议：当 CHA_2DS_2-VASc 评分≥ 2 分，血小板计数＞ 50×10^9/L 时，可考虑华法林、LMWH 或 NOACs 抗凝治疗</td></tr>
<tr><td>《心房颤动外科治疗中国专家共识（2020 版）》[3]</td><td>对于 CHA_2DS_2-VASc 评分≥ 2 分的阵发性房颤和所有的持续性房颤患者，均需服用华法林抗凝（维持国际标准化比值 INR 2.0 ～ 3.0）。对于近期需行外科手术的患者，建议停用华法林，经皮下注射 LMWH 桥接过渡至少 3 天，术前 1 天停用 LMWH。其他 NOACs 同样在术前需停用，采用LMWH桥接过渡。术后早期是血栓形成的高危期，应在术后无明显外科情况下（引流量少）尽早开始抗凝，可采用 LMWH 桥接至华法林的方式，在 INR 达到 2.0 之前，LMWH 与华法林需重叠使用。如心脏手术未置入需要抗凝的装置（或微创房颤消融），建议抗凝治疗至术后 2 个月</td></tr>
<tr><td rowspan="2">急性 ST 段抬高型心肌梗死（STEMI）</td><td>《急性冠脉综合征急诊快速诊治指南（2019）》[33]</td><td>确诊为急性冠脉综合征时，应尽快启动肠道外抗凝治疗，并与抗血小板治疗联合进行，警惕并观察出血风险（Ⅰ级推荐。B 级证据）
经静脉溶栓治疗的患者，应接受肝素或 LMWH（如依诺肝素）抗凝治疗至少 48h（最多 8 天或至血运重建）（Ⅰ级推荐。A 级证据）
如果患者拟行非介入性治疗，宜先用磺达肝癸钠或 LMWH</td></tr>
<tr><td>《急性 ST 段抬高型心肌梗死溶栓治疗的合理用药指南（第 2 版）》[34]</td><td>在溶栓后应继续应用肝素，48h 后可根据情况换用 LMWH，如年龄＜ 75 岁，先静脉注射 30mg，随后 1mg/kg 皮下注射，q 12h，可使用 8 天；≥ 75 岁者，不需要静脉负荷量，直接 0.75mg/kg 皮下注射，q 12h，可使用 8 天。若肌酐清除率（CrCl）＜ 30mL/min，予 1mg/kg 皮下注射，q 24h
在急性心肌梗死早期救治中，LMWH 不宜常规替代肝素，可于溶栓 24h 后应用依诺肝素</td></tr>
<tr><td rowspan="3">急性心力衰竭（AHF）</td><td>《中国心力衰竭诊断和治疗指南 2018》[4]</td><td>抗凝治疗（如 LMWH）建议用于深静脉血栓（DVT）和肺栓塞发生风险较高且无抗凝治疗禁忌证的患者（Ⅰ级推荐。B 级证据）</td></tr>
<tr><td>《急性心力衰竭中国急诊管理指南（2022）》[5]</td><td>无接受抗凝治疗史和无抗凝治疗禁忌证的 AHF 患者，应用 LMWH 以降低 DVT 和肺血栓栓塞（PTE）风险（Ⅰ级推荐。A 级证据）</td></tr>
<tr><td>《国家心力衰竭指南 2023》[6]</td><td>AHF 住院患者如果合并静脉血栓栓塞症的风险较高，无抗凝治疗禁忌证，推荐住院期间应用 LMWH（如依诺肝素 40mg/ 天）或因子Ⅹa 抑制剂以预防 VTE（Ⅰ级推荐。B 级证据）</td></tr>
</table>

续表

人群	指南名称	推荐内容
新型冠状病毒感染	《新型冠状病毒感染诊疗方案（试行第十版）》[7]	对于具有重症高风险患者，病情进展较快的中型病例，以及重型和危重型病例，无禁忌证的情况下可给予治疗剂量的 LMWH 或肝素。发生栓塞事件时，按照相应指南进行治疗
	《新型冠状病毒感染基层诊疗和服务指南（第一版）》[8]	对于具有重症高风险患者，病情进展较快的中型病例，以及重型和危重型病例，无禁忌证的情况下可给予治疗剂量的 LMWH 或肝素 中型、重型早期或原接受抗凝治疗的患者出现 D-二聚体升高，可采用 LMWH 抗凝，剂量为 60 ～ 100 U/（kg・d），每天分 1 ～ 2 次使用
	《中国成人 2019 冠状病毒病的诊治与防控指南》[9]	在重型 COVID-19 的住院患者中，由于缺乏已知的与抗病毒药物的药物相互作用，推荐用 LMWH 或肝素抗凝治疗
脑出血（ICH）	《中国脑出血诊治指南（2019）》[10]	对易发生 DVT 的高危患者（排除凝血功能障碍所致的脑出血患者），血肿稳定后可考虑发病后 1 ～ 4 天皮下注射小剂量 LMWH 或肝素预防 DVT，但应注意出血的风险
	《中国脑血管病临床管理指南（第 2 版）（节选）》[11]	LMWH 可用于脑血管痉挛及迟发性脑梗死的预防和治疗（Ⅱb 级推荐。B 级证据）
暴发性心肌炎（FM）	《中国成人暴发性心肌炎诊断和治疗指南》[12]	置入主动脉内球囊反搏的患者推荐抗凝治疗，目前国内广泛使用的方案中可使用 LMWH，每天 2 次，无须监测
自身免疫性溶血性贫血（AIHA）	《中国成人自身免疫性溶血性贫血诊疗指南（2023 年版）》[13]	AIHA 患者发生血栓，血栓事件发生率明显高于年龄、性别匹配的正常人群（aHR=6.3），包括肺栓塞、DVT、脾栓塞、脑卒中和心肌梗死等。血栓的危险因素包括急性溶血发作、卧床、发热、高龄、既往血栓病史、易栓症、创伤或外科手术、呼吸衰竭、心力衰竭、感染等。合并高危因素患者常规应用抗凝治疗预防血栓的发生，常用药物包括 LMWH 或 NOACs
急性肾损伤（AKI）	《中国急性肾损伤临床实践指南》[14]	对需要实施血液净化的 AKI 患者，合并凝血活性亢进和（或）血栓栓塞风险或疾病，除肝素类药物禁忌患者外，推荐使用肝素或 LMWH；必要时可将肝素或 LMWH 作为基础抗凝治疗【2B】
热射病（HS）	《热射病急诊诊断与治疗专家共识（2021 版）》[15]	热射病凝血功能障碍，早补凝，抗凝药物宜选择胃肠外抗凝药物，以静脉用药为宜。可供选择的药物包括肝素和 LMWH，肝素总量为 60 ～ 100U/（kg・24h），可多次皮下注射或微量泵泵入。当抗凝功能基本纠正后，血小板可自行维持在正常水平，凝血指标基本正常时可停用抗凝药物
	《中国热射病诊断与治疗专家共识》[16]	LMWH 因为半衰期长，不易调整和监测剂量，建议在急性凝血功能障碍缓解后作为肝素的替代选择继续抗凝治疗。因为产品规格多有不同，起始剂量一般建议 1mg/kg，2 次 / 天，静脉注射或皮下注射，并应用抗Ⅹa 活性监测剂量，控制目标范围为 0.6 ～ 1.0U/mL。因为 LMWH 经肾脏代谢，肾功能不全者尤须监测
溃疡性结肠炎（UC）	《中国溃疡性结肠炎诊治指南（2023 年・西安）》[17]	急性重度溃疡性结肠炎患者活动期血栓形成风险增加，建议监测凝血功能，无明显禁忌者可考虑预防性应用 LMWH 降低血栓形成风险（证据等级：2。推荐强度：强）

续表

人群	指南名称	推荐内容
溃疡性结肠炎（UC）	《炎症性肠病诊断与治疗的共识意见（2018 年 · 北京）》[18]	可考虑预防性应用 LMWH，以期降低 UC 患者血栓形成的风险
缺血性脑卒中（IS）	《缺血性脑卒中基层诊疗指南（2021 年）》[19]	对于反复发作的心源性脑栓塞及静脉系统血栓形成患者可使用肝素、LMWH、类肝素、阿加曲班、华法林、达比加群、利伐沙班、阿哌沙班、艾多沙班等抗凝药物。有消化性溃疡病史、出血倾向、血压＞ 180/100mmHg、严重糖尿病和其他严重的系统性疾病（如严重肝肾疾患）、临床不能排除脑出血者不可使用 对于缺血性脑卒中患者发生 DVT 及肺栓塞高风险且无禁忌证者，可给予 LMWH、肝素治疗
肝硬化	《肝硬化诊治指南》[20]	肝硬化急性门静脉血栓（PVT），进展 PVT 均可抗凝或溶栓治疗（Ⅰ级推荐。C 级证据）。可使用 LMWH 单药或联合华法林等，活动性消化道等部位出血是抗凝治疗的禁忌证（Ⅰ级推荐。A 级证据）
	《肝硬化门静脉高压食管胃静脉曲张出血的防治指南》[21]	门静脉主干完全或部分 PVT（＞ 50%），或累及肠系膜的 PVT 伴食管胃底静脉曲张出血风险，有症状或等待肝移植 PVT，推荐 LMWH 抗凝治疗（Ⅰ级推荐。B 级证据）
糖尿病高血糖高渗状态（HHS）	《中国老年 2 型糖尿病防治临床指南（2022 年版）》[22]	糖尿病高血糖高渗状态（HHS）患者住院期间需严密检测或接受 LMWH 的预防性抗凝治疗
肺血栓栓塞症（PTE）	《肺血栓栓塞症诊治与预防指南》[35]	临床高度可疑急性 PTE，在等待诊断结果过程中，建议开始应用胃肠外抗凝治疗如肝素、LMWH（如依诺肝素，100U/kg，1 次 /12h 或 1.0mg/kg，1 次 /12h）、磺达肝癸钠等【2C】 急性 PTE，初始抗凝推荐选用 LMWH、肝素、磺达肝癸钠、负荷量的利伐沙班或阿哌沙班【2B】 使用 NOACs 治疗过程中，出现 VTE 复发，建议暂时转换为 LMWH 治疗【2C】
深静脉血栓形成（DVT）	《深静脉血栓形成的诊断和治疗指南（第三版）》[36]	早期 DVT 肿瘤患者，建议首选 LMWH 抗凝，也可以使用维生素 K 拮抗剂 抗凝是 DVT 的基本治疗，抗凝药物有 LMWH（如那曲肝素等），出血不良反应少，肝素诱导的血小板减少症（HIT）发生率低于肝素，使用时大多数患者无须监测。临床按体重给药，每次 100U/kg，q 12h，皮下注射，肾功能不全患者慎用 早期 DVT 非肿瘤患者，建议使用 LMWH 联合维生素 K 拮抗剂，在 INR 达标且稳定 24h 后，停用 LMWH 伴有肿瘤的下肢 DVT 或 PE 患者，推荐 LMWH 抗凝治疗，抗凝 3 个月后，建议延长抗凝治疗

续表

人群	指南名称	推荐内容
深静脉血栓形成（DVT）	《创伤骨科患者围手术期下肢静脉血栓形成及防治专家共识（2022年）》[37]	抗凝治疗可抑制血栓蔓延，利于管腔再通，降低PE发生率和病死率。但是单纯抗凝不能有效消除血栓、降低下肢深静脉栓塞后遗症（PTS）发生率。抗凝药物有肝素、LMWH、维生素K拮抗剂、直接凝血酶抑制剂、因子Xa抑制剂等。无论出血风险高低，都建议抗凝治疗时间持续3个月及以上（Ⅱa级推荐） 对于下肢DVT或PE并有癌症（与癌症相关的血栓形成）的患者，作为长期（前3个月）抗凝治疗，建议使用LMWH治疗（Ⅱa级推荐），其疗效优于维生素K拮抗剂及达比加群、利伐沙班等新型抗凝药物（Ⅱb级推荐） LMWH：不良反应较少，HIT的发生率也低于肝素，使用时一般无须监测，临床按体重给药，每次100U/kg，1次/12h皮下注射
急性胰腺炎（AP）	《急性胰腺炎急诊诊断及治疗专家共识》[23]	LMWH出血风险远低于肝素，且可显著降低胰性脑病的发生率，提高重症AP生存率
	《高甘油三酯血症性急性胰腺炎诊治急诊专家共识》[24]	LMWH可促进高甘油三酯血症急性胰腺炎（HTG-AP）患者甘油三酯（TG）水解，但由于单独、长期使用LMWH抗凝导致TG水平再次升高，因此应与其他降脂药物联合应用 应用LMWH治疗HTG-AP时需监测凝血功能 对于无出血倾向的HTG-AP患者，建议在入院时给予LMWH 100U/kg（单次剂量不超过5000U），间隔≥12h，持续治疗10～14天；给药方式首选皮下注射
感染性休克	《中国急诊感染性休克临床实践指南》[25]	推荐严重感染患者用药预防VTE。推荐每日皮下注射LMWH。当CrCl＜30mL/min时，使用达肝素钠或另一种肾脏代谢率低的LMWH或肝素。建议尽量联合使用药物和间歇充气加压装置对严重感染患者进行预防 血液系统支持：对于患者有明显出血风险，建议PLT＜20×10^9/L时预防性输注血小板，推荐每日皮下注射LMWH预防VTE
脓毒症	《中国脓毒症早期预防与阻断急诊专家共识》[26]	针对感染患者采取适当的抗凝治疗是防止微血栓形成、预防脓毒症发生的措施之一。临床采用的药物主要是肝素和LMWH
肾脏替代治疗（RRT）	《抗凝技术在危重症肾脏替代治疗应用的中国专家共识（2023年版）》[38]	无出血风险患者：间歇性血液透析（IHD）推荐使用肝素和LMWH；连续性肾脏替代治疗（CRRT）推荐使用局部枸橼酸盐抗凝（RCA），也可选择肝素、LMWH等其他抗凝剂 轻中度出血风险患者：推荐RCA，也可选择小剂量肝素或LMWH、甲磺酸萘莫司他 LMWH半衰期为2～4h，由于主要由肾脏清除，在肾功能不全及透析患者中代谢明显延长，过量使用存在出血风险 用法及监测： ①IHD：给药一次剂量，不需要追加维持量。②CRRT：给予首剂量LMWH，然后给予维持剂量。体外循环管路动脉端或静脉端给药，由于LMWH可被高通量透析和血液透析滤过清除，故动脉端给药剂量略高于静脉端。各种LMWH由于分子量不同，在IHD和CRRT中的用量也不同

续表

人群	指南名称	推荐内容
颈部动脉夹层（CAD）	《中国颈部动脉夹层诊治指南（2015）》[27]	由于缺乏在CAD急性期或长期使用抗栓治疗的随机对照研究，基于长期临床实践，推荐在CAD形成的急性期，使用抗血小板或抗凝治疗（Ⅰ级推荐。B级证据） 抗血小板或抗凝治疗均可预防症状性CAD患者卒中或死亡风险（Ⅰ级推荐。B级证据）。临床上可结合具体情况选择。CAD患者出现伴大面积脑梗死、神经功能残疾程度严重（NIHSS评分≥15）、有使用抗凝禁忌时，倾向使用抗血小板药物；如果夹层动脉出现重度狭窄、存在不稳定血栓、管腔内血栓或假性动脉瘤时，倾向使用抗凝治疗（Ⅲ级推荐。C级证据） 目前缺乏足够的证据对抗凝治疗的疗程和种类进行推荐。对出现缺血性脑卒中或短暂性脑缺血发作的CAD患者，通常维持抗凝治疗3～6个月（Ⅱ级推荐。B级证据）。应对患者进行随访，疗程结束时如仍然存在动脉夹层，推荐更换为抗血小板药物治疗（Ⅲ级推荐。C级证据） 肝素、LMWH或华法林都是可选择的治疗药物，通常在肝素、LMWH治疗后，改为口服华法林维持治疗；肝素治疗时维持活化部分凝血酶时间达到50～70s，华法林抗凝治疗时维持INR 2～3（Ⅱ级推荐。C级证据）
鼠疫	《鼠疫诊疗方案（2023年版）》	有弥散性血管内凝血（DIC）表现者，给予输注血小板，新鲜冰冻血浆和纤维蛋白原，密切监测凝血功能，必要时给予肝素或LMWH抗凝治疗
围术期抗凝策略	《神经外科围手术期出血防治专家共识（2018）》[39]	术前口服华法林的患者若存在高风险（如AF患者CHA_2DS_2评分＞2分、人工机械性瓣膜、华法林治疗时间＜3个月的复发的DVT形成的患者），则推荐进行桥接治疗：第5天，常规口服华法林；第4天，停用华法林和UFH治疗；第3、2天，皮下注射治疗剂量的LMWH（2次/天）或者肝素（2次/天或3次/天）；第1天，评估INR值；第0天，手术 接受治疗剂量LMWH的患者，术前最后1次注射时应仅给予半量，且在术前24h进行；接受治疗剂量肝素的患者，术前最后1次注射应在术前24h进行。术后继续应用治疗剂量的LMWH或UFH 1～2天，或直至INR达到治疗范围 对于接受过渡性治疗的患者，中小手术后6～48h即可恢复应用肝素治疗；对于手术创伤大、出血风险高的患者，术后给予LMWH或肝素的时间可推迟至72h或患者凝血状态稳定后 治疗剂量： LMWH：依诺肝素1mg/kg，2次/天，或1.5mg/kg，3次/天。肝素：将活化部分凝血活酶时间（APTT）延长至正常值的1.5～2.0倍 预防剂量： LMWH：达肝素5000IU，1次/天；依诺肝素30mg，2次/天，或40mg，1次/天。肝素：5000IU，2次/天
	《冠心病合并心房颤动患者抗栓管理中国专家共识》[40]	非心脏外科手术围术期：术后管理，根据手术出血情况，在术后12～24h重新开始抗凝治疗。出血风险高的手术，可延迟至术后48～72h再重启抗凝，术后可采用肝素或LMWH与华法林桥接，INR达标后停用肝素或LMWH

续表

人群	指南名称	推荐内容
围术期抗凝策略	《中国普通外科围手术期血栓预防与管理指南》[41]	普通外科手术围术期：建议长期服用维生素 K 拮抗剂的患者在普通外科手术前进行血栓与出血风险评估。低出血风险手术可不中断维生素 K 拮抗剂治疗，保持 INR 在治疗范围内。高出血风险手术需在中断维生素 K 拮抗剂治疗后，进一步评估其血栓形成的风险。低危患者一般无须桥接抗凝治疗，如果手术伴随明显的血栓形成风险增加，则应使用桥接抗凝治疗；中危患者建议基于低剂量或者中间剂量的 LMWH 或肝素桥接；高危患者采用治疗剂量的 LMWH 或者肝素进行桥接抗凝治疗 对于合并 AF 的患者，建议对 $CHADS_2 \leqslant 4$ 分的中危和低危患者，在围手术期停用维生素 K 拮抗剂治疗后可不采取桥接抗凝治疗；对于 $CHADS_2$ 5 ～ 6 分的高危患者，行推荐治疗剂量的桥接抗凝治疗 桥接抗凝治疗时间，一般在停用华法林后第 2 天启用肝素或 LMWH 治疗，术前 4 ～ 6h 停用肝素，术前 20 ～ 24h 停用 LMWH，术后根据不同出血风险选择 24 ～ 72h 开始使用肝素或 LMWH；对于出血风险高的大手术，肝素或 LMWH 在术后 48 ～ 72h 恢复
	《甲状腺手术后出血防治管理湖南省专家共识》[42]	甲状腺手术围术期：服用华法林抗凝治疗患者建议术前 5 天停药，围手术期可予以治疗剂量的皮下注射 LMWH 或静脉注射肝素作为桥接治疗；停药期间监测 INR，术后 12 ～ 24h 恢复服用华法林
	《创伤骨科患者围手术期下肢静脉血栓形成诊断及防治专家共识（2022 年）》[37]	不论出血风险高低，都建议抗凝治疗时间持续 3 个月及以上（Ⅱ级推荐。A 级证据） LMWH 不良反应少，HIT 发生率低于肝素，使用时一般无须检测，临床按体重给药，每次 100U/kg，q 12h，皮下注射 当 LMWH 用于髋周骨折手术患者的 DVT 预防时，建议术前 12h 以上或术后 12h 以上开始给药（Ⅱ级推荐。A 级证据） 如果严重创伤患者出血风险增高，有药物预防禁忌，建议使用间歇充气加压装置等机械预防，当出血风险降低或禁忌证消除时，建议增加 LMWH 或低剂量 UFH 的药物预防（Ⅱb 级推荐）
	《老年脊柱手术患者围手术期常见问题多学科管理指南》[43]	老年脊柱手术患者围手术期：对于进行心脏瓣膜置换手术的患者，在抗凝期间需要进行脊柱手术，可停用华法林并采用 LMWH 桥接。高危 AF 患者如果术前停用华法林，可采用 LMWH 桥接，术前 12h 停用 1 次，术后根据出血风险恢复 LMWH 及华法林使用。中、低危 AF 患者可以不用桥接 脑卒中患者术前是否需要继续抗凝治疗目前尚无最佳的策略，需要权衡脑血栓和脑出血两者的风险。术前口服华法林的患者，如果创伤大、出血风险高，建议术前停用华法林 5 ～ 7 天，并根据血栓风险高低决定是否采用 LMWH 进行替代治疗

续表

人群	指南名称	推荐内容
非ST段抬高型急性冠状动脉综合征（NSTE-ACS）	《非ST段抬高急性冠状动脉综合征诊断和治疗指南》[44]	所有NSTE-ACS患者在无明确的禁忌证时，均推荐接受抗凝治疗（Ⅰ级推荐。A级证据），以抑制凝血酶生成和（或）活性，减少相关心血管事件。根据缺血和（或）出血风险、疗效和（或）安全性选择抗凝剂（Ⅰ级推荐。C级证据） 单纯保守治疗且出血风险增高的NSTE-ACS患者，选择磺达肝癸钠优于依诺肝素或肝素（Ⅰ级推荐。B级证据），抗凝治疗应维持至出院（Ⅰ级推荐。A级证据）。对于不准备在24h内进行血运重建的NSTE-ACS患者，建议LMWH抗凝（Ⅱa级推荐。A级证据）；磺达肝癸钠或依诺肝素优于肝素（Ⅰa级推荐。B级证据） 对无并发症的患者，经皮冠状动脉介入术后停用抗凝治疗（Ⅰ级推荐。B级证据）。不主张肝素（UFH/LMWH）交换使用（Ⅲ级推荐。B级证据）
	《非ST段抬高型急性冠状动脉综合征基层诊疗指南（2019年）》[45]	NSTE-ACS患者中常用的LMWH为依诺肝素，每次1mg/kg，2次/天皮下注射。对已接受依诺肝素治疗的NSTE-ACS患者，如果最后一次皮下注射距离经皮冠状动脉介入术的时间小于8h，不需追加依诺肝素。反之，需追加依诺肝素（0.3mg/kg）静脉注射
癌症相关静脉血栓栓塞症（TAVTE）预防	《肿瘤相关静脉血栓栓塞症预防与治疗指南（2019版）》[28]	对于有多发性骨髓瘤的患者，专家组推荐基于国际骨髓瘤工作组发布的风险评估模型来确定预防策略。LMWH（如依诺肝素40mg/d）或剂量调整的华法林（INR 2～3）推荐用于多发性骨髓瘤患者预防VTE的发生
	《2021中国静脉血栓栓塞症防治抗凝药物的选用与药学监护指南》[29]	具有两个或以上相关危险因素的多发性骨髓瘤患者推荐用LMWH（等量依诺肝素40mg/d）或剂量调整的华法林（INR 2～3）预防静脉血栓栓塞
	《多发性骨髓瘤相关静脉血栓栓塞症防治中国专家共识（2022年版）》[30]	推荐多发性骨髓瘤相关VTE高危患者采用预防剂量LMWH（如依诺肝素40mg/d），极高危患者可采用治疗剂量LMWH（如依诺肝素1mg/kg，q 12h）进行VTE预防
治疗股骨头坏死	《成人股骨头坏死临床诊疗指南（2016）》[31]	建议选用抗凝、增加纤溶、扩张血管与降脂药物联合应用，如LMWH、前列地尔、华法林与降脂药物的联合应用等
治疗吡咯生物碱相关肝窦阻塞综合征（PA-HSOS）	《吡咯生物碱相关肝窦阻塞综合征诊断和治疗专家共识意见（2017年，南京）》[32]	存在腹水、黄疸等表现的急性期/亚急性期患者是抗凝治疗的主要人群，并应尽早开始。禁忌证主要是合并严重出血疾病或出血倾向。抗凝药物首选LMWH，或酌情联用华法林，亦可序贯口服华法林（Ⅰ级推荐。B级证据）

【不良反应】

■ 主要不良反应

血液系统：胃肠道或泌尿道出血、肾上腺出血合并急性肾上腺功能不全、卵巢出血（黄体）、腹膜后出血、HIT、肝素诱导的血小板减少症（HITT）、血清转氨酶升高［天冬氨酸氨基转移酶（AST）和丙氨酸氨基转移酶（ALT）］。

全身性疾病及给药部位的各种反应：血肿、出血、刺激、疼痛、坏死、瘀点、瘀斑、注射部位不适。

免疫系统（超敏反应）：全身过敏反应（寒战、发热、荨麻疹）、瘙痒和灼痛（常见于足底侧）。

其他：骨质疏松症、皮肤坏死（全身给药）、迟发性短暂性脱发、醛固酮合成抑制、阴茎异常勃起、肝素钠停用后反弹性高脂血症。

■ **罕见不良反应**

血液系统：肾上腺出血合并急性肾上腺功能不全（可致命）。偶见皮肤坏死，一般出现在注射部位，先兆表现为紫癜、浸润或疼痛性红斑，此时有或无全身症状，应立即停药。

免疫系统：过敏、肝素耐药。

各类损伤、中毒及手术并发症：脊髓硬膜外血肿（接受脊髓、硬膜外和腰椎注射的同时使用肝素进行预防性治疗），少见注射部位严重皮疹发生。

■ **出血治疗**

依照推荐剂量使用，罕见过量现象。过量的主要临床征象是出血，应检查血小板计数和其他凝血指标，轻度出血时减量或推迟使用，一般不需要特殊处理。一旦出现严重过量，可注射鱼精蛋白，主要是中和 LMWH 的抗凝作用。0.6mL 硫酸鱼精蛋白中和大约 0.1mL 本品，但应考虑注射本品之后经过的时间，适当减少注射剂量。鱼精蛋白无法完全中和 LMWH 的抗 FⅩa 活性。注射时必须考虑 LMWH的 $t_{1/2}$。

【禁忌证】

① HIT 和 HITT 的病史。

② 已知对肝素或猪肉产品过敏（例如类过敏反应）。

③ 在该患者中，不能在适当的时间间隔进行适当的凝血测试 [例如，全血凝固时间（CT）、APTT]（此禁忌证是指全剂量肝素；接受低剂量肝素的患者通常不需要监测凝血参数）。

④ 不受控制的出血状态，除非这是由于 DIC 引起的。

⑤ 有出血风险的器官损伤（消化性溃疡、视网膜病变、出血综合征）。

⑥ 急性细菌性心内膜炎（除与人工假肢有关的外）。

⑦ 脑动脉瘤。

⑧ 患有严重的肾病和胰腺病变，严重高血压，严重颅脑损伤的患者和术后患者。

⑨ 正在使用维生素 K 拮抗剂进行治疗。

⑩ 相对禁忌证：与噻氯匹定、水杨酸酯或非甾体抗炎药、抗血小板药物（双嘧达莫、磺吡酮等）联合使用。

【相互作用】

■ 药物-药物相互作用

低分子肝素与下列药物合用，可加重出血危险：乙酰水杨酸盐和其他水杨酸盐（全身给药）、香豆素及其衍生物、阿司匹林及非甾体抗炎镇痛药、阿哌沙班、阿替普酶、磺达肝癸钠、达比加群酯、噻氯匹定、双嘧达莫、右旋糖酐 40（肠道外使用）、肾上腺皮质激素、促肾上腺皮质激素、组织纤溶酶原激活物、尿激酶、链激酶等。

【老年人潜在不适当用药】

老年患者剂量调整：在上市后监测的至少 11 个包括老年患者的临床研究中，未发现老年患者在药品安全性和有效性方面与其他成年患者存在差异。因为 60 岁以上老人（特别是女性）对低分子肝素较敏感，故使用本品期间可能易出血，须注意。

【药学监护】

■ 疗效监护

（1）临床观察　通过密切观察患者的病情变化，如血栓相关症状的改善情况、出血症状的出现等，来评估 LMWH 的疗效。

（2）实验室检查　在需要时，可以通过凝血指标的监测来评估 LMWH 的抗凝效果。这些指标的变化可以反映药物对凝血系统的影响。

■ 安全性监护

1. 出血风险的监护

（1）出血风险评估　LMWH 可能增加出血风险，特别是在与其他药物（如非甾体抗炎药）联合使用时。因此，在使用 LMWH 前，应对患者的出血风险进行评估，包括消化道出血、遗传性或获得性出血性疾病等。

（2）出血症状监测　在使用过程中，应密切关注患者是否出现出血症状，如明显消化道出血（黑便）、血红蛋白明显下降等。一旦出现这些症状，应立即考虑暂停抗凝治疗，并采取相应措施。

2. 血小板减少症的监护

LMWH 可能引起血小板减少症，尽管发生率较低，但仍应进行血小板计数的定期监测。如果出现血小板明显减少，应立即停用 LMWH，并考虑使用其他抗凝药物。

3. HIT 的识别

如果患者出现 HIT，应禁用肝素，包括 LMWH。虽然 LMWH 的 HIT 发生率远低于肝素，但 HIT 患者仍不建议使用 LMWH。

4. 药物相互作用

在使用 LMWH 时，应注意与其他药物的相互作用，特别是可能增加出血风险的药物。如需同时使用其他药物，应在医生指导下进行。

■ **药物过量**

① 依照推荐剂量使用，罕见过量现象。

② 大剂量皮下注射 LMWH 可导致出血并发症，应检查血小板计数和其他凝血指标，轻度出血时减量或推迟使用，一般无须特殊处理。

③ 一旦出现严重过量，可缓慢静脉注射鱼精蛋白中和 LMWH 的抗凝作用（1mg 鱼精蛋白可中和 1mg LMWH 产生的抗凝作用），但应考虑注射本品之后经过的时间，适当减少注射剂量。然而，鱼精蛋白不能完全中和 LMWH的抗Ⅹa 活性。

④ 应告知医师用药情况以防过量或毒性反应。

■ **患者教育**

① 指导患者定期监测血小板减少症或出血的症状及体征。

② 掌握正确的注射技术和注射位置。

③ 建议患者轮换注射部位。

④ 除非获得医疗保健专业人员的批准，否则患者应避免在药物治疗期间服用阿司匹林。

⑤ 因为药物应定期给予，建议患者在遗漏剂量时咨询医师或药师。

⑥ 有关药品的储存，请注意：a. 将药品存放于儿童不易取得之处所；b. 药品请置于避光处或在阴凉处保存（不超过 20℃）。

· 参考文献 ·

[1] 中华医学会心电生理和起搏分会，中国医师协会心律学专业委员会，中国房颤中心联盟心房颤动防治专家工作委员会 . 心房颤动：目前的认识和治疗建议（2021）[J]. 中华心律失常学杂志，2022, 26(1): 15-88.

[2] 中华医学会老年医学分会心血管学组，中国老年保健医学研究会老年心血管病分会 . 老年心房颤动诊治中国专家共识（2024）[J].中华心律失常学杂志，2024, 28(2): 103-124.

[3] 中国研究型医院协会，中国医师协会房颤专家委员会 . 心房颤动外科治疗中国专家共识 2020 版 [J]. 中华胸心血管外科杂志，2021, 37(3): 129-144.

[4] 中华医学会心血管病学分会心力衰竭学组，中国医师协会心力衰竭专业委员会，中华心血管病杂志编辑委员会 . 中国心力衰竭诊断和治疗指南 2018[J].中华心血管病杂志，2018, 46(10): 760-789.

[5] 中国医疗保健国际交流促进会急诊医学分会，中华医学会急诊医学分会，中国医师协会急诊医师分会，等 . 急性心力衰竭中国急诊管理指南（2022）[J]. 中国急救医学，2022, 42(8): 648-670.

[6] 国家心血管病中心，国家心血管病专家委员会心力衰竭专业委员会，中国医师协会心力衰竭专业委员会，等 . 国家心力衰竭指南 2023[J]. 中华心力衰竭和心肌病杂志，2023, 07(4): 215-311.

[7] 中华人民共和国国家卫生健康委员会 . 新型冠状病毒感染诊疗方案 (试行第十版)[J]. 中国合理用药探索，2023, 20(1): 1-11.

[8] 中华医学会全科医学分会，中华中医药学会全科医学分会，中华预防医学会呼吸病预防与控制专业委员会，等 . 新型冠状病毒感染基层诊疗和服务指南（第一版）[J].中华全科医师杂志，2023, 22(2): 115-137.

[9] 中华医学会呼吸病学分会，中国医师协会呼吸医师分会 . 中国成人 2019 冠状病毒病的诊治与防控指南 [J]. 中华医学杂志，2021, 101(18): 1293-1356.

[10] 中华医学会神经病学分会，中华医学会神经病学分会脑血管病学组 . 中国脑出血诊治指南 (2019)[J].中

华神经科杂志，2019, 52(12): 994-1005.
[11] 张谦，冀瑞俊，赵萌，等 . 中国脑血管病临床管理指南（第 2 版）（节选）——第 5 章脑出血临床管理 [J]. 中国卒中杂志，2023, 18(9): 1014-1023.
[12] 中华医学会心血管病学分会，中华心血管病杂志编辑委员会 . 中国成人暴发性心肌炎诊断和治疗指南 [J]. 中华心血管病杂志，2024, 52(1): 10-33.
[13] 中华医学会血液学分会红细胞疾病（贫血）学组 . 中国成人自身免疫性溶血性贫血诊疗指南（2023 年版）[J]. 中华血液学杂志，2023, 44(1): 12-18.
[14] 国家慢性肾病临床医学研究中心、中国医师协会肾脏内科医师分会、中国急性肾损伤临床实践指南专家组 . 中国急性肾损伤临床实践指南 [J]. 中华医学杂志，2023, 103(42): 3332-3366.
[15] 全军热射病防治专家组，热射病急诊诊断与治疗专家共识组 . 热射病急诊诊断与治疗专家共识（2021 版）[J]. 中华急诊医学杂志，2021, 30(11): 1290-1299.
[16] 全军热射病防治专家组，全军重症医学专业委员会 . 中国热射病诊断与治疗专家共识 [J]. 解放军医学杂志，2019, 44(3): 181-196.
[17] 中华医学会消化病学分会炎症性肠病学组，中国炎症性肠病诊疗质量控制评估中心 . 中国溃疡性结肠炎诊治指南（2023 年・西安）[J]. 中华炎性肠病杂志（中英文），2024, 08(1): 33-58.
[18] 中华医学会消化病学分会炎症性肠病学组 . 炎症性肠病诊断与治疗的共识意见（2018 年・北京）[J].中国实用内科杂志，2018, 38(9): 796-813.
[19] 中华医学会，中华医学会杂志社，中华医学会全科医学分会，等 . 缺血性脑卒中基层诊疗指南（2021 年）[J].中华全科医师杂志，2021, 20(9): 927-946.
[20] 中华医学会肝病学分会 . 肝硬化诊治指南 [J].中华肝脏病杂志，2019, 27(11): 846-865.
[21] 徐小元，唐承薇，令狐恩强 . 肝硬化门静脉高压食管胃静脉曲张出血的防治指南 [J]. 中华肝病杂志，2023, 39(3)：1-15.
[22]《中国老年型糖尿病防治临床指南》编写组 . 中国老年 2 型糖尿病防治临床指南（2022 年版）[J]. 中国糖尿病杂志，2022, 30(1): 2-51.
[23] 王国兴，肖红丽，任恩峰 . 急性胰腺炎急诊诊断及治疗专家共识 [J].临床肝胆病杂志，2021, 37(5): 1034-1041.
[24] 宏欣，王立明，张正良，等 . 高甘油三酯血症性急性胰腺炎诊治急诊专家共识 [J].中国全科医学，2021, 24(30): 3781-3793.
[25] 中国医师协会急诊医师分会 . 中国急诊感染性休克临床实践指南 [J]. 中国急救医学，2016, 36(3): 193-206.
[26] 中国医疗保健国际交流促进会急诊医学分会，中华医学会急诊医学分会，中国医师协会急诊医师分会，等 . 中国脓毒症早期预防与阻断急诊专家共识 [J]. 中国急救医学，2020, 40(7): 577-588.
[27] 彭斌 . 中国颈部动脉夹层诊治指南 2015[J]. 中华神经科杂志，2015, 48(8): 644-51.
[28] 中国临床肿瘤学会肿瘤与血栓专家委员会 . 肿瘤相关静脉血栓栓塞症预防与治疗指南 (2019 版)[J]. 中国肿瘤临床，2019, 46(13): 653-660.
[29] 王乔宇，武明芬，柳鑫，等 .2021 中国静脉血栓栓塞症防治抗凝药物的选用与药学监护指南 [J]. 中国临床药理学杂志，2021, 37(21): 2999-3016.
[30] 中华医学会血液学分会浆细胞疾病学组，中华医学会血液学分会血栓与止血学组 . 多发性骨髓瘤相关静脉血栓栓塞症防治中国专家共识（2022 年版）[J]. 中华血液学杂志，2022, 43(9): 726-731.
[31] 中国医师协会骨科医师分会显微修复工作委员会，中国修复重建外科专业委员会骨缺损及骨坏死学组，中华医学会骨科分会显微修复学组 . 成人股骨头坏死临床诊疗指南 (2016)[J]. 中华骨科杂志，2016, 36(15): 945-954.
[32] 中华医学会消化病学分会肝胆疾病协作组 . 吡咯生物碱相关肝窦阻塞综合征诊断和治疗专家共识意见（2017 年，南京）[J]. 中华消化杂志，2017, 37(8): 513-522.
[33] 中国医师协会急诊医师分会，国家卫健委能力建设与继续教育中心急诊学专家委员会，中国医疗保

健国际交流促进会急诊急救分会．急性冠脉综合征急诊快速诊治指南（2019）[J].中华急诊医学杂志，2019, 28(4): 421-428.
[34] 傅向华，霍勇．急性 ST 段抬高型心肌梗死溶栓治疗的合理用药指南 [J]. 中国医学前沿杂志：电子版，2019, 11(1): 40-65.
[35] 李积凤，杨媛华．《肺血栓栓塞症诊治与预防指南》——关于静脉血栓栓塞症预防的推荐意见 [J]. 中国医刊，2018, 53(10): 1078-1082.
[36] 中华医学会外科学分会血管外科学组．深静脉血栓形成的诊断和治疗指南（第三版）[J].中华普通外科杂志，2017, 32(9): 807-812.
[37] 周武，曹发奇，曾睿寅，等．创伤骨科患者围术期下肢静脉血栓形成诊断及防治专家共识（2022 年）[J]. 中华创伤杂志，2022, 38(1): 23-31.
[38] 共识专家组．抗凝技术在危重症肾脏替代治疗应用的中国专家共识（2023 年版）[J]. 中华肾脏病杂志，2023, 39(2): 155-164.
[39] 中华医学会神经外科学分会．神经外科围手术期出血防治专家共识（2018）[J]. 中华医学杂志，2018, 98(7): 483-495.
[40] 中华医学会心血管病学分会，中华心血管病杂志编辑委员会．冠心病合并心房颤动患者抗栓管理中国专家共识 [J].中华心血管病杂志，2020, 48(7): 552-564.
[41] 中华医学会外科学分会．中国普通外科围手术期血栓预防与管理指南 [J]. 中华外科杂志，2016, 54(5): 321-327.
[42] 湖南省预防医学会甲状腺疾病防治专业委员会，湖南省医学会肿瘤学专业委员会甲状腺肿瘤学组，湖南省医学会普通外科专业委员会乳腺甲状腺学组，等．甲状腺手术后出血防治管理湖南省专家共识 [J]. 中国普通外科杂志，2023, 32(5): 627-639.
[43]《老年脊柱手术患者围手术期常见问题多学科管理指南》工作组，中国医师协会骨科医师分会颈椎学组，中国医疗保健国际交流促进会脊柱医学分会，等．老年脊柱手术患者围手术期常见问题多学科管理指南 [J]. 中华骨与关节外科杂志，2023, 16(11): 961-980.
[44] 中华医学会心血管病学分会，中华心血管病杂志编辑委员会．非 ST 段抬高急性冠状动脉综合征诊断和治疗指南（2024）[J].中华心血管病杂志，2024, 52(6): 615-646.
[45] 中华医学会，中华医学会杂志社，中华医学会全科医学分会，等．非 ST 段抬高型急性冠状动脉综合征基层诊疗指南（2019 年）[J]. 中华全科医师杂志，2021, 20(1): 6-13.

第五节　那曲肝素——低分子肝素的代表药物

那曲肝素钙（nadroparin calcium）

【剂型规格】

注射剂。①0.2mL：1900IU。②0.3mL：2850IU。③0.4mL：3800IU。④0.6mL：5700IU。⑤0.8mL：7600IU。⑥1.0mL：9500IU。

【药效学及药代动力学】

■　药效学

本药属于肝素类抗血栓形成药。

那屈肝素是一种低分子量的肝素，由具有抗血栓形成和抗凝作用的肝素解聚而成。它具有很高的抗凝血因子Ⅹa（97IU/mL）活性和较低的抗凝血因子Ⅱa或抗凝血酶活性（30IU/mL），这两种活性比值约为3.2。针对不同适应证的推荐剂量，那屈肝素不延长出血时间。在预防剂量上，它不显著改变APTT。

■ 药动学

药代动力学参数的研究是根据血浆中抗凝血因子Ⅹa活性的改变来进行的。

血液透析患者：将足量的那屈肝素注于血液透析环路的动脉端以防止透析环路中凝血。在理论上，这种剂量不会导致那屈肝素进入血透患者的体循环中。除非剂量过量，药代动力学没有明显改变。那屈肝素进入人体循环可导致与终末期肾功能不全有关的高抗凝血因子Ⅹa活性。

生物利用度：皮下注射后，那屈肝素很快吸收并且可以达到近100%吸收。在使用后约3h达到血浆峰值。

分布：那屈肝素中抗凝血因子Ⅹa活性的半衰期较普通肝素长，大约为3.5h。而抗凝血因子Ⅱa的活性同抗凝血因子Ⅹa相比，在血浆中消除得很快。

清除：主要通过肾脏以少量代谢的形式或原形清除。

【适应证】

■ 说明书上的适应证

① 在外科手术中，用于静脉血栓形成中度或高度危险的情况，预防静脉血栓栓塞性疾病。

② 治疗已形成的深静脉血栓（DVT）。

③ 联合阿司匹林用于不稳定型心绞痛和非Q波性心肌梗死急性期的治疗。

④ 在血液透析中预防体外循环中的血凝块形成。

■ 其他适应证

冠状动脉粥样硬化性心脏病（CHD）的抗凝治疗[1]。

【用法用量】

■ 临床应用（表3-5-1）

表3-5-1 那曲肝素钙的临床应用

人群	说明书上的成人用法用量	建议老年人的用法用量
● 个体化用药：那曲肝素钙的临床用药需要考虑患者基本情况、手术类型和风险、肾功能、特殊人群、药物相互作用、出血风险、药物剂型以及治疗持续时间等多个因素。医生需要根据患者的具体情况，综合评估这些因素，制定个体化的用药方案		
● 用法：1mL那屈肝素相当于9500IU抗凝血因子Ⅹa。在预防和治疗中，那屈肝素应通过皮下注射给药。在血液透析中，通过血管内注射给药。不能用于肌内注射。皮下注射时，患者宜取卧位，注射部位为前外侧或后外侧腹壁的皮下组织内，左右交替。注射针应垂直、完全插入注射者用拇指和食指捏起的皮肤皱褶内，而不是水平插入。在整个注射过程中，应维持皮肤皱褶的存在		

续表

<table>
<tr><th>人群</th><th>说明书上的成人用法用量</th><th>建议老年人的用法用量</th></tr>
<tr><td colspan="3">● 对于肾功能不全的患者：那屈肝素钙主要通过肾脏排泄，因此肾脏损害患者可能会增加那屈肝素钙的暴露程度。肾功能损害的患者其出血风险增加，应谨慎治疗。对于肌酐清除率（CrCl）在 30 ～ 50mL/min 的患者，减少药量是否合适，应根据医生对患者具体出血和血栓栓塞风险的评估而决定
① 预防血栓栓塞：轻度肾功能损害的患者（CrCl ≥ 50mL/min）不需要减少剂量；中重度的肾功能损害与那屈肝素钙的暴露程度增加有关，这些患者血栓栓塞症和出血的风险增加；如果考虑到中度肾功能损害患者（CrCl 30 ～ 50mL/min）中发生出血和血栓栓塞症的各种风险因素，处方医生认为剂量减少是合适的，该剂量应减少 25% ～ 33%；严重肾功能损害的患者（CrCl ＜ 30mL/min）应将药物剂量减低 25% ～ 33%
② 治疗血栓栓塞症、不稳定型心绞痛和非 Q 波性心肌梗死：轻度肾功能损害的患者（CrCl ≥ 50mL/min）不需要减少剂量；中重度的肾功能损害与那屈肝素钙的暴露程度增加有关，这些患者血栓栓塞症和出血的风险增加；如果考虑到中度肾功能损害患者（CrCl 30 ～ 50mL/min）中发生出血和血栓栓塞症的各种风险因素，处方医生认为剂量减少是合适的，该剂量应减少 25% ～ 33%；禁用于严重肾功能损害的患者
● 对于肝功能衰竭患者应慎用，因肝功能衰竭与出血风险增加有关
● 药物相互作用剂量调整：对于不稳定型心绞痛和非 Q 波性心肌梗死急性期的治疗，因为没有那屈肝素钙同溶栓药物联合使用的临床资料，故如有必要进行溶栓治疗，建议停止那屈肝素钙治疗，并随访患者</td></tr>
<tr><td>预防性治疗</td><td>下列推荐内容常规适用于所有在全麻下施行手术的患者
硬膜外麻醉施行手术的患者，因理论上有增加硬膜外血肿形成的可能性，术前是否注射应酌情考虑。使用频率：每日注射一次
● 剂量
① 中度血栓栓塞形成危险的手术：对于中度血栓栓塞形成危险的手术，而且患者没有显示有严重的血栓栓塞危险，每日注射 2850IU（0.3mL）就可有效起到预防作用。大约在术前 2h 进行第一次注射
② 高度血栓栓塞形成危险的手术：髋关节和膝关节手术使用的剂量应该随患者的体重进行调节。每日注射的剂量是 38IU/kg
术前，例如手术前 12h
术后，例如手术后 12h
以后每日使用，一直到手术后第三天。从手术后第四天起剂量调整为 57IU/kg。可依据患者体重范围决定剂量
从术前到术后第三天每日 1 次那曲肝素钙：
体重＜ 51kg，0.2mL
体重 51～ 70kg，0.3mL
体重＞ 70kg，0.4mL
从第四天起每日 1 次那曲肝素钙：
体重＜ 51kg，0.3mL
体重 51～ 70kg，0.4mL
体重＞ 70kg，0.6mL
③ 其他情况：对一些具有高度血栓栓塞形成危险的手术（尤其是肿瘤）和（或）患者（尤其是有血栓栓塞疾病病史），2850IU（0.3mL）那屈肝素就足够了
● 预防治疗持续时间
依据血栓栓塞形成危险程度来选择抗凝治疗时间。对所有病例，这个治疗可辅助其他一些标准的治疗方法，如下肢用弹力袜，一直到患者能完全走路为止。对于普外手术，那曲肝素钙的平均使用时间小于 10 天
一些骨科手术尤其是髋关节手术，如果需长时间抗凝治疗，可持续使用那曲肝素钙或随后口服抗凝药物
尽管如此，这些治疗中所伴随的相对危险至今仍未被评估</td><td>通常肾功能随年龄增大而有所降低，因此老年人经肾消除较慢。必须考虑到该年龄组有肾脏损害的可能，因此需要调整用药剂量</td></tr>
</table>

续表

人群	说明书上的成人用法用量	建议老年人的用法用量
预防性治疗	● 实验室监测 治疗全程必须定期监测血小板计数。在正常情况下使用时，预防剂量的那屈肝素并不影响激活的部分凝血活酶时间（APTT）。因此治疗中监测该项指标没有意义，也无须监测抗凝血因子Ⅹa 的活性	
治疗性用药	对已形成的深静脉血栓形成的治疗。对深静脉血栓形成有任何怀疑，就应尽快用适当的检测手段予以确定 ● 使用频率：每日 2 次注射，间隔 12h ● 剂量：每次注射剂量为 85IU/kg 可依据患者的体重范围，按 0.1mL/10kg 的剂量每 12h 注射 体重 40 ～ 49kg：每次那曲肝素钙的剂量为 0.4mL 体重 50 ～ 59kg：每次那曲肝素钙的剂量为 0.5mL 体重 60 ～ 69kg：每次那曲肝素钙的剂量为 0.6mL 体重 70 ～ 79kg：每次那曲肝素钙的剂量为 0.7mL 体重 80 ～ 89kg：每次那曲肝素钙的剂量为 0.8mL 体重 90 ～ 99kg：每次那曲肝素钙的剂量为 0.9mL 体重≥ 100kg：每次那曲肝素钙的剂量为 1.0mL 当选择了对应于患者体重的剂量后，应将注射器垂直放置，调整推杆至所需刻度，从而获取所需的注射剂量 应当注意对体重大于 100kg 或低于 40kg 的患者，估计用量比较困难，可能出现那屈肝素用量不足或出血症状，对这些患者应当加强临床观察 ● 治疗持续时间：那屈肝素的使用时间不应超过 10 天，包括用维生素 K 抑制剂平衡的时间。除非禁忌，口服抗凝药物应尽早使用 ● 治疗不稳定型心绞痛和非 Q 波性心肌梗死： 每日 2 次皮下注射 86IU 抗凝血因子Ⅹa/kg 的那屈肝素（间隔 12h），联合使用阿司匹林（推荐剂量：在 160 ～ 325mg 的负荷剂量后，口服剂量 75 ～ 325mg） 初始的 86IU 抗凝血因子Ⅹa/kg 剂量可通过一次性静脉推注和皮下注射给药 治疗时间一般在 6 天左右达到临床稳定。依据患者体重范围调整剂量 体重＜ 50kg：初始的一次性静脉推注的剂量为 0.4mL，皮下注射（每 12h）的注射剂量为 0.4mL 体重 50 ～ 59kg：初始的一次性静脉推注的剂量为 0.5mL，皮下注射（每 12h）的注射剂量为 0.5mL 体重 60 ～ 69kg：初始的一次性静脉推注的剂量为 0.6mL，皮下注射（每 12h）的注射剂量为 0.6mL 体重 70 ～ 79kg：初始的一次性静脉推注的剂量为 0.7mL，皮下注射（每 12h）的注射剂量为 0.7mL 体重 80 ～ 89kg：初始的一次性静脉推注的剂量为 0.8mL，皮下注射（每 12h）的注射剂量为 0.8mL 体重 90 ～ 99kg：初始的一次性静脉推注的剂量为 0.9mL，皮下注射（每 12h）的注射剂量为 0.9mL 体重≥ 100kg：初始的一次性静脉推注的剂量为 1.0mL，皮下注射（每 12h）的注射剂量为 1.0mL	通常肾功能随年龄增大而有所降低，因此老年人经肾消除较慢。必须考虑到该年龄组有肾脏损害的可能，因此需要调整用药剂量

续表

人群	说明书上的成人用法用量	建议老年人的用法用量
治疗性用药	因为暂无那屈肝素同溶栓药物联合使用的临床资料，故如有必要进行溶栓治疗，建议停止那屈肝素治疗，并随访患者 ● 实验室监测：在整个治疗期间，必须监测血小板计数。可能需要测定抗凝血因子Xa的活性（最好使用酰胺分解法）以估计患者个体敏感度，尤其是对临床上无效、出血或有肾脏损害的患者。在治疗第二天那曲肝素注射后3～4h采血检查，检测值一般为0.5～1IU抗凝血因子Xa/mL	通常肾功能随年龄增大而有所降低，因此老年人经肾消除较慢。必须考虑到该年龄组有肾脏损害的可能，因此需要调整用药剂量
血液透析患者	● 通过血管注射 ● 对于无出血危险或血液透析持续4h左右的患者，应在透析开始时通过动脉端单次注射大约65IU/kg剂量的那屈肝素 ● 可依据患者体重范围调整使用剂量 体重＜51kg，每次那曲肝素钙的剂量为0.3mL 体重51～70kg，每次那曲肝素钙的剂量为0.4mL 体重＞70kg，每次那曲肝素钙的剂量为0.6mL ● 如有必要，可依据患者个体情况或血液透析技术条件调整使用剂量。如有出血危险，可将标准剂量减半	

■ 指南推荐（表3-5-2）

表3-5-2　那曲肝素钙的指南推荐

人群	指南名称	推荐内容
冠状动脉粥样硬化性心脏病（CHD）	《冠心病合理用药指南》[1]	对于合并急性冠脉综合征的冠心病患者，抗凝治疗［如低分子肝素（LMWH）］是重要的治疗措施之一，而对于DVT和肺栓塞（PTE）发生风险较高的患者，也推荐应用 目前临床上常用的LMWH包括依诺肝素、那曲肝素钙、达肝素等
肺血栓栓塞症（PTE）	《肺血栓栓塞症诊治与预防指南（2018）》[2]	临床高度可疑急性PTE，在等待诊断结果过程中，建议开始应用胃肠外抗凝治疗如普通肝素（UFH）、LMWH（如那曲肝素钙86U/kg，1次/12h或0.1mL/10kg，1次/12h）、磺达肝癸钠等【2C】 急性PTE，初始抗凝推荐选用LMWH、肝素、磺达肝癸钠、负荷量的利伐沙班或阿哌沙班【2B】 使用口服抗凝药物治疗过程中，出现静脉血栓栓塞症复发，建议暂时转换为LMWH治疗【2C】
深静脉血栓形成（DVT）	《深静脉血栓形成的诊断和治疗指南（第三版）》[3]	早期DVT非肿瘤患者，建议直接使用新型口服抗凝药（如利伐沙班），或使用LMWH联合维生素K拮抗剂，在INR达标且稳定24h后，停用LMWH 早期DVT肿瘤患，建议首选LMWH抗凝，也可以使用维生素K拮抗剂或新型口服抗凝药
	《2021中国静脉血栓栓塞症防治抗凝药物的选用与药学监护指南》[4]	肝素类药物肾功能损害时的剂量调整：患者CrCl 50～70mL/min时，使用肝素、依诺肝素、那曲肝素或达肝素钠时均无需调整剂量；CrCl 30～50mL/min时，那曲肝素需要减少25%～33%的正常剂量；CrCl＜30mL/min时，那曲肝素不推荐使用

【不良反应】

根据系统器官分类和发生频率将不良反应列举如下：

使用下列惯例将不良反应根据发生频率进行分类：

非常常见，≥ 1/10；

常见，≥ 1/100 和＜ 1/10；

不常见，≥ 1/1000 和＜ 1/100；

罕见，≥ 1/10000 和＜ 1/1000；

非常罕见，＜ 1/10000。

■ **血液和淋巴系统异常**

非常常见：不同部位的出血，尤其是那些还合并其他危险因素的患者。

罕见：血小板减少症（包括肝素诱导的血小板减少症）、血小板增多症。

非常罕见：嗜酸性细胞过多症，治疗终止后可逆。

■ **免疫系统异常**

非常罕见：超敏反应（包括血管性水肿和皮肤反应）、类过敏反应。

■ **代谢和营养异常**

非常罕见：与肝素诱导的醛固酮抑制有关的可逆性高钾血症，尤其是那些合并危险因素的患者。

■ **肝胆系统的异常**

常见：转氨酶升高，通常为一过性的。

■ **生殖系统和乳腺异常**

非常罕见：阴茎异常勃起。

■ **皮肤及皮下组织异常**

罕见：皮疹、荨麻疹、红斑、瘙痒症。

非常罕见：皮肤坏死（通常出现在注射部位）。

■ **全身异常以及给药部位的情况**

非常常见：注射部位的小血肿。

（在某些病例中，可以见到硬结的出现，这并不是肝素引起的囊肿。这些硬结通常在数天后消失。）

常见：注射部位反应。

罕见：注射部位发生钙质沉着。

（钙质沉着更常见于钙磷乘积异常的患者中，如在某些慢性肾功能衰竭的患者。）

【禁忌证】

（1）那屈肝素被禁用于下列情况

① 对那屈肝素或那屈肝素注射液中任何赋形剂过敏。

② 有使用那屈肝素发生血小板减少的病史。

③ 与止血异常有关的活动性出血或出血风险的增加，除不是由肝素引起的弥散性血管内凝血的外。

④ 可能引起出血的器质性损伤（如活动性消化性溃疡）。

⑤ 出血性脑血管意外。

⑥ 急性感染性心内膜炎。

⑦ 接受血栓栓塞疾病，不稳定型心绞痛以及非 Q 波性心肌梗死治疗的严重肾功能损害（CrCl ＜ 30mL/min）的患者。

（2）一般不适宜在下列情况中使用本药

① 严重的肾功能损害。

② 出血性脑血管意外。

③ 未控制的高血压。

（3）一般不能同以下药物共同使用

① 乙酰水杨酸（镇痛、解热剂量）。

② 非甾体抗炎药。

③ 右旋糖酐。

④ 噻氯匹定。

【相互作用】

■ 药物-药物相互作用

（1）不建议同以下药物联合使用

① 乙酰水杨酸以解热镇痛剂量使用时（包括其衍生物和其他水杨酸制剂）增加出血危险（水杨酸制剂会抑制血小板功能和对胃十二指肠黏膜的侵蚀作用），可以使用非水杨酸类解热镇痛药。

② 非甾体抗炎药（全身性）增加出血危险（非甾体抗炎药抑制血小板功能和对胃十二指肠黏膜的侵蚀作用），如果必须联合使用，应加强临床监测。

③ 右旋糖酐 40（胃肠外途径）增加出血危险（右旋糖酐 40 可抑制血小板功能）。

④ 噻氯匹定增加出血危险（噻氯匹定会抑制血小板功能）。

（2）同以下药物联合使用时要特别注意

① 皮质类固醇（糖皮质激素，全身性应用）。

② 皮质类固醇能增加肝素使用后的出血危险（胃肠道黏膜、血管脆性），尤其是在大剂量或治疗时间超过 10 天。

（3）当联合使用时必须调整用量并加强监测

乙酰水杨酸以抗血小板剂量使用时（治疗不稳定型性心绞痛，非 Q 波性心肌梗死）有潜在出血危险性，需常规临床监测。

接受口服抗凝药物、系统性糖皮质激素以及右旋糖酐 40 的患者应谨慎给予那屈肝素。当接受那屈肝素治疗的患者开始接受口服抗凝药物治疗时，应继续那曲肝素钙治疗，直至 INR 稳定于目标值。

【老年人潜在不适当用药】

通常肾功能随年龄增大而有所降低，因此老年人经肾功能清除较慢。必须考虑到该年龄组有肾脏损害的可能，因此需要调整用药剂量。

【药学监护】

■ **疗效监护**

① 定期监测患者的凝血功能指标，如 APTT、PT（凝血酶原时间）等，以评估药物的抗凝效果。

② 静脉血栓栓塞症防治抗凝药物的选用与药学监护：

肝素类药物肾功能损害时的剂量调整：患者 CrCl 50 ～ 70mL/min 时：使用肝素、依诺肝素、那曲肝素或达肝素钠时均无需调整剂量。CrCl 30 ～ 50mL/min 时：那曲肝素需要减少 25% ～ 33% 的正常剂量。CrCl ＜ 30mL/min 时：那曲肝素不推荐使用。

■ **安全性监护**

① 密切观察患者是否出现出血、寒战、发热、荨麻疹等不良反应。

② 特别注意肝素诱导的血小板减少症的监测，如出现应立即停药。

③ 对于肝功能不全、高血压未控制、有消化性溃疡史的患者，应谨慎使用那曲肝素钙。

④ 患者在用药期间应定期到医院进行凝血功能、血小板计数等指标的监测。如发现异常情况，应及时与医生沟通并调整治疗方案。

⑤ 应当注意对体重大于 100kg 或低于 40kg 的患者，估计用量比较困难，可能出现那屈肝素用量不足或出血症状，对这些患者应当加强临床观察。

⑥ 治疗持续时间：那屈肝素的使用时间不应超过 10天，包括用维生素 K 抑制剂平衡的时间。除非禁忌，口服抗凝药物应尽早使用。

⑦ 没有那屈肝素同溶栓药物联合使用的临床资料，故如有必要进行溶栓治疗，建议停止那屈肝素治疗，并随访患者。

⑧ 实验室监测：在整个治疗期间，必须监测血小板计数。可能需要测定抗凝血因子Ⅹa 的活性（最好使用酰胺分解法）以估计患者个体敏感度，尤其是对临床上无效、出血或有肾脏损害的患者。在治疗第二天注射后 3 ～ 4h 采血检查，检测值一般为 0.5 ～ 1IU 抗凝血因子Ⅹa/mL。

⑨ 血液透析患者通过血管注射。对于无出血危险或血液透析持续 4h 左右的患者，应在透析开始时通过动脉端单次注射大约 65IU/kg 剂量的那屈肝素。如有必要，可依据患者个体情况或血透技术条件调整使用剂量。如有出血危险，可将标准剂量减半。

⑩ 预防治疗持续时间：依据血栓栓塞形成的危险程度来选择抗凝治疗时间。对所有病例，这个治疗可辅助其他一些标准的治疗方法如下肢用弹力袜，一直到患者能完全走路为止。对于普外手术，平均使用时间小于 10 天。一些骨科手术尤其是髋关节手术，如果需长时间抗凝治疗，可持续使用肝素或随后口服抗凝药物。尽管如此，这些治疗中所伴随的相对危险至今仍未被评估。

⑪ 当在下列情况下使用那屈肝素时应特别注意，因为它们可能与增加出血风险有关：肝功能衰竭，严重高血压，消化性溃疡病史或者其他可能引起出血的器质性损伤，绒毛膜-视网膜血管疾病，脑部、脊髓或眼外科手术的术后期。

⑫ 乳胶过敏：预灌装注射器的针头防护装置含有无水天然乳胶橡胶，对乳胶敏感的人有可能发生过敏反应。

⑬ 测定抗凝血因子Xa 活性（有效治疗）：以确定患者个体敏感度，尤其是对临床治疗无效、出血或肾功能损害的病例，通常是在治疗的第 2 天，注射后第 3 小时到第 4 小时之间采血；可接受的治疗范围通常在 0.5 ～ 1.0IU/mL 抗凝血因子Xa。血液透析：当抗凝血因子Xa活性低于 0.4IU/mL 或高于 1.2IU/mL 时，需要调整使用剂量。

⑭ 血小板计数监测：对于使用那屈肝素的患者，同样有发生肝素诱导或与免疫有关的严重的血小板减少症的危险，偶有血栓形成。这些情况通常发生在治疗的第 5 ～ 21 天（最可能发生在第 10 天）。对于曾有过肝素相关的血小板减少症病史的患者，发生上述情况的时间可能提前。因此，在病史询问时需系统地寻找上述危险因素。此外，再次使用肝素后上述症状复发的危险性可能持续几年，也可能不确定。因此，无论对何种适应证或使用剂量，血小板计数监测是必需的。

可能有三种情况：

a. 无肝素相关血小板减少症史的患者：治疗前测定血小板计数，然后每星期两次，持续 21 天。此后，对于需要延长肝素治疗时间的病例，每星期测定血小板计数，直到治疗结束。实际上，任何血小板数量明显下降（达到基础值的 30% ～ 50%），即便是在临界值上，就应视为一个危险的信号。如果血小板计数减少，对任何病例需采取下列措施：立即核实血小板数量，如果确认血小板数量已下降或在对照检查中有进一步下降，暂停治疗；如果此时需要继续预防性的抗血栓治疗，可改用口服抗凝剂治疗。

b. 有肝素相关血小板减少症病史的患者：无论先前发生肝素相关血小板减少症同再次使用肝素的时间间隔如何，无论以前使用何种肝素剂型，复发可能在很短时间内就可发生，通常是非常严重的。可做体外血小板凝集试验，但它没有足够的敏感度，因而不具有绝对的预测价值。因此，需要采取以下措施：无论是否可能，使用其他抗血栓药物；如果决定使用那屈肝素，从第一天起就要加强临床和实验室监测（至少每天测定一次血小板数量），尽量将治疗时间缩短，如有必要，立即开始抗维生素 K 治疗；使用特殊的血液学检测方法。

c. 肝素相关的血小板减少症急性期：在所有病例中，这种情况都作为急症。遇到这种病例，可以不依据血小板体外凝集试验结果进行处理，因为这种试验只在一些特殊的实验室才能做，而且至少要延迟几个小时才有结果，这主要的危险在于延长与血小板减少症有关的肝素治疗时间，并有发生血栓的危险。如果必须继续进行肝素治疗，在这种例外的情况下，可尝试换用不同的那屈肝素来治疗。尽管如此，即使体外交叉凝集试验是阴性的，延长或加剧血小板减少症和（或）血栓形成仍可能发生。如果可以避免继续使用肝素，需立即替代用口服抗凝药物，用抗维生素 K 制剂取得平衡后才可使用抗血小板制剂。用口服抗凝药物替代肝素治疗，逐步加强临床和实验室监测（用 INR 表示凝血酶原时间）来控制口服抗凝药物的效果。

■ 药物过量

（1）症状和体征　出血是皮下或静脉内药物过量的主要临床症状。应该测定血小板计数和其他凝血参数。

（2）治疗　轻微的出血很少需要特殊的治疗，故临床上给予减量或延长给药时间即可。只有情况严重的患者应考虑使用硫酸鱼精蛋白。它主要中和那屈肝素的抗凝作用，但仍保留某些抗Xa 活性。0.6mL 硫酸鱼精蛋白能中和大约 950IU 抗Xa 活性的那屈肝素。所需注射鱼精蛋白的用量应考虑到注射肝素后经过的时间，鱼精蛋白适当减量可能是合适的。

■ 患者教育

① 在预防和治疗中，那屈肝素不能用于肌内注射，应通过皮下注射给药。

② 在血液透析过程中，通过血管内注射给药。

③ 皮下注射时，嘱患者取卧位，注射部位为前外侧或后外侧腹壁的皮下组织内，左右交替。注射针应垂直、完全插入注射者用拇指和食指捏起的皮肤皱褶内，而不是水平插入。在整个注射过程中，应维持皮肤皱褶的存在。

④ 当选择了对应于患者体重的剂量后，应将注射器垂直放置，调整推杆至所需刻度，从而获取所需的注射剂量。

⑤ 那屈肝素使用前应肉眼检查是否有颗粒物质以及是否发生变色。如果注意到任何改变，该溶液应丢弃。注射器只供一次性使用，每个注射器内未使用部分必须丢弃。该溶液不能与其他制剂混合或被再次分发。使用后必须将针尖防护装置滑过暴露的针头，使针头被完全盖住，然后就能适当地处理注射器。

⑥ 用药期间应定期到医院进行凝血功能、血小板计数等指标的监测。

⑦ 在用药期间应避免剧烈运动或受伤，以减少出血风险。

⑧ 有关药品的储存，请注意：a. 将药品存放于儿童不易取得之处所；b. 药品请置于 30℃以下保存，避热。

· 参考文献 ·

[1] 国家卫生计生委合理用药专家委员会，中国药师协会 . 冠心病合理用药指南 [J]. 中国医学前沿杂志（电子版），2016, 8(6): 19-108.

[2] 中华医学会呼吸病学分会肺栓塞与肺血管病学组，中国医师协会呼吸医师分会肺栓塞与肺血管病工作委员会，全国肺栓塞与肺血管病防治协作组 . 肺血栓栓塞症诊治与预防指南 [J]. 中华医学杂志，2018, 98(14): 28.

[3] 中华医学会外科学分会血管外科学组 . 深静脉血栓形成的诊断和治疗指南（第三版）[J]. 中华普通外科杂志，2017, 32(9): 807-12.

[4] 王乔宇，武明芬，柳鑫，等 . 2021 中国静脉血栓栓塞症防治抗凝药物的选用与药学监护指南 [J]. 中国临床药理学杂志，2021, 37(21): 2999-3016.

第六节　依诺肝素——低分子肝素的经典选择

依诺肝素（enoxaparin）

【剂型规格】

注射剂。①0.2mL：2000Axa IU。②0.4mL：4000Axa IU。③0.6mL：6000Axa IU。④0.8mL：8000Axa IU。⑤1.0mL：10000Axa IU。

【药效学及药代动力学】

■ 药效学

本药属于肝素类抗血栓形成药物。

本药是一种低分子的肝素，它将标准肝素的抗血栓和抗凝活性分开，主要特点是相对于抗凝血因子Ⅱa 即抗凝血酶活性，其抗Ⅹa 活性更高，这两种活性比值为 3.6。依诺肝素在预防剂量下不会明显影响活化部分凝血活酶时间（APTT），既不影响血小板聚集，也不影响纤维蛋白原与血小板的结合。治疗剂量下，在活性峰值时可以将 APTT 比对照时间延长 1.5 ～ 2.2 倍。APTT 时间延长反映了残留的抗凝血酶活性。

■ 药动学

1. 一般特点

已经对依诺肝素钠在推荐剂量范围内的单次和多次皮下给药后和单次静脉给药后的药代动力学参数进行了研究，主要是血浆抗Ⅹa 因子活性的时程和抗Ⅱa 活性。采用经验证的酰胺水解法进行抗Ⅹa 和抗Ⅱa 药代动力学活性的定量检测。

2. 吸收

根据抗Ⅹa 因子活性，依诺肝素钠皮下注射后的绝对生物利用度接近 100%。

可以使用不同的剂量、剂型和给药方案。

在皮下注射后 3 ～ 5h 观察到血浆抗Ⅹa 活性达到峰值，单次皮下给药剂量为

2000Axa IU、4000Axa IU、100Axa IU/kg 和 150Axa IU/kg（20mg、40mg、1mg/kg 和 1.5mg/kg）时，抗Ⅹa 活性分别约达 0.2、0.4、1 和 1.3Axa IU/mL。3000Axa IU（30mg）静脉推注后立即皮下给予 100Axa IU/kg（1mg/kg），每 12h 一次，第二天达到稳态，初始的最大抗Ⅹa 活性水平为 1.16Axa IU/mL（n=16），平均暴露量对应 88 % 的稳态水平。

在健康志愿者中，重复皮下给予 4000Axa IU（40mg）每日 1 次和 150Axa IU/kg（1.5mg/kg）每日 1 次，在第 2 天达到稳态，平均暴露率比单次给药后高了约 15%。重复皮下给予 100IU/kg（1mg/kg）每日两次，第 3 ～ 4 天达到稳态，平均暴露量比单次给药后高了约 65%，抗Ⅹa 活性水平的最大值和最小值的平均值分别为 1.2Axa IU/mL和 0.52Axa IU/mL。

在健康志愿者中，注射量和给药浓度超出 100 ～ 200mg/mL 的范围对药代动力学参数没有影响。

在推荐的剂量范围内，依诺肝素钠的药代动力学是线性的。患者内和患者间的变异性很低。皮下重复给药后没有蓄积。皮下给药后，血浆抗Ⅱa 活性比抗Ⅹa 活性低了约 10 倍。在皮下注射后约 3 ～ 4h 观察到抗Ⅱa 活性的平均值达峰，重复给予 100Axa IU/kg（1mg/kg）每日两次和 150Axa IU/kg（1.5mg/kg）每日 1 次，抗Ⅱa 活性分别为 0.13Axa IU/mL和 0.19Axa IU/mL。

3. 分布

依诺肝素钠的抗Ⅹa 活性的分布容积约为 4.3L，接近于血容量。

4. 生物转化

依诺肝素钠主要在肝脏经脱硫和（或）解聚作用代谢为分子量较低且生物学效力大大降低的代谢物。

5. 消除

依诺肝素以及其代谢产物是通过肾脏（不饱和机制）以及胆汁途径清除。依诺肝素钠是一种低清除率药物，在 150Axa IU/kg（1.5mg/kg）剂量静脉输注 6h 后的平均抗Ⅹa 因子的血浆清除率为 0.74L/h。消除表现为单相，单次皮下给药后的 $t_{1/2}$ 为约 5h，重复给药后的 $t_{1/2}$ 为 7h。有活性片段的肾脏清除量约占给药剂量的 10%，而且有活性片段和无活性片段的总肾脏排泄量占给药剂量的 40%。

【适应证】

■ 说明书上的适应证

2000Axa IU 和 4000Axa IU 注射液：

预防静脉血栓栓塞性疾病（预防静脉内血栓形成），特别是与骨科或普外手术有关的血栓形成。

6000Axa IU、8000Axa IU 和 10000Axa IU 注射液：

① 治疗已形成的深静脉栓塞，伴或不伴有肺栓塞，临床症状不严重，不包括

需要外科手术或溶栓剂治疗的肺栓塞。

② 治疗不稳定型心绞痛及非 Q 波性心肌梗死，与阿司匹林合用。

③ 用于血液透析体外循环中，防止血栓形成。

④ 治疗急性 ST 段抬高型心肌梗死（STEMI），与溶栓剂联用或同时与经皮冠状动脉介入治疗（PCI）联用。

■ **其他适应证：**

① 急性心力衰竭（AHF）的抗凝治疗 [1, 2]。

② 非 ST 段抬高型急性冠状动脉综合征（NSTE-ACS）的抗凝治疗 [3]。

③ 创伤骨科患者的抗凝治疗 [4, 5]。

④ 治疗易栓症 [6]。

⑤ 肾脏替代治疗（RRT）的抗凝治疗 [7, 8]。

【用法用量】

■ 临床应用（表 3-6-1）

表 3-6-1　依诺肝素的临床应用

<table>
<tr><th>人群</th><th>说明书上的成人用法用量</th><th>建议老年人的用法用量</th></tr>
<tr><td colspan="3">● 个体化用药：根据患者的具体情况（如体重、肾功能等）和治疗目的来调整用药剂量
● 对于肾功能不全的患者，依诺肝素钠的暴露增加，这会增加出血的风险。在应用低分子肝素（LMWH）治疗前，需评估肾功能，特别是 75 岁及以上老年人。在这些患者中，建议进行密切的临床监测，并可考虑通过检查抗 Xa 活性进行生物学监测。除了血液透析时预防体外循环中血栓形成以外，不推荐终末期肾病患者（肌酐清除率 CrCl ＜ 15mL/min）使用依诺肝素钠，因为缺乏在该人群应用的数据。在重度肾功能不全的患者（CrCl 15 ～ 30mL/min）中，因为依诺肝素钠的暴露量显著增加，推荐调整治疗剂量和预防剂量的范围。推荐剂量：预防剂量，每日 1 次 2000Axa IU；治疗剂量，每日 1 次 100Axa IU/kg。应在严密监测下谨慎使用。对于中度（CrCl 30 ～ 50mL/min）和轻度（CrCl 50 ～ 80mL/min）肾功能不全患者，推荐不进行剂量调整，应在严密监测下谨慎使用
● 预防静脉血栓栓塞性疾病，治疗深静脉栓塞，治疗不稳定型心绞痛及 Q 波性心肌梗死时应采用深部皮下注射依诺肝素；血液透析体外循环时为血管内途径给药；对于 STEMI 的患者，初始的治疗为静脉注射，随后改为皮下注射治疗。禁止肌内注射
● 每毫升注射液含 10000Axa IU，相当于 100mg 依诺肝素。每毫克（0.01mL）依诺肝素约等于 100Axa IU</td></tr>
<tr><td>在外科患者中，预防静脉血栓栓塞性疾病</td><td>● 当患者有中度血栓形成危险时（如腹部手术），本品推荐剂量为 2000Axa IU（0.2mL）或 4000Axa IU（0.4mL），每日 1 次皮下注射。在普外手术中，应于术前 2h 给予第一次皮下注射，当患者有高度血栓形成倾向时（如矫形外科手术），本品推荐剂量为术前 12h 开始给药，每日 1 次皮下注射 4000Axa IU（0.4mL）
● 在蛛网膜下腔 / 硬膜外麻醉及经皮冠脉腔内成形术时，应特别注意注射给药间隔，见特殊警告
● 依诺肝素治疗一般应持续 7 ～ 10 天。某些患者适合更长的治疗周期，若患者有静脉栓塞倾向，应延长治疗至静脉血栓栓塞危险消除且患者不需卧床为止。对于接受骨科大手术的患者，可延长血栓预防至术后 5 周。对于静脉血栓栓塞风险高且因癌症而接受腹部或盆腔手术的患者，可延长血栓预防至术后 4 周。在矫形外科手术中，连续 3 周，每日 1 次给药 4000Axa IU 是有益的</td><td>由于肝素诱导血小板减少症（HIT）的风险，因此治疗期间需常规监测血小板计数。应严格遵循推荐剂量或遵医嘱</td></tr>
</table>

续表

<table>
<tr><th>人群</th><th>说明书上的成人用法用量</th><th>建议老年人的用法用量</th></tr>
<tr><td>在内科治疗患者中，预防静脉血栓栓塞性疾病</td><td>● 依诺肝素推荐剂量为每日 1 次皮下给药 4000Axa IU（0.4mL）。依诺肝素治疗最短应为 6 天，直到患者不需要卧床为止，最长为 14 天</td><td rowspan="5">由于肝素诱导血小板减少症（HIT）的风险，因此治疗期间需常规监测血小板计数。应严格遵循推荐剂量或遵医嘱</td></tr>
<tr><td>治疗深静脉栓塞，伴或不伴有肺栓塞，临床症状不严重</td><td>● 任何不确定的深静脉血栓都应通过适当的检查尽快确诊
依诺肝素可用于皮下每日 1 次注射 150Axa IU/kg 或每日两次 100Axa IU/kg。当患者为复杂性栓塞性疾病时，推荐每日两次给药 100Axa IU/kg
在体重高于 100kg 或低于 40kg 的患者中，依诺肝素的剂量尚无评价。对于体重高于 100kg 的患者，依诺肝素的疗效可能轻微降低。对于体重低于 40kg 的患者，出血的风险可能增加。对于这些患者必须进行特殊的临床监测
● 深静脉血栓治疗期间
除非有禁忌，依诺肝素应尽早替换为口服抗凝药治疗。依诺肝素治疗应不超过 10 天，包括达到口服抗凝药治疗效果所需时间，除非不能达到目的。因此应尽早使用口服抗凝药治疗</td></tr>
<tr><td>治疗不稳定型心绞痛及非 Q 波性心肌梗死</td><td>● 皮下注射依诺肝素推荐剂量为每次 100Axa IU/kg，每 12h 给药一次，应与阿司匹林同用（推荐剂量：最小负荷剂量为 160mg，之后每日 1 次口服 75～325mg）。一般疗程为 2～8 天，直至临床症状稳定</td></tr>
<tr><td>用于血液透析体外循环中，防止血栓形成</td><td>● 推荐剂量为 100Axa IU/kg。对于有高度出血倾向的血液透析患者，应减量，即双侧血管通路给予依诺肝素 50Axa IU/kg 或单侧血管通路给予 75Axa IU/kg。应于血液透析开始时，在动脉血管通路给予依诺肝素钠。上述剂量药物的作用时间一般为 4h。然而，当出现纤维蛋白环时，应再给予 50～100Axa IU/kg 的剂量</td></tr>
<tr><td>与溶栓剂联用或同时与经皮冠状动脉介入治疗（PCI）联用，治疗急性 ST 段抬高型心肌梗死（STEMI）</td><td>● 在初始静脉注射给予 3000Axa IU 后的 15min 内皮下给药 100Axa IU/kg，随后每 12h 皮下注射一次 100Axa IU/kg（最初两次皮下注射剂量最大为 10000Axa IU）。首剂依诺肝素应在溶栓治疗前 15min 至溶栓治疗（无论是否有纤维蛋白特异性）后 30min 之间给予。推荐疗程为 8 天，或使用至出院（未到 8 天）
● 行冠脉血管成形术患者
如果最后一次依诺肝素皮下注射是在球囊扩张前不到 8h，则不需再次给药。如果最后一次依诺肝素皮下注射是在球囊扩张前 8h 以上，则需静脉给予 30Axa IU/kg 剂量的依诺肝素。为了提高给药剂量的准确性，推荐将药物稀释到 300Axa IU/mL
75 岁或以上的患者，在治疗 STEMI 时不应给予负荷剂量注射，应给予每隔 12h 皮下注射 75Axa IU/kg 剂量（最初两次注射最大剂量为 7500Axa IU 剂量）</td></tr>
</table>

■ 指南推荐（表 3-6-2）

表 3-6-2　依诺肝素的指南推荐

人群	指南名称	推荐内容
急性 ST 段抬高型心肌梗死（STEMI）	《急性 ST 段抬高型心肌梗死诊断和治疗指南（2019）》[9]	接受 PCI 治疗的 STEMI 患者，术中均应给予肠外抗凝药物（Ⅰ级推荐。A 级证据）。应权衡有效性、缺血和出血风险，选择性使用肝素、依诺肝素或比伐芦定 对已使用适当剂量依诺肝素而需 PCI 的患者，若最后一次皮下注射在 8h 内，PCI 前可不追加剂量；若最后一次皮下注射在 8 ～ 12h，应考虑使用依诺肝素 0.3mg/kg 静脉推注（Ⅱa 级推荐。A 级证据）。推荐静脉溶栓治疗的 STEMI 患者应至少接受 48h 抗凝治疗，或至接受血运重建治疗，或住院期间使用，最长不超过 8h（Ⅰ级推荐。A 级证据）。可根据病情选用肝素、依诺肝素或磺达肝癸钠
	《急性冠脉综合征急诊快速诊治指南（2019）》[10]	确诊为急性冠脉综合征时，应尽快启动肠道外抗凝治疗，并与抗血小板治疗联合进行，警惕并观察出血风险（Ⅰ级推荐。B 级证据） 经静脉溶栓治疗的患者，应接受 UFH 或低分子肝素 [LMWH（如依诺肝素）] 抗凝治疗至少 48h（最多 8 天或至血运重建）（Ⅰ级推荐。A 级证据） 如果患者拟行非介入性治疗，宜先用磺达肝癸钠或 LMWH（Ⅰ级推荐。B 级证据）
	《急性 ST 段抬高型心肌梗死溶栓治疗的合理用药指南（第 2 版）》[11]	在溶栓后应继续应用肝素，48h 后可根据情况换用 LMWH，如年龄＜ 75 岁，先静脉注射 30mg，随后 1mg/kg 皮下注射，q 12h，可使用 8 天；≥ 75 岁者，不需要静脉负荷量，直接 0.75mg/kg 皮下注射，q 12h，可使用 8 天。若 CrCl ＜ 30mL/min，予 1mg/kg 皮下注射，q 24h 在急性心肌梗死早期救治中，LMWH 不宜常规替代肝素，可于溶栓 24h 后应用依诺肝素
急性心力衰竭（AHF）	《急性心力衰竭中国急诊管理指南（2022）》[1]	血栓栓塞是心力衰竭患者重要的并发症。MEDENOX 研究发现，心力衰竭住院患者给予依诺肝素 40mg/ 次、1 次 / 天，与安慰剂组相比，深静脉血栓风险从 14.5% 降低到 4.0%
	《国家心力衰竭指南 2023》[2]	急性心力衰竭住院患者如果合并静脉血栓栓塞症（VTE）的风险较高，无抗凝治疗禁忌证，推荐住院期间应用 LMWH（如依诺肝素 40mg/d）或Ⅹa 因子抑制剂以预防 VTE（Ⅰ级推荐。B 级证据）
肺血栓栓塞症（PTE）	《肺血栓栓塞症诊治与预防指南（2018）》[12]	临床高度可疑急性 PTE，在等待诊断结果过程中，建议开始应用胃肠外抗凝治疗如肝素、LMWH（如依诺肝素 100Axa U/kg，1 次 /12h 或 1.0mg/kg 1 次 /12h）、磺达肝癸钠等【2C】 对于急性 PTE，初始抗凝治疗推荐选用 LMWH、肝素、磺达肝癸钠、负荷量的利伐沙班或阿哌沙班【2B】 如果在使用口服抗凝药物治疗过程中出现 VTE 复发，建议暂时转换为 LMWH 治疗【2C】
非 ST 段抬高型急性冠状动脉综合征（NSTE-ACS）	《非 ST 段抬高型急性冠状动脉综合征基层诊疗指南（2019 年）》[3]	NSTE-ACS 患者中常用的 LMWH 为依诺肝素，每次 1mg/kg，2 次 / 天皮下注射。对已接受依诺肝素治疗的 NSTE-ACS 患者，如果最后一次皮下注射距离 PCI 的时间＜ 8h，不需追加依诺肝素；反之，需追加依诺肝素（0.3mg/kg）静脉注射

续表

人群	指南名称	推荐内容
创伤骨科患者	《创伤骨科患者围术期下肢静脉血栓形成诊断及防治专家共识（2022 年）》[13]	不论出血风险高低，都建议抗凝治疗时间持续 3 个月及以上（Ⅱa 级推荐） LMWH 不良反应少，HIT 发生率低于肝素，使用时一般无须检测，临床按体重给药，每次 100U/kg，q 12h，皮下注射 当 LMWH 用于髋周骨折手术患者的 DVT 预防时，建议术前 12h 以上或术后 12h 以上开始给药（Ⅱa 级推荐）
	《2021 中国静脉血栓栓塞症防治抗凝药物的选用与药学监护指南》[5]	对于骨科大手术围手术期 VTE 预防抗凝药物中，对于依诺肝素：人工全髋关节置换（THA），皮下注射，一次 40mg qd，术前≥ 12h 或术后≥ 12h 开始给药；人工全膝关节置换（TKA），皮下注射，一次 40mg qd，术前≥ 12h 或术后≥ 12h 开始给药
易栓症	《易栓症诊断与防治中国指南（2021 年版）》[14]	建议多学科评估，结合患者的易栓症病因、年龄、性别、合并症和依从性，确定抗凝药物种类、剂量、用药途径、抗凝时程，探索个体化防治方案（Ⅰ级推荐。A 级证据） 常用的抗凝药物如依诺肝素：成人常规 VTE 治疗剂量，100Axa IU/kg，每 12h 1 次，皮下注射；成人常规 VTE 预防剂量，100Axa IU/kg，每日 1 次，皮下注射
静脉血栓栓塞症（VTE）	《2021 中国静脉血栓栓塞症防治抗凝药物的选用与药学监护指南》[5]	对于心力衰竭患者 VTE 的预防中依诺肝素为 40mg qd，疗程 6 ～ 14 天，预防效果不劣于肝素，甚至更为安全（Ⅰ级推荐。A 级证据） 老年近端 DVT 的长期治疗中，固定剂量依诺肝素与口服抗凝药物相比，疗效相似，前者可能有更少的出血并发症 对于骨科大手术围手术期 VTE 预防抗凝药物中，依诺肝素：THA，皮下注射，一次 40mg qd，术前≥ 12h 或术后≥ 12h 开始给药；TKA，皮下注射，一次 40mg qd，术前≥ 12h 或术后≥ 12h 开始给药 对于胰腺手术后的患者，建议术后采用间歇性气动压迫预防，同时在术后 24h 联合使用依诺肝素（4000Axa IU/d）预防，用药持续至患者可下地行走【2C】
肾脏替代治疗（RRT）	《抗凝技术在危重症肾脏替代治疗应用的中国专家共识（2023 年版）》[7]	依诺肝素（动脉端给药剂量）：间歇性血液透析时剂量 0.5 ～ 1.0mg/kg，无维持量；系统性抗凝（CRRT）时首剂 0.15mg/kg，0.05mg/（kg · h）维持
	《连续性肾脏替代治疗的抗凝管理指南（2022）》[8]	对于 CRRT，以依诺肝素等 LMWH 作为抗凝剂时，建议首剂量为 30 ～ 40Axa IU/kg，维持剂量为 3 ～ 5Axa IU/（kg · h）；建议监测抗凝血因子Ⅹa 活性，目标值为 0.25 ～ 0.35Axa IU/mL（Ⅱ级推荐。C 级证据）
癌症相关静脉血栓栓塞症（TAVTE）预防	《肿瘤相关静脉血栓栓塞症预防与治疗指南（2019 版）》[15]	对于有多发性骨髓瘤的患者，专家组推荐基于国际骨髓瘤工作组发布的风险评估模型来确定预防策略。LMWH（如依诺肝素 40mg/d）或剂量调整的华法林（INR 2 ～ 3）推荐用于多发性骨髓瘤患者预防 VTE 的发生
	《2021 中国静脉血栓栓塞症防治抗凝药物的选用与药学监护指南》[16]	具有两个或以上相关危险因素的多发性骨髓瘤患者推荐用 LMWH（等量依诺肝素 40mg/d）或剂量调整的维生素 K 拮抗剂（INR 2 ～ 3）预防静脉血栓栓塞
	《多发性骨髓瘤相关静脉血栓栓塞症防治中国专家共识（2022 年版）》[17]	推荐多发性骨髓瘤相关 VTE 高危患者采用预防剂量 LMWH（如依诺肝素 40mg/d），极高危患者可采用治疗剂量 LMWH（如依诺肝素 1mg/kg，q 12h）进行 VTE 预防

【不良反应】

在这些临床研究中观察到的不良反应，以及基于上市后经验（注：部分反应的报告来源为上市后经验）所报告的不良反应如下。其中，不良反应发生率的定义标准为：非常常见（≥ 1/10）；常见（≥ 1/100 ～< 1/10）；不常见（≥ 1/1000 ～< 1/100）；罕见（≥ 1/10000 ～< 1/1000）；非常罕见（< 1/10000）；未知（无法根据已有数据进行确定）。

■ **血液和淋巴系统疾病**

常见：出血、出血性贫血、血小板减少、血小板增多。

不常见：嗜酸性粒细胞增多症。

罕见：免疫-过敏性血小板减少伴血栓形成；在部分病例中，血栓形成并发器官梗死或肢体缺血。

■ **免疫系统疾病**

常见：过敏反应。

罕见：过敏 / 类过敏反应，包括休克。

■ **神经系统疾病**

常见：头痛。

■ **血管疾病**

罕见：脊髓血肿（或椎管内血肿）。这些反应导致了不同程度的神经损伤，包括长期或永久性瘫痪。

■ **肝胆疾病**

非常常见：肝酶升高（主要是转氨酶> 3 倍正常上限）。

不常见：肝细胞性肝损伤。

罕见：胆汁淤积性肝损伤。

■ **皮肤和皮下组织疾病**

常见：荨麻疹、瘙痒、红斑。

不常见：大疱性皮炎。

罕见：通常在注射部位出现皮肤血管炎、皮肤坏死（这些现象前期通常表现为紫癜或红斑、浸润和疼痛），依诺肝素钠的治疗必须停止。注射部位结节（炎性结节，不是依诺肝素钠的囊性包裹），数天后消失，不应导致治疗停止。脱发。

■ **骨骼、肌肉、结缔组织和骨疾病**

罕见：长期治疗后（> 3 个月）出现骨质疏松。

■ **全身性疾病和给药部位病变**

常见：注射部位血肿、注射部位疼痛、其他注射部位反应（如水肿、出血、超敏反应、炎症、肿块、疼痛或反应）。

不常见：局部刺激性、注射部位皮肤坏死。

■ 检查

罕见：高钾血症。

■ 严重不良反应

血液系统：出血风险增加，血小板减少症。

骨骼脊髓病变：脊柱/硬膜外血肿。

【禁忌证】

下列情况下禁用本品：

① 对于依诺肝素、肝素或其衍生物（包括其他低分子肝素）过敏；

② 出血或严重的凝血障碍相关的出血（除与肝素治疗无关的 DIC 外）；

③ 在既往 100 天内有免疫介导性肝素诱发血小板减少症（HIT）病史或者存在循环抗体，临床上伴有明显的活动性出血和出血风险高的疾病（包括近期的出血性脑卒中、胃肠道溃疡），患有出血风险高的恶性肿瘤，近期脑、脊柱或眼科手术，已知或疑似的食管静脉曲张，动静脉畸形，血管瘤或重大的椎管内或脑内血管异常，或有出血倾向的器官损伤；

④ 使用依诺肝素钠前 24h 内进行过脊椎或硬膜外麻醉或局部麻醉。

不推荐用于以下情况：

① 急性大面积缺血性脑卒中，伴或不伴意识障碍；

② 如果是由于栓塞引起的脑卒中，则不能在事件发生后 72h 内注射依诺肝素；

③ 无论是脑卒中的病因、梗死面积或临床严重程度，依诺肝素及其他低分子肝素治疗剂量的疗效尚未建立；

④ 终末期肾病患者（CrCl ＜ 15mL/min）；

⑤ 难以控制的动脉高压；

⑥ 急性感染性心内膜炎（除一些栓塞性心脏疾病外）。

【相互作用】

■ 药物–药物相互作用

（1）不推荐的联合用药

影响凝血的药物：推荐在依诺肝素钠治疗前停用一些能影响凝血的药物，除有严格适应证时外。

如果有联合应用的适应证，应在密切的临床和实验室监测下使用（适用时）。包括的药品，例如：全身应用抗炎剂量的水杨酸、乙酰水杨酸，以及非甾体抗炎药（包括酮咯酸），其他溶栓药（如阿替普酶、链激酶、尿激酶、瑞替普酶、替奈普酶）和抗凝药。

（2）慎用的联合用药

下列药物与依诺肝素钠联合应用时应谨慎：

其他影响凝血的药物，例如：

① 急性冠状动脉综合征适用的血小板聚集抑制剂，包括抗凝集剂量的阿司匹林（保护心脏）、氯吡格雷、噻氯匹定和糖蛋白Ⅱb/Ⅲa受体拮抗剂，因为有出血的风险。

② 右旋糖酐 40。

③ 全身应用糖皮质激素。

④ 增加血钾水平的药物：钾盐、保钾利尿药、血管紧张素Ⅱ受体抑制剂等。在密切的临床和实验室监测下，可联合应用依诺肝素钠和增加血清钾水平的药物。

【老年人潜在不适当用药】

■ 2023 AGS Beers 标准[18]

CrCl ＜ 30mL/min，可能增加出血风险，应减量使用（证据质量：中等。推荐强度：强）。

【药学监护】

■ 安全性监护

① 观察自身情况：患者需要注意观察有无出血、瘀斑、牙龈出血、鼻腔出血等异常情况，如有不适症状需及时告知医生。

② 由于肝素诱导血小板减少症（HIT）的风险，因此治疗期间需常规监测血小板计数。应严格遵循推荐剂量或遵医嘱。

③ 冠脉血管成形术的额外静脉负荷剂量：如果最后一次皮下给药在囊球扩张前 8h 以上，冠脉血管成形术患者需要额外的 30Axa IU/kg 静脉给药。为了确保该小注射量的准确性，推荐稀释药物至 300Axa IU/mL。为了得到 300Axa IU 的溶液，使用 6000Axa IU 的预填充依诺肝素钠注射液，推荐使用 50mL 输液袋（使用例如生理盐水或 5% 葡萄糖注射液）进行如下操作：用注射器从输液袋中取出 30mL 溶液弃除，注入全部 6000Axa IU 依诺肝素钠预填充注射液到剩余 20mL 注射液的输液袋中，轻轻混合输液袋中药物，用注射器吸取所需的稀释液用于静脉注射。稀释完全后，根据如下公式计算［稀释体积（mL）= 患者体重（kg）×0.1］或用表 3-6-3 得出所需注射液的体积。推荐在使用前制备稀释液。

表 3-6-3 依诺肝素剂量使用量

体重 /kg	需要剂量（30Axa IU/kg）/Axa IU	稀释到 300Axa IU/mL 时需注射体积 /mL
45	1350	4.5
50	1500	5
55	1650	5.5
60	1800	6
65	1950	6.5

续表

体重 /kg	需要剂量（30Axa IU/kg）/Axa IU	稀释到 300Axa IU/mL 时需注射体积 /mL
70	2100	7
75	2250	7.5
80	2400	8
85	2550	8.5
90	2700	9
95	2850	9.5
100	3000	10

④ 深静脉血栓治疗期间：除非有禁忌，依诺肝素应尽早替换为口服抗凝药治疗。依诺肝素治疗应不超过 10 天，包括达到口服抗凝药治疗效果所需时间，除非不能达到目的。因此应尽早使用口服抗凝药治疗。

⑤ 依诺肝素钠不能与其他低分子量肝素互换使用（单位换算）。不同低分子量肝素药品的生产工艺、分子量、特异的抗Ⅹa 和抗Ⅱa 的活性、单位、剂量、临床疗效和安全性各不相同，从而导致了药代动力学和相关生物学活性（如抗凝血活性和与血小板的相互作用）的不同。因此，需要特别注意并遵守每种药品的使用说明书。

⑥ 肝素能抑制肾上腺分泌醛固酮而引起高钾血症，尤其是在那些患有糖尿病、慢性肾功能衰竭、代谢性酸中毒、服用已知会增加钾的药物的患者。这些患者使用依诺肝素时应定期监测血钾。

⑦ 可追踪性：低分子量肝素是一种生物药品。为了提高低分子量肝素的可追踪性，推荐卫生医疗专业人士在患者档案中记录所用产品的商品名和批号。

⑧ 老年患者：在预防剂量范围内，目前未发现出血倾向增加；只要肾功能仍在正常范围之内（如轻度减弱），预防性用药时无需调整剂量或给药频次。然而，当使用治疗剂量时，≥ 75 岁（尤其≥ 80 岁）患者因肾功能下降、清除半衰期延长，出血并发症风险升高，因此用药前必须评估肾功能，必要时降低剂量或选择更保守的抗凝方案，并在治疗期间加强临床监测。伴有轻度到中度肾功能受损患者（CrCl ＞ 30mL/min）：在某些病例，使用治疗剂量的依诺肝素时，为了防止用药过量需要监测循环中抗凝血因子Ⅹa 的活性。

⑨ 血液透析：单次静脉给予 25 Axa IU、50Axa IU 或 100Axa IU/kg（0.25mg/kg、0.50mg/kg 或 1.0mg/kg）后，依诺肝素钠的药代动力学与对照人群相似，但是 *AUC* 比对照人群高了两倍。

⑩ 肝功能不全：根据文献资料，在肝硬化患者（Child Pugh B、C 级）中使用依诺肝素钠 4000Axa IU（40mg）预防门静脉血栓形成是安全有效的。而文献研究存在一定的局限性，所以在肝功能不全患者中应谨慎使用，因为这些患者的出血可能性增加，而且未在肝硬化患者中（Child Pugh A、B、C 级）进行正式的剂量探索研究。

■ 药物过量

（1）症状和体征　在经静脉、体外、皮下给药后，依诺肝素钠意外过量可引起出血性并发症。口服大剂量依诺肝素钠，也不太可能会被吸收。

（2）中和措施　缓慢注射鱼精蛋白可中和大部分抗凝作用。由于不良反应（特别是过敏性休克），鱼精蛋白硫酸盐的利益 / 风险比率应在使用前详细评估。鱼精蛋白的剂量取决于依诺肝素钠的注射剂量：如果是在前 8h 内给予的依诺肝素钠，1mg 鱼精蛋白可中和 100Axa IU（1mg）依诺肝素钠的抗凝作用；如果是在给予依诺肝素钠 8h 以后给予鱼精蛋白，或者已决定有必要给予第二剂鱼精蛋白，就可按照每 100Axa IU（1mg）依诺肝素钠滴注 0.5mg 鱼精蛋白。

给予依诺肝素钠注射液 12h 后，可能不需要给予鱼精蛋白。但是，即使使用高剂量的鱼精蛋白，也不能完全中和依诺肝素钠的抗Xa 活性（最多为 60%）（见鱼精蛋白盐的处方信息）。患者应告知医师用药情况以防过量或毒性反应。

■ 患者教育

① 皮肤护理：保持注射部位的清洁干燥，避免沾水，防止皮肤感染。

② 饮食注意：避免食用辛辣刺激的食物，保持清淡饮食，避免引起皮肤瘙痒、红肿等不适症状。

③ 避免剧烈运动：以防止皮下出血、牙龈出血等不适症状的发生。

④ 药物配伍禁忌：注意与其他药物的配伍禁忌，避免不良药物相互作用。

⑤ 如果患者接受过椎管内麻醉或脊髓穿刺，尤其同时服用非甾体抗炎药、抗血小板药或其他抗凝药，告知患者注意观察是否出现脊髓或硬膜外血肿的迹象和症状，如刺痛、麻木（尤其是在下肢）和肌肉无力。如果出现任何上述症状，请立即就医。

⑥ 告知患者使用依诺肝素钠注射液期间可能更容易出现瘀斑和（或）出血。如果出血，可能需要比平时更长的止血时间。患者应向医生报告任何异常的出血、瘀斑或 HIT 的迹象（如皮肤表面的暗红色斑点）。为避免擦伤出现瘀斑，请勿在注射后摩擦注射部位。

⑦ 患者在进行任何手术之前以及在服用任何新药之前，都应告诉医生他们正在使用依诺肝素钠注射液和（或）任何其他已知会影响出血的药物。

⑧ 为了避免药物间可能产生的相互作用，须将正在使用的药物告知医师或药师，包括非处方药。

⑨ 告知患者注射之前不要排出依诺肝素钠预充式注射器中的任何气泡，这可能导致药物丢失。

⑩ 告知患者注射前不要触摸注射器柱塞杆，任何时候都不可以向后拉柱塞杆。

⑪ 告知患者如果针头帽缺失或未牢固卡紧注射器，请勿使用依诺肝素钠预充注射器。

⑫ 告知患者依诺肝素钠预充注射器仅供一次性使用，不可重复使用。即使预

充式注射器中有药物残留，使用过的注射器和针头帽在使用后应立即丢弃。

⑬ 告诉患者贮藏方式：遮光，密闭，低于 25℃储存。

· 参考文献 ·

[1] 中国医疗保健国际交流促进会急诊医学分会，中华医学会急诊医学分会，中国医师协会急诊医师分会，等 . 急性心力衰竭中国急诊管理指南（2022）[J]. 中国急救医学，2022, 42(8): 648-670.

[2] 国家心血管病中心，国家心血管病专家委员会心力衰竭专业委员会，中国医师协会心力衰竭专业委员会，等 . 国家心力衰竭指南 2023[J]. 中华心力衰竭和心肌病杂志，2023, 07(4): 215-311.

[3] 中华医学会，中华医学会杂志社，中华医学会全科医学分会，等 . 非 ST 段抬高型急性冠状动脉综合征基层诊疗指南（2019 年）[J]. 中华全科医师杂志，2021, 20(1): 6-13.

[4] 周武，曹发奇，曾睿寅，等 . 创伤骨科患者围术期下肢静脉血栓形成诊断及防治专家共识 (2022 年)[J]. 中华创伤杂志，2022, 38(1): 23-31.

[5] 王乔宇，武明芬，柳鑫，等 .2021 中国静脉血栓栓塞症防治抗凝药物的选用与药学监护指南 [J]. 中国临床药理学杂志，2021, 37(21): 18.

[6] 中华医学会血液学分会血栓与止血学组 . 易栓症诊断与防治中国指南（2021 年版）[J]. 中华血液学杂志，2021, 42(11): 881-888.

[7] 共识专家组 . 抗凝技术在危重症肾脏替代治疗应用的中国专家共识（2023 年版）[J]. 中华肾脏病杂志，2023, 39(2): 155-164.

[8] 中华医学会肾脏病学分会专家组 . 连续性肾脏替代治疗的抗凝管理指南 [J]. 中华肾脏病杂志，2022, 38(11): 1016-1024.

[9] 急性 ST 段抬高型心肌梗死诊断和治疗指南（2019）[J]. 中华心血管病杂志，2019, 47(10): 766-783.

[10] 中国医师协会急诊医师分会，国家卫健委能力建设与继续教育中心急诊学专家委员会，中国医疗保健国际交流促进会急诊急救分会 . 急性冠脉综合征急诊快速诊治指南（2019）[J]. 中华急诊医学杂志，2019, 28(4): 421-428.

[11] 中国药师协会 . 急性 ST 段抬高型心肌梗死溶栓治疗的合理用药指南（第 2 版）[J]. 中国医学前沿杂志：电子版，2019, 11(1): 26.

[12] 中华医学会呼吸病学分会肺栓塞与肺血管病学组，中国医师协会呼吸医师分会肺栓塞与肺血管病工作委员会，全国肺栓塞与肺血管病防治协作组 .肺血栓栓塞症诊治与预防指南 [J]. 中华医学杂志，2018, 98(14): 1060-1087.

[13] 创伤骨科患者围术期下肢静脉血栓形成诊断及防治专家共识（2022 年)[J]. 中华创伤杂志，2022, 38(1): 9.

[14] 中华医学会血液学分会血栓与止血学组 . 易栓症诊断与防治中国指南（2021 年版）[J]. 中华血液学杂志，2021, 42(11): 881-888.

[15] 中国临床肿瘤学会肿瘤与血栓专家委员会 . 肿瘤相关静脉血栓栓塞症预防与治疗指南（2019 版）[J]. 中国肿瘤临床，2019, 46(13): 653-660.

[16] 王乔宇，武明芬，柳鑫，等 .2021 中国静脉血栓栓塞症防治抗凝药物的选用与药学监护指南 [J]. 中国临床药理学杂志，2021, 37(21): 2999-3016.

[17] 中华医学会血液学分会浆细胞疾病学组，中华医学会血液学分会血栓与止血学组 . 多发性骨髓瘤相关静脉血栓栓塞症防治中国专家共识（2022 年版）[J]. 中华血液学杂志，2022, 43(9): 726-731.

[18] American Geriatrics Society 2023 updated AGS Beers Criteria® for potentially inappropriate medication use in older adults[J]. J Am Geriatr Soc, 2023, 71(7): 2052-2081.

第四章 传统口服抗凝血药

第一节　华法林——维生素 K 拮抗剂的经典代表

华法林（warfarin）

【剂型规格】

片剂。①2.5mg；②3mg；③5mg。

【药效学及药代动力学】

■　药效学

本药属于双香豆素类抗凝血药物。

华法林的活性是通过抑制维生素 K 依赖的凝血因子（包括凝血因子Ⅱ、Ⅶ、Ⅸ和Ⅹ）和抗凝蛋白 C 和 S 的合成来实现的。维生素 K 是核糖体后合成维生素 K 依赖的凝血因子的重要辅助因子，维生素 K 促进蛋白质生物活性所必需的 γ- 羧基谷氨酸残基的合成。华法林被认为通过抑制维生素 K 环氧化物还原酶（VKORC1）复合物的 C1 亚单位来干扰凝血因子合成，从而减少维生素 K 环氧化物的再生。对映体 S-华法林约比 R-华法林抗凝有效 5 倍。其作用是通过抑制维生素 K 依赖的凝血因子Ⅱ、Ⅶ、Ⅸ及Ⅹ的合成。在治疗剂量下，华法林能降低 30% ～ 50% 相关凝血因子的合成率及削弱相关凝血因子的生理活性。华法林需 2 ～ 7 日才达到最大药效，这段时间内体循环的凝血因子已经被清除。

■　药动学

本品是华法林的 R- 和 S-对映体的外消旋混合物。S-对映体在人体内的抗凝活性是 R-对映体的 2 ～ 5 倍，但通常会被更快速地清除。

① 吸收：华法林经口服后基本完全吸收，浓度在 4h 内达到峰值。

② 分布：华法林的分布体积约为 0.14L/kg。药物的血浆蛋白结合率大约为 99%。

③ 代谢：华法林几乎完全靠代谢消除，华法林经 CYP450 定向代谢为不活跃的羟基代谢产物（主要途径），通过还原酶还原为抗凝活性较低的低代谢产物（华法林醇）。已确定的华法林代谢物包括脱氢华法林、两种非对映异构体

醇、4′-、6-、7-、8- 和 10- 羟基华法林。CYP450 和华法林代谢相关的同工酶包括 CYP2C9、2C19、2C8、2C18、1M2 和 3A4。CYP2C9 是一种多态酶，它可能是人类肝脏中可调节华法林体内抗凝活性的 CYP450 的主要形式。拥有一个或多个变异 CYP2C9 等位基因的患者体内的 S-华法林清除率会降低。

④ 排泄：华法林单次给药后半衰期约为 1 周，然而有效半衰期范围从 20～60h 不等，平均约为 40h。R-华法林的清除率一般是 S-华法林的一半，因此由于分布体积相似，R-华法林的半衰期要比 S-华法林的半衰期长。R-华法林的半衰期为 37～89h，S-华法林的半衰期为 21～43h。对放射性标记药物的研究表明，高达 92% 的口服剂量可在尿液中回收。极少有华法林以原型随尿排出，尿排泄是以代谢物的形式进行的。

老年患者：60 岁及 60 岁以上的患者表现出比华法林的抗凝作用更大的 INR 反应。华法林在任何无监护的老年患者中都是禁用的。老年人在任何有增加出血风险的情况或身体状况下，使用华法林时需进行更频繁的出血监测。老年患者应考虑使用更低的华法林起始和维持剂量。

亚洲患者：亚洲患者可能需要更低的华法林起始和维持剂量，一项非对照研究显示：151 位各种适应证的中国门诊病人，能够维持 INR 2.0 ～ 2.5 的华法林稳定剂量为平均每日（3.3±1.4）mg。患者年龄是决定华法林需求量的最重要因素，随着年龄的增长，华法林需求量逐渐降低。

【适应证】

■ 说明书上的适应证

① 预防及治疗深静脉血栓形成（DVT）和肺栓塞（PE）。

② 预防心肌梗死后血栓栓塞并发症（卒中或体循环栓塞）。

③ 预防心房颤动（AF）、心瓣膜疾病或人工瓣膜置换术后引起的血栓栓塞并发症。

■ 其他适应证

① 肺动脉高压（PH）[1, 2]。

② 扩张型心肌病（DCM）[3]。

③ 颈部动脉夹层（CAD）[4]。

④ 脑静脉血栓形成（CVT）的抗凝治疗 [5]。

⑤ 肝硬化急性门静脉血栓（PVT）[6]。

⑥ 用于股骨头坏死的抗凝治疗 [7, 8]。

⑦ 先天性心脏病 [9]。

⑧ 肿瘤相关静脉血栓栓塞（TAVTE）[10, 11]。

⑨ 外周动脉疾病（PAD）[12]。

⑩ 多发性骨髓瘤（MM）相关静脉血栓栓塞症（VTE）预防 [13, 14]。

⑪ 作为后续维持抗凝治疗药物用于肝素诱导的血小板减少症（HIT）[15]。

⑫ 用于吡咯生物碱相关肝窦阻塞综合征（PA-HSOS）的抗凝治疗 [16]。

【用法用量】

■ 临床应用（表 4-1-1）

表 4-1-1 华法林的临床应用

<table>
<tr><th>人群</th><th>说明书上的成人用法用量</th><th>建议老年人的用法用量</th></tr>
<tr><td colspan="3">● 个体化用药：必须根据每个患者用药后的国际标准化比值（INR）水平和临床情况，对华法林的给药剂量和疗程进行个体化调整。对大多数患者，INR > 4.0 没有额外的治疗获益，并且可能带来更高的出血风险。建议参阅最新的临床指南，根据具体情况，选择用药时间和使用剂量
● 起始剂量和维持剂量：不同患者的华法林初始剂量差异很大，影响初始剂量的因素包括年龄、种族、体重、性别、伴随用药和伴随疾病等临床因素，以及 CYP2C9 和 VKORC1 基因型等遗传因素。在考虑到上述因素的基础上，根据预期的维持剂量选择初始剂量。在考虑到患者特定的临床因素的基础上修改这一剂量。不建议常规使用负荷剂量，因为这种做法可能会增加出血和其他并发症，并且不能为防止血栓形成提供更快速的保护。对于老年和（或）体弱患者以及亚洲患者可考虑降低初始和维持剂量
● 指导服用华法林的肾损害患者应更频繁地监测其 INR，将 INR 维持在治疗范围内。肝损伤可能通过凝血因子合成受损和华法林代谢降低而增强对华法林的反应。在这些患者使用华法林时，应更频繁地监测出血情况
● 华法林为普通片剂，可掰开服用，也可以研碎或溶于水中服用</td></tr>
<tr><td>心房颤动（AF）</td><td>在非瓣膜性房颤（NVAF）患者中，华法林抗凝治疗的 INR 目标值为 2.5（范围：2.0 ～ 3.0）
● 持续性或阵发性 NVAF 患者，且属于脑卒中高危人群［即具有以下任一危险因素：既往缺血性脑卒中（IS）、短暂性脑缺血发作（TIA）或体循环栓塞。或有以下两种危险因素：年龄 > 75 岁、中度或重度左室收缩功能受损和（或）心力衰竭、高血压病史或糖尿病］，推荐使用华法林长期抗凝治疗
● 持续性或阵发性 NVAF 患者，且属于脑卒中中危人群（具有以下任一危险因素：年龄 > 75 岁、中度或重度左室收缩功能受损和（或）心力衰竭、高血压病史或糖尿病），推荐使用华法林长期抗凝治疗
● 人工心瓣膜置换术后的 AF 患者，推荐使用华法林长期抗凝治疗。根据瓣膜类型和位置以及其他患者自身因素，可以提高目标 INR 并联合使用阿司匹林
● AF 合并二尖瓣狭窄的患者，推荐使用华法林长期抗凝治疗</td><td rowspan="2">60 岁及以上患者似乎对华法林的抗凝作用表现出高于预期的 INR 反应。华法林禁用于任何无人监督的老年患者。在任何情况下或任何身体状况存在增加出血风险的情况下，对使用华法林的老年患者进行更频繁的出血监测。考虑在老年患者中降低华法林的起始和维持剂量</td></tr>
<tr><td>静脉血栓栓塞（VTE，包括 DVT 和 PE）</td><td>应在治疗期间调整华法林的剂量，使 INR 的目标值维持在 2.5（范围：2.0 ～ 3.0）。对于下列适应证的治疗持续时间为：
● 对于继发于短暂（可逆）危险因素的 DVT 或 PE 患者，建议使用华法林治疗 3 个月
● 对于发作两次以上、病因不明的 DVT 或 PE 患者，建议长期使用华法林治疗。对于长期接受抗凝治疗的患者，应定期对抗凝治疗的风险-获益比进行个体化评估
● 对于病因不明的 DVT 或 PE 患者，建议至少使用华法林治疗 3 个月。3 个月后，个体化评估患者长期治疗的风险-获益比</td></tr>
</table>

续表

人群	说明书上的成人用法用量	建议老年人的用法用量
机械瓣膜和生物瓣膜	● 对于主动脉双叶机械瓣植入或 Medtronic Hall（Minneapolis，MN）侧倾碟形瓣植入的患者，若其为窦性心律且没有左心房扩张，推荐使用华法林治疗，INR 的目标为 2.5（范围：2.0 ～ 3.0） ● 对于二尖瓣侧倾碟形瓣和双叶机械瓣植入的患者，推荐使用华法林治疗，INR 的目标值为 3.0（范围：2.5 ～ 3.5） ● 对二尖瓣生物瓣膜植入的患者，建议在植入瓣膜后的最初 3 个月使用华法林治疗，INR 的目标为 2.5（范围：2.0 ～ 3.0）。如出现血栓栓塞的其他风险因素（AF、既往血栓栓塞、左室功能障碍），建议将 INR 的目标值定为 2.5（范围：2.0 ～ 3.0） ● 对于笼球瓣或者笼碟瓣植入的患者，推荐使用华法林治疗，INR 的目标值为 3.0（范围：2.5 ～ 3.5）	60 岁及以上患者似乎对华法林的抗凝作用表现出高于预期的 INR 反应。华法林禁用于任何无人监督的老年患者。在任何情况下或任何身体状况存在增加出血风险的情况下，对使用华法林的老年患者进行更频繁的出血监测。考虑在老年患者中降低华法林的起始和维持剂量
心肌梗死后	对于高风险的心肌梗死患者（如前壁大面积心梗、严重心力衰竭、经胸超声心动图显示心内血栓、AF 以及有血栓栓塞史），推荐使用中等强度的华法林（INR：2.0 ～ 3.0）联合小剂量的阿司匹林（≤ 100mg/d）进行至少 3 个月的治疗	
复发性体循环栓塞及其他适应证	对于合并 AF 的瓣膜病患者和二尖瓣狭窄患者中，华法林的抗凝治疗作用尚未在临床试验中进行充分评估。然而，中等剂量方案（INR：2.0 ～ 3.0）可能适用于这些患者	

■ 指南推荐（表 4-1-2）

表 4-1-2　华法林的指南推荐

人群	指南名称	推荐内容
心房颤动（AF）	《心房颤动诊断和治疗中国指南》[17,18]	华法林启动后每天检测 1 次 INR，INR 稳定后应至少每个月检测 1 次 INR，保持 INR 稳定在 2.0 ～ 3.0、治疗目标范围的时间百分比（TTR）≥ 70%（Ⅰ级推荐。B 级证据） AF 抗凝合并出血的患者使用华法林时出现无法控制 / 危及生命的出血事件或拟行急诊外科手术时应考虑使用凝血酶原复合物（含凝血因子Ⅱ、Ⅶ、Ⅸ、Ⅹ）（Ⅱa 级推荐。C 级证据） AF 合并慢性肾脏病（CKD）抗凝治疗：CKD 4 期患者（CrCl 15 ～ 29mL/min），应考虑使用低剂量Ⅹa 抑制剂或华法林（Ⅱa 级推荐。C 级证据）。CKD 5 期（CrCl ＜ 15mL/min）或透析的卒中高风险患者，在权衡卒中、出血风险及患者意愿后，慎重决定是否应用华法林或阿哌沙班抗凝治疗（Ⅱb 级推荐。C 级证据） AF 合并心脏机械瓣膜或中重度二尖瓣狭窄患者卒中风险高，无论 CHA_2DS_2-VASc-60 评分高低，均应使用华法林（Ⅰ级推荐。B 级证据）

续表

人群	指南名称	推荐内容
心房颤动（AF）	《老年心房颤动诊治中国专家共识（2024）》[18]	老年 AF 患者优选新型口服抗凝药（NOACs）抗凝治疗，房扑患者的抗凝原则与 AF 患者相同。共识建议达比加群酯、利伐沙班或艾多沙班抗凝治疗。如果使用华法林，INR 维持 2.0 ～ 3.0 或 1.6 ～ 2.5（年龄≥ 75 岁或 HAS-BLED 评分≥ 3 分的出血高危者） 华法林使用中严重出血并发症或 INR 明显升高时：① 3 ＜ INR ≤ 5（无出血并发症）时可适当降低华法林剂量或停服 1 次。1 ～ 2 天后复查 INR。当 INR 恢复到目标值后调整华法林剂量并重新开始治疗。② 5 ＜ INR ≤ 9（无出血并发症）时可停用华法林，肌内注射维生素 K_1（1 ～ 2.5mg）。6 ～ 12h 后复查 INR。INR ＜ 3 后重新以小剂量华法林开始治疗。③ INR ＞ 9（无出血并发症）时停用华法林，肌内注射维生素 K_1（5mg），6 ～ 12h 后复查 INR。INR ＜ 3 后重新使用小剂量华法林开始治疗。若患者具有出血高危因素，可考虑输注凝血因子。④严重出血（无论 INR 水平）时应停用华法林，肌内注射维生素 K_1（5mg），输注凝血因子。随时监测 INR。病情稳定后需要重新评估华法林治疗的必要性
	《心房颤动：目前的认识和治疗建议（2021）》[19]	优先推荐华法林用于中、重度以上二尖瓣狭窄及机械瓣置换术后的 AF 患者抗凝，亦可用于其他有抗凝适应证的 AF 患者（Ⅰ级推荐。A 级证据） 应用华法林抗凝时，应密切监测 INR，并尽可能使 INR 保持在 2.0 ～ 3.0，TTR ≥ 70%（Ⅰ级推荐。B 级证据） 使用华法林抗凝的患者，若 TTR ＜ 70%，推荐更换为 NOACs（需要保持良好的依从性）（Ⅰ级推荐。B 级证据） 使用华法林抗凝的患者，若 TTR＜70%，且不更换为 NOACs 进行抗凝治疗，应努力改善 TTR（Ⅱa 级推荐。B 级证据） 在华法林治疗前常规进行基因检测（Ⅲ级推荐。B 级证据） 术前已服用治疗剂量的 NOACs 或华法林，心房颤动导管消融围术期无须中断抗凝（Ⅰ级推荐。A 级证据） 消融术后推荐 NOACs 或华法林抗凝治疗至少 2 个月（Ⅰ级推荐。C 级证据）
	《2023 ACC/AHA/ACCP/HRS 心房颤动诊断与管理指南》[20]	对于接受华法林治疗的 AF 患者（不包括配有机械瓣膜的患者），建议将 INR 目标值设定在 2.0 ～ 3.0 之间，同时优化药物间相互作用的管理，坚持维生素 K 的饮食摄入，并进行常规 INR 监测，以延长在治疗范围内的时间，最大限度地降低可预防的血栓栓塞或大出血的风险（Ⅰ级推荐。B 级证据） 对于接受华法林治疗的 AF 患者，如果出现危及生命的出血，建议在静脉注射维生素 K 的同时使用Ⅹ因子凝血酶原复合物浓缩物治疗，以实现 INR 的快速校正，而不是新鲜冰冻血浆和静脉注射维生素 K 治疗（Ⅰ级推荐。A 级证据） 对于计划接受侵入性手术或外科手术、正在口服华法林或 NOACs 的 AF 患者（不包括近期有中风或 TIA 或机械瓣膜的患者），建议暂时停止口服抗凝剂而不进行桥接抗凝治疗（Ⅰ级推荐。B 级证据） 对于正在接受华法林抗凝治疗且每年血栓栓塞风险预测值≥ 5% 的 AF 患者，在植入起搏器或除颤器或更换发生器时，建议继续抗凝治疗，而不是中断华法林治疗并用肝素进行桥接抗凝治疗，以降低袋状血肿的风险（Ⅰ级推荐。A 级证据） 对于卒中风险较高且处于 CKD 3 期的 AF 患者，建议使用华法林或循证剂量的 NOACs 治疗，以降低卒中风险（Ⅰ级推荐。B 级证据） 对于卒中风险较高且处于 CKD 4 期的 AF 患者，使用华法林或 NOACs 治疗以降低卒中风险是合理的（Ⅱa 级推荐。B 级证据）

续表

人群	指南名称	推荐内容
心房颤动（AF）	《2023 ACC/AHA/ACCP/HRS 心房颤动诊断与管理指南》[20]	对于卒中风险较高且患有终末期慢性肾功能衰竭（CrCl < 15mL/min）或正在透析的 AF 患者，可能有理由使用华法林（INR 2.0 ～ 3.0）或循证剂量的阿哌沙班口服抗凝药以降低卒中风险（Ⅱb 级推荐。B 级证据） 对于风湿性二尖瓣狭窄或中度或更严重的二尖瓣狭窄并有 AF 病史的患者，建议使用华法林长期抗凝而不是 NOACs，与 CHA_2DS_2-VASc 评分无关，以预防心血管事件，包括中风或死亡（Ⅰ级推荐。B 级证据） 对于使用华法林并接受导管消融术的患者，导管消融术后应进行不间断的抗凝治疗，目标 INR 为 2.0 ～ 3.0（Ⅰ级推荐。B 级证据）
静脉血栓栓塞（VTE）	《深静脉血栓形成的诊断和治疗指南（第三版）》[21]	早期 DVT 非肿瘤患者，建议直接使用 NOACs（如利伐沙班）或使用低分子肝素（LMWH）联合维生素 K 拮抗剂（VKA）（如华法林），在 INR 达标且稳定 24h 后，停用 LMWH 早期 DVT 肿瘤患者，建议首选 LMWH 抗凝，也可以使用 VKA 或 NOACs 对于不伴有肿瘤的下肢 DVT 或 PE，使用 NOACs 或 VKA。其中继发于手术或一过性危险因素的初发 DVT 患者抗凝治疗 3 个月；无诱因的首次近端 DVT 或 PE、复发的 VTE 患者抗凝 3 个月后，建议延长抗凝治疗 伴有肿瘤的下肢 DVT 或 PE，推荐 LMWH 抗凝治疗，抗凝 3 个月后，建议延长抗凝治疗。VKA 在整个治疗过程中应使 INR 维持在 2.0 ～ 3.0，需定期监测
	《老年人静脉血栓栓塞症防治中国专家共识》[22]	老年人应用 VKA（如华法林）后出血风险增加。≥ 75 岁患者应用华法林后的出血风险较＜ 75 岁患者显著增加，老年人达到 INR 后需降低 VKA 用量。中国老年人的 INR 安全窗为 1.5 ～ 2.5，应用华法林期间需要定期监测 INR，华法林剂量调整稳定在安全窗后，每 3 ～ 4 周监测 1 次 INR
	《中国创伤骨科患者围手术期静脉血栓栓塞症预防指南（2021）》[23]	对于股骨干骨折、膝关节周围骨折和膝关节以远多发骨折（不包括多发跖骨或趾骨骨折）手术治疗的患者，建议术前、术后都进行预防，药物预防的具体方案（以下药物选择一种使用）：① LMWH：住院后开始应用常规剂量至手术前 12h 停用，术后 12h 后（对于延迟拔除硬膜外腔导管的患者，应在拔管 2 ～ 4h 后）继续应用。②间接Ⅹa 因子抑制剂：术后 6 ～ 24h 开始应用。对于延迟拔除硬膜外腔导管的患者，应在拔管 2 ～ 4h 后开始应用。③华法林：不建议在硬膜外麻醉手术前使用；术后使用时应监测 INR，目标为 2.5，范围控制在 2.0 ～ 3.0。以上药物推荐预防的时间≥ 10 天
	《2021 中国静脉血栓栓塞症防治抗凝药物的选用与药学监护指南》[24]	骨科大手术中使用华法林，初始一次 2.5 ～ 5.0mg，1 次 / 天，口服；偶尔需要更低或更高的起始剂量。华法林在术后 12 ～ 24h（如果患者可以经口进食）或术前的晚上开始给药
缺血性脑卒中（IS）	《缺血性脑卒中基层诊疗指南（实践版·2021）》[25]	对伴有 AF（包括阵发性）的 IS 患者，推荐使用适当剂量的华法林口服抗凝治疗，华法林的目标剂量是维持 INR 在 2.0 ～ 3.0 伴有急性心肌梗死的 IS 患者，影像学检查发现左心室附壁血栓形成，推荐给予至少 3 个月的华法林口服抗凝治疗（目标 INR 值范围 2.0 ～ 3.0）；如无左心室附壁血栓形成，但发现前壁无运动或异常运动，也应考虑给予 3 个月的华法林口服抗凝治疗（目标 INR 值范围 2.0 ～ 3.0）。对于有风湿性二尖瓣病变但无 AF 及其他危险因素（如颈动脉狭窄）的 IS 患者，推荐给予华法林口服抗凝治疗（目标 INR 值范围 2.0 ～ 3.0）。对于已使用华法林抗凝治疗的风湿性二尖瓣疾病患者，发生 IS 后，不应常规联用抗血小板治疗；但在使用足量的华

续表

人群	指南名称	推荐内容
缺血性脑卒中（IS）	《缺血性脑卒中基层诊疗指南（实践版·2021）》[25]	法林治疗过程中仍出现 IS 时，可加用阿司匹林。不伴有 AF 的非风湿性二尖瓣病变或其他瓣膜病变（局部主动脉弓、二尖瓣环钙化、二尖瓣脱垂等）的缺血性脑卒中患者，可以考虑抗血小板治疗。对于植入人工心脏瓣膜的 IS 患者，推荐给予长期华法林口服抗凝治疗
	《中国缺血性脑卒中和短暂性脑缺血发作二级预防指南（2022）》[26]	对合并 NVAF 的 IS 或 TIA 患者，推荐使用华法林或 NOACs 抗凝治疗，预防再发的血栓栓塞事件，华法林的目标剂量是维持 INR 在 2.0 ～ 3.0（Ⅰ级推荐。A 级证据） 对于合并左心室血栓 IS 或 TIA 患者，推荐使用华法林抗凝治疗至少 3 个月（INR 范围：2.0 ～ 3.0），以降低卒中复发的风险（Ⅰ级推荐。B 级证据） 对合并瓣膜性心房颤动患者（即中重度二尖瓣狭窄或机械心脏瓣膜病合并 AF）的 IS 或 TIA 患者，推荐使用华法林抗凝治疗以降低卒中风险（Ⅱ级推荐。B 级证据） 对于接受机械瓣置换的患者，如果瓣膜置换前有过 IS 或 TIA 病史，且出血风险低，推荐在华法林抗凝的基础上加用阿司匹林（Ⅱ级推荐。B 级证据） 对于植入生物瓣膜的 IS 或 TIA 患者，没有 AF 及其他抗凝指征，瓣膜置换术后推荐华法林抗凝 3 ～ 6 个月，然后长期使用阿司匹林抗血小板治疗（Ⅰ级推荐。C 级证据） 对发病 3 个月内的颅外颈动脉或椎动脉夹层导致的 IS 或 TIA 患者，使用抗血小板药物或华法林预防卒中或 TIA 复发是合理的（Ⅱ级推荐。B 级证据） 对于孤立抗磷脂抗体阳性，但不符合抗磷脂综合征（APS）诊断标准的 IS 或 TIA 患者，推荐单独使用抗血小板治疗以降低卒中复发的风险（Ⅰ级推荐。B 级证据）。对于符合 APS 诊断标准的 IS 或 TIA 患者，在 APS 病因治疗的基础上，推荐选择华法林抗凝以预防血栓事件复发（Ⅱ级推荐。C 级证据）；华法林的合理剂量是维持 INR 在 2.0 ～ 3.0 以平衡疗效和出血风险（Ⅱ级推荐。B 级证据）
肺动脉高压（PH）	《慢性血栓栓塞性肺动脉高压诊断与治疗指南（2024 版）》[1]	推荐慢性血栓栓塞性肺动脉高压（CTEPH）患者终生抗凝治疗（Ⅰ级推荐。A 级证据）；对于合并 APS 的 CTEPH，推荐首选华法林抗凝治疗
	《中国肺动脉高压诊治临床路径》[2]	PH 的基础治疗包括吸氧、抗凝、利尿和强心等。特发性 PH、遗传性 PH、药物和毒物相关 PH 应在医生的指导下进行个体化抗凝治疗，其他类型的 PH 患者不推荐常规进行抗凝治疗；常用的抗凝药物为华法林，需定期监测 INR，使其维持在 2.0 ～ 3.0。对于 CTEPH 患者若无抗凝禁忌，需终身抗凝，抗凝药物可选择华法林，使 INR 维持在 2.0 ～ 3.0
扩张型心肌病（DCM）	《中国扩张型心肌病诊断和治疗指南》[3]	DCM 患者的心房、心室扩大，心腔内常见有附壁血栓形成。栓塞是本病常见的并发症，对于已经有附壁血栓形成和血栓栓塞并发症发生的患者必须接受长期抗凝治疗。由于多数 DCM 心衰患者存在肝淤血，口服华法林时须调节剂量使 INR 保持在 1.8 ～ 2.5 之间，或使用 NOACs（如达比加群酯、利伐沙班） 对于合并 AF 的患者 CHA_2DS_2-VASc 评分中男性≥ 2 分、女性≥ 3 分者，应考虑接受口服抗凝治疗（Ⅰ级推荐。A 级证据），可使用华法林或 NOACs，预防血栓形成及栓塞。单纯 DCM 患者如无其他适应证，不建议常规应用华法林和阿司匹林

续表

人群	指南名称	推荐内容
颈部动脉夹层（CAD）	《中国头颈部动脉夹层诊治指南2024》[4]	推荐在CAD形成的急性期，使用抗凝或抗血小板治疗（Ⅰ级推荐。B级证据）。在降低CAD患者卒中发生风险方面，抗凝治疗优于抗血小板治疗，但需注意监测出血风险（Ⅱ级推荐。B级证据）。对于存在CAD所致血管严重狭窄/闭塞或管腔内血栓形成等高危因素且出血风险较小的患者更适合抗凝治疗，而出血风险较高的患者更适合抗血小板治疗（Ⅲ级推荐。C级证据）。抗血小板和抗凝联合治疗可能在更短的时间内使CAD获得血管再通（Ⅲ级推荐。C级证据）。临床上可结合具体情况进行选择 由于缺乏在颅内外动脉夹层患者中抗栓治疗的随机对照研究，结合临床实践，推荐在颅内外动脉夹层导致的IS或TIA患者中使用抗凝或抗血小板治疗，但需注意监测出血风险（Ⅲ级推荐。C级证据） 目前缺乏足够的证据对抗凝治疗的疗程和药品种类进行推荐。对于CAD导致缺血性脑卒中或TIA患者，抗凝治疗至少3～6个月以预防卒中复发或TIA（Ⅱ级推荐。B级证据）。普通肝素、LMWH或华法林都是可选择的治疗药物；肝素治疗时维持活化部分凝血活酶时间（APTT）达到50～70s，华法林抗凝治疗时维持INR 2～3（Ⅱ级推荐。C级证据）。NOACs也可作为CAD患者抗凝治疗的替代药物，仍需大样本的随机对照研究证实（Ⅲ级推荐。C级证据）。临床上可结合具体情况选择
脑静脉血栓形成（CVT）	《中国脑血管病临床管理指南（第2版）（节选）——第7章　脑静脉血栓形成临床管理》[5]	对于确诊CVT的患者应及早进行抗凝治疗（Ⅰ级推荐。B级证据） CVT急性期后，应继续口服抗凝药物，常选用华法林，目标INR值保持在2.0～3.0，疗程根据血栓形成倾向和复发风险大小而定（Ⅱa级推荐。C级证据）。建议疗程持续时间在3～6个月，以预防复发和其他静脉血栓栓塞事件的发生（Ⅱa级推荐。C级证据）。闭塞静脉（窦）的再通是否可以作为停止口服抗凝治疗的依据尚不明确（Ⅲ级推荐。C级证据）
肝硬化门静脉血栓（PVT）	《肝硬化门静脉血栓管理专家共识（2020年，上海）》[6]	抗凝治疗的主要适应证为急性症状性PVT、等待肝移植、合并肠系膜静脉血栓形成，伴有近期出血史、重度食管胃静脉曲张、严重血小板减少症的肝硬化PVT患者应暂缓抗凝治疗 肝硬化PVT患者抗凝治疗前，应进行内镜和血液学检查，充分评估出血风险 抗凝药物包括VKA、肝素类和NOACs。VKA主要是华法林。华法林剂量达标常需密切监测INR，传统认为将INR升高至正常参考值上限的2.0～3.0倍为达标。终末期肝病患者未服用华法林时INR已较高，因此，如何在肝硬化患者中准确监控华法林的使用尚不确定。另外，INR可受食物、药物等因素的干扰，这也给华法林的药效评估带来了困难
用于股骨头坏死的抗凝治疗	《股骨头坏死临床药物防治专家共识（2022年）》[7]	股骨头坏死的药物治疗主要分为西药和中药。西药建议选用抗凝、抗血小板、扩血管与降脂药物联合应用，也可联合应用抑制破骨和增加成骨类药物 抗凝药对于早期非创伤性股骨头坏死患者，尤其是因血栓栓塞造成的股骨头微循环障碍治疗效果最佳。目前临床上常用肝素类（如LMWH、依诺肝素）和VKA类（如华法林、双香豆素）
	《成人股骨头坏死临床诊疗指南（2016）》[8]	对于股骨头坏死的治疗方法包括手术治疗和非手术治疗。其中，非手术治疗包括保护性负重、药物治疗、中医药治疗、物理治疗以及制动与牵引。药物治疗建议选用抗凝、增加纤溶、扩张血管与降脂药物联合应用，如LMWH、前列地尔、华法林与降脂药物的联合应用等

续表

人群	指南名称	推荐内容
先天性心脏病	《常见先天性心脏病经皮介入治疗指南（2021版）》[9]	对于经卵圆孔未闭介入封堵术术后抗血小板处理：推荐术后24h给予LMWH（100U/kg）皮下注射抗凝，术后第1天开始口服阿司匹林100mg/d（共6个月）和氯吡格雷75mg/d（共3个月）（Ⅰ级推荐。C级证据）；有AF患者推荐使用NOACs或华法林抗凝（Ⅰ级推荐。A级证据）
肿瘤相关静脉血栓栓塞（TAVTE）	《肿瘤相关静脉血栓栓塞症预防与治疗指南（2019版）》[10]	华法林可用于VTE肿瘤患者的长期抗凝治疗，在使用时应该有至少5天的肠外抗凝剂过渡期。在此期间肠外抗凝剂与华法林重叠使用，直至患者INR达到2～3。为确保华法林使用的疗效和安全性，必须定期监测INR
	2015 BCSH指南[11]	治疗TAVTE初始治疗应使用6个月的LMWH（Ⅰ级推荐。A级证据）。LMWH不耐受且需要抗凝治疗，可用华法林和其他口服抗凝药物替代治疗（Ⅰ级推荐。A级证据）
外周动脉疾病（PAD）	2017 ESC指南[12]	需要口服抗凝药物治疗的PAD患者类型：当PAD患者合并AF且CHA_2DS_2-VASc评分≥2分、机械心脏瓣膜、近期或复发性DVT或PE时，应该使用口服抗凝药物（Ⅰ级推荐。A级证据）。对于使用华法林的患者，除了二尖瓣机械假体瓣膜术后患者外，指南推荐其余患者的目标INR为2.0～2.5。对于使用非维生素K口服抗凝剂治疗的患者，与抗血小板药物联合应用时应该使用卒中预防批准研究的最低剂量（Ⅰb级推荐。A级证据）
多发性骨髓瘤（MM）相关静脉血栓栓塞症（VTE）预防	《多发性骨髓瘤相关静脉血栓栓塞症防治中国专家共识（2022年版）》[13]	根据中国MM患者VTE风险分层的不同，采用阿司匹林、华法林、LMWH或NOACs进行预防。由于VTE的风险在开始治疗后6个月内最高，建议VTE预防至少6个月 推荐用于MM相关VTE高危患者的预防，建议选择合适剂量的华法林维持INR 2.0～3.0 肾功能不全时使用阿司匹林可能加重肾脏病变，应慎用，可选择予以华法林治疗，并根据INR 2.0～3.0进行剂量调整 无抗凝禁忌证的MM相关VTE应尽快启动抗凝治疗，可综合患者的并发症、个人意愿及药物安全性选择NOACs、LMWH或华法林。若采用华法林，一般先应用LMWH至少5天（依诺肝素1mg/kg每日2次或达肝素200U/（kg·d），至INR≥2.0再过渡到华法林单药，根据INR 2.0～3.0进行剂量调整
	2015 EMN指南[14]	即将开始免疫调节药物治疗的患者应进行VTE风险评估，并在治疗期间接受适当的抗凝治疗（Ⅰ级推荐。A级证据）。在这些患者中，阿司匹林（100mg）足以预防VTE低风险患者（即：无危险因素，或仅存在一种骨髓瘤/个体危险因素），除非有禁忌证，否则必须使用LMWH或全剂量华法林（Ⅰ级推荐。B级证据）
肝素诱导的血小板减少症（HIT）	《肝素诱导的血小板减少症中国专家共识（2017）》[15]	HIT治疗分为初始治疗阶段和维持治疗阶段。初始抗凝治疗药物主要是胃肠外给药的比伐芦定、阿加曲班和磺达肝癸钠，LMWH不能用于HIT治疗。维持治疗多以华法林替代，个别情况下可使用磺达肝癸钠 若患者诊断HIT时没有服用华法林，需要立即停用肝素类药物，给予非肝素类抗凝药，待血小板计数升高至150×10^9/L或恢复至基线水平，给予华法林与非肝素类抗凝药物重叠至少5天，待华法林起效后停用非肝素类抗凝药物，继续口服华法林。如果诊断HIT时已经使用了华法林，在启动初始抗凝治疗的同时，建议使用维生素K中和华法林的作用，以免增加静脉性肢体坏疽的风险。另外，华法林还会通过延长APTT，使得根据APTT调整的直接凝血酶抑制剂应用的剂量偏低

续表

人群	指南名称	推荐内容
肝素诱导的血小板减少症（HIT）	《肝素诱导的血小板减少症中国专家共识（2017）》[15]	作为后续维持抗凝治疗药物，华法林应与初始治疗的非肝素类抗凝药物重叠至少5天，初始剂量建议≤3mg/d，不建议从大剂量开始。口服华法林期间必须常规监测INR，目标范围为2.0～3.0考虑到HIT后血栓栓塞风险，对于孤立HIT患者，建议应用非肝素类抗凝药物至少1个月，并且血小板数量恢复并稳定于基线水平；而肝素诱导性血小板减少症伴血栓综合征患者，建议抗凝治疗至少3个月 应用比伐芦定前常规测定基础INR水平，当病情稳定及血小板计数≥150×10^9/L或恢复至基线水时，应逐渐过渡到使用华法林。华法林初始剂量2.5～3.0mg/d，必须与比伐芦定重叠5天以上，每日监测INR，INR符合要求（目标INR与基础INR水平相关），可停用比伐芦定，继续使用华法林。停比伐芦定4～6h后再次监测INR和APTT：①若复测INR未达标，继续两种药物联合应用，24h后复测；②若INR达标，且APTT≤40s，继续华法林抗凝治疗；③若INR达标，APTT＞40s，考虑比伐芦定药物代谢延长所致，4h后复测INR和APTT。也可在转换为华法林之前，先从比伐芦定转换为磺达肝癸钠作为过渡 应用大剂量阿加曲班及转换为华法林时，必须同时监测INR 初始治疗使用阿加曲班的患者，当病情稳定，血小板计数≥150×10^9/L或恢复至基线水平，应逐渐过渡到使用华法林，两者必须重叠5天以上，直至INR符合要求，停用阿加曲班，继续使用华法林。首先降低阿加曲班输注速度，维持APTT＞1.5倍基线值，华法林初始剂量2.5～3.0mg/d，并同时监测INR。若连续两日INR＞4，且联合治疗≥5天，阿加曲班可以停药，并在停药后4～6h内再次检测INR。如果停阿加曲班后INR检测反复不达标（目标INR 2.0～3.0），则应恢复之前的阿加曲班用量，并每日监测INR，直到INR达标为止。也可在转换为华法林之前，先从阿加曲班转换为磺达肝癸钠作为过渡 若血小板计数恢复≥150×10^9/L或者恢复至原基线水平，可以启动华法林治疗。磺达肝癸钠联合华法林应用至少5天，且INR达标后（连续2天或者连续2次INR在2.0～3.0之间），可停用磺达肝癸钠
治疗吡咯生物碱相关肝窦阻塞综合征（PA-HSOS）	《吡咯生物碱相关肝窦阻塞综合征诊断和治疗专家共识意见（2017年，南京）》[16]	存在腹水、黄疸等表现的急性期/亚急性期患者是抗凝治疗的主要人群，并应尽早开始。禁忌证主要是合并严重出血疾病或出血倾向。抗凝药物首选LMWH，亦可联合或序贯口服VKA（如华法林）。华法林是长期抗凝治疗的主要口服药物，疗效评估需监测INR，治疗剂量范围窄，个体差异大，药效易受多种食物和药物影响。抗凝强度：建议INR为2.0～3.0，这一强度可能既满足较佳的抗凝强度，也有较好的安全性。初始剂量：建议口服起始剂量为1.25～3.00mg/d，高龄、肝功能严重受损等患者初始剂量可适当降低。剂量调整：口服2～3天后开始测定INR，并定期监测，剂量调整应谨慎，如连续两次测得INR不达标，再考虑调整剂量（一般为加或减1/4片），待剂量稳定后可每4周监测1次。抗凝治疗的主要不良反应是出血，包括轻微出血和严重出血。抗凝治疗2周后通过临床表现、肝功能、影像学检查结果评估效果，如治疗有效，继续抗凝至3个月以上；如治疗无效，停止抗凝，考虑其他治疗措施。其他抗凝药物的使用缺乏经验 急性期/亚急性期PA-HSOS患者排除禁忌证后应尽早给予抗凝治疗，可选择单用LMWH或酌情联用华法林，亦可序贯口服华法林（Ⅰ级推荐。B级证据）

【不良反应】

■ 严重不良反应

①出血；②组织坏死；③钙化防御；④急性肾损伤；⑤体循环动脉粥样硬化栓塞和胆固醇微栓塞；⑥ HIT 和肝素诱导性血小板减少症伴血栓综合征，患者出现肢体缺血、坏死和坏疽；⑦其他增加风险的临床因素。

■ 其他不良反应

①免疫系统紊乱：过敏反应（包括荨麻疹和过敏性反应）；②血管系统：脉管炎、紫趾综合征；③肝胆疾病：肝炎、肝酶升高、胆汁淤积性肝炎（与华法林和噻氯匹定的联合用药有关）；④胃肠功能紊乱：恶心、呕吐、腹泻、味觉异常、腹痛、饱腹感和胃肠胀气；⑤皮肤疾病：皮疹、皮炎（包括大疱疹）、瘙痒和脱发；⑥呼吸系统疾病：气管或支气管钙化；⑦一般症状：畏寒；⑧生殖系统疾病：阴茎勃起异常。

■ 出血治疗

轻微过量以及过量逐渐发生的情况下，一般只需停止华法林治疗直至 INR 恢复到目标范围内。

【禁忌证】

① 出血倾向或恶血质。

② 近期或预期开展中枢神经系统、眼部或导致大面积开放性创面的创伤性手术患者。

③ 与以下相关的出血倾向：a. 胃肠道、泌尿生殖道或呼吸道的活动性溃疡或明显出血；b. 中枢神经系统出血；c. 脑动脉瘤、主动脉夹层动脉瘤；d. 心包炎、心包积液；e. 感染性心内膜炎。

④ 无监护的潜在依从性差的患者。

⑤ 脊椎穿刺及其他可能导致无法控制出血的诊断措施或治疗方法。

⑥ 对华法林及该产品的任何其他成分均过敏。

⑦ 腰区域阻滞麻醉或腰椎麻醉。

⑧ 恶性高血压。

【相互作用】

■ 药物-药物相互作用

药物可能通过药效动力学或药代动力学机制与华法林产生相互作用。药物与华法林相互作用的药效动力学机制有协同作用（止血功能受损、凝血因子合成减少）、竞争性拮抗作用（维生素 K）和改变维生素 K 代谢的生理控制通路（遗传耐药性）。与华法林相互作用的药代动力学机制主要包括酶诱导、酶抑制和血浆蛋白结合减少。值得注意的是，有些药物可能通过多种机制与华法林发生相互作用。

当开始或停止使用其他药物（包括植物药）或改变其他药物剂量（包括短期使用的药物如抗生素、抗真菌药物、皮质类固醇）时，应更频繁地进行 INR 监测。查阅所有同时使用药物的说明书，以获得与本品相互作用或出血有关不良反应的进一步信息。

① 肝细胞色素 P-450 微粒体酶（CYP450）相互作用：与华法林代谢相关的 CYP450 同工酶包括 CYP2C9、2C19、2C8、2C18、1A2 和 3A4。活性更高的华法林 S-对映体由 CYP2C9 代谢，而 R-对映体则由 CYP1A2 和 3A4 代谢。如：a. CYP2C9、1A2 和（或）3A4 的抑制剂有可能通过增加华法林的暴露量来增强华法林的活性（INR 增加）；b. CYP2C9、1A2 和（或）3A4 的诱导剂可以通过减少华法林的暴露量来降低华法林的活性（INR 降低）。可查阅所有合并用药的说明书，以获得 CYP450 相互作用的进一步信息。在开始、停止或改变合并用药的药物剂量时应考虑药物的 CYP450 的抑制和诱导活性。如果合并用药是 CYP2C9、1A2 和（或）3A4 抑制剂或诱导剂，则应密切监测 INR。

② 增加出血风险的药物：抗凝血药（阿加托班、达比加群、比伐卢定、肝素等）、抗血小板聚集药（阿司匹林、西洛唑、氯吡格雷、双嘧达莫等）、非甾体抗炎药（塞来昔布、双氯芬酸、布洛芬、吲哚美辛等）、5-羟色胺再摄取抑制剂（西酞普兰、盐酸度洛西汀、舍曲林、氟西汀等）与华法林同时使用时，出血风险会增加，联用时应密切监测。

③ 抗菌药物和抗真菌药物：有报道称，联合使用华法林和抗生素或抗真菌药的患者 INR 发生了变化，但临床药代动力学研究并未显示这些药物对华法林血药浓度具有持续影响。在使用华法林的患者开始或停止使用任何抗生素或抗真菌药物时，应密切监测 INR。

■ 药物-草药相互作用（HDI）

开始或停止服用植物药时应更频繁地进行 INR 监测。目前评估药用植物和华法林之间的代谢和（或）药物相互作用的对照研究较少。由于缺乏药用植物制剂的生产标准，植物制剂中活性成分的数量可能会有所不同，这可能进一步干扰评估药用植物和本品潜在的相互作用及其活性对抗凝作用的影响。有些药用植物单独使用时可能会引起出血事件（如大蒜和银杏），其可能具有抗凝、抗血小板和（或）溶解纤维蛋白的特性，这些作用可促进华法林的抗凝作用。相反，一些药用植物可以降低华法林的作用（例如辅酶 Q、圣约翰草、人参）。一些植物和食物可以通过作用于 CYP450 影响华法林的活性（如紫锥菊、葡萄柚汁、银杏、金印草、圣约翰草）。

■ 药物-食物相互作用

食物中维生素 K 的含量可能会影响华法林的治疗作用。建议服用华法林的患者保持正常均衡饮食，以保持维生素 K 的稳定摄入量。服用华法林的患者应避免饮食习惯的剧烈变化，如大量食用绿叶蔬菜。

【老年人潜在不适当用药】

■ 中国老年人潜在不适当用药判断标准（2017 年版）[27]

华法林：①个体差异大，蛋白结合率高，过量易致大出血；②老年人服用药物多，且生理状态改变，可能的相互作用及单药导致的不良反应风险增加；③常规监测凝血指标（风险强度：低）。

■ 2023 AGS Beers 标准 [28]

① 避免将华法林用作 NVAF 或 VTE 初始治疗，除非 NOACs 等替代药存在禁忌或使用障碍。长期使用华法林的老年人，可继续服用，尤其是 INR 控制良好（如监测的 INR 有 70% 控制在治疗范围）且无不良反应（证据质量：高。推荐强度：强）。

② 尽可能避免华法林与胺碘酮、环丙沙星、大环内酯类药物（不含阿奇霉素）、磺胺甲唑-甲氧苄啶、5-羟色胺再摄取抑制剂的联合使用。如果一起使用，需密切监测 INR（证据质量：中等。推荐强度：强）。

■ STOPP/START 标准（第 2 版）[29]

（1）STOPP 用药审核提示 ①联合使用阿司匹林和华法林，却未同时使用 H_2 受体阻滞药或质子泵抑制剂（除西咪替丁外，因其与华法林之间存在相互作用）（消化道出血风险高）。②首次单纯 DVT 使用华法林治疗持续 6 个月以上（获益情况未被证明）。③首次单纯 PE 使用华法林治疗持续 12 个月以上（获益情况未被证明）。④伴有出血性疾病者使用阿司匹林、氯吡格雷、双嘧达莫、华法林（出血高风险）。⑤同时使用华法林与非甾体抗炎药（有消化道出血风险）。

（2）START 用药审核提示 对于年龄≥ 65 岁的老年人，在下列情形之下应考虑予以相关药物治疗（除存在禁忌证者外）：①慢性 AF 者应接受华法林抗凝治疗；②对华法林存在禁忌证的慢性 AF 者，应接受阿司匹林抗凝治疗。

【药学监护】

■ 疗效监护

根据病情调整目标范围（常见 2.0 ～ 3.0，机械瓣膜 2.5 ～ 3.5），初始阶段每日 / 隔日监测，稳定后每 4 ～ 6 周复查。

■ 安全性监护

1. 出血风险监测

① 常见出血症状：鼻衄、牙龈出血、皮肤瘀斑、血尿、黑便等。

② 严重出血警示：呕血、颅内出血（头痛 / 意识模糊）、无法止血的外伤，需立即就医。

③ 高危人群：老年人、既往有出血史、联用抗血小板 / 非甾体抗炎药。

2. INR 控制与调整

① 目标范围：根据适应证设定。

② INR 异常处理：当 INR ＞ 4.5 时，应暂停华法林，口服维生素 K（1 ～ 2.5mg）；若严重出血，静注维生素 K 和输注凝血因子。当 INR 小于目标值时，应调整剂量，排查药物或饮食干扰，必要时联用肝素。

3. 药物与饮食管理

① 禁忌联用药物：避免联用非甾体抗炎药（如阿司匹林）等抗血小板药，增加出血风险。

② 饮食稳定：避免突然大量摄入富含维生素 K 的食物（如菠菜、西兰花），限制酒精。

4. 特殊人群监护

① 老年人：降低 INR 目标范围，密切监测出血情况。

② 肝肾功能不全：减量使用，增加 INR 监测频率。

■ 药物过量

（1）症状和体征　出血（如出现大便或尿液带血、血尿、黑便、瘀斑、浅表损伤造成的过度淤青或持续性渗液、不明原因血红蛋白降低）是过度抗凝的表现。

（2）治疗　过度抗凝的治疗取决于 INR 水平、有无出血及其他临床情况。停止服用华法林即可逆转其抗凝作用，如有必要，可口服或注射维生素 K_1 治疗。维生素 K_1 可以降低后续华法林的作用，且患者可在延长的 INR 快速逆转后恢复到治疗前的凝血状态。恢复华法林的使用可以逆转维生素 K 的作用，通过仔细地调整剂量可以再次达到预期的 INR。如需快速再抗凝，肝素是首选的初始治疗药物。如需快速逆转华法林的作用，可供选择的治疗措施有凝血酶原复合物、新鲜冰冻血浆或活化的凝血因子Ⅶ。使用血液制品会增加患肝炎和其他病毒性疾病的风险，同时，凝血酶原复合物和活化的凝血因子Ⅶ也会增加血栓形成的风险。因此，这些制剂只能在华法林过量导致的特殊或危及生命的出血时使用。

在无临床明显出血情况下，可应用以下措施治疗过量：

① INR ＜ 5.0 时，先停下次华法林剂量，当 INR 恢复在治疗范围内及在较低剂量重新治疗。

② INR 5.0 ～ 9.0 时，先停华法林 1 ～ 2 次剂量，当 INR 恢复在治疗范围内及在较低剂量下重新治疗，或先停 1 次华法林及口服 1.0 ～ 2.5mg 维生素 K。

③ INR ＞ 9.0 时，先停华法林及口服 3.0 ～ 5.0mg 维生素 K。

适用于快速逆转华法林的抗凝作用，可应用以下措施治疗过量：

① INR 5.0 ～ 9.0 及安排手术时，先停华法林及手术程序前约 24h 口服 2.0 ～ 4.0mg 维生素 K，可给予另一次口服 1.0 ～ 2.0mg 维生素 K。

② INR ＞ 20 或严重出血时，缓慢静滴维生素 K，或者视情况的迫切性可给予新鲜冰冻血浆或给凝血因子复合物，若需要可每 12h重复维生素 K 治疗。

■ 漏服

若漏服一剂处方剂量的华法林，建议患者在当日尽快补服，不要在第二日为补服漏服剂量而服用双倍剂量。

■ 患者教育

① 告知患者用药时应严格按照规定的剂量表来服用。

② 漏服：措施如上文所述。

③ 告知患者应定期进行凝血酶原时间检测，定期去看医生及去诊所复诊以监测治疗情况。

④ 告知患者需注意若停止使用华法林，其抗凝作用仍可持续约 2 ～ 5 日。

⑤ 告知患者应避免任何可能导致外伤的活动或运动。若患者经常摔倒应告知医生，因为这可能会增加并发症的风险。

⑥ 告知患者保持正常、均衡的饮食，以保证持续摄入维生素 K。应避免饮食习惯的急剧变化，如摄入大量的多叶绿色蔬菜。

⑦ 告知患者若出现任何严重疾病，如严重的腹泻、感染或发热，应向医生报告。

⑧ 告知患者在出现皮肤疼痛和变色（皮疹样紫色瘀伤）时（通常发生在脂肪含量较高的部位，如乳房、大腿、臀部和腹部），应立即告知医生。

⑨ 华法林可能导致微小的胆固醇或动脉粥样硬化血栓，因此应告知患者在出现任何异常症状或疼痛时，立即联系医生。相关症状可能表现为脚趾或前脚掌突然发冷、疼痛、发紫。

⑩ 告知患者在使用任何肝素配方治疗后服用华法林，出现血便、黑便、瘀伤或出血症状时，应立即联系医生。

⑪ 建议患者应在进行任何外科手术或牙科手术前告知其医生及口腔医生正在服用华法林的情况。

⑫ 告知患者应随身携带其正在服用华法林的证明。

· 参考文献 ·

[1] 中华医学会呼吸病学分会肺栓塞与肺血管病学组，中国医师协会呼吸医师分会肺栓塞与肺血管病工作组，全国肺栓塞与肺血管病防治协作组，等 . 慢性血栓栓塞性肺动脉高压诊断与治疗指南（2024 版）[J]. 中华医学杂志，2024, 104(24): 2200-21.

[2] 国家心血管病中心肺动脉高压专科联盟国家，心血管病专家委员会右心与肺血管病专业委员会 . 中国肺动脉高压诊治临床路径 [J]. 中国循环杂志，2023, 38(7): 691-703.

[3] 中华医学会心血管病学分会，中国心肌炎心肌病协作组 . 中国扩张型心肌病诊断和治疗指南 [J]. 临床心血管病杂志，2018, 34(5): 421-434.

[4] 中华医学会神经病学分会，中华医学会神经病学分会脑血管病学组 . 中国头颈部动脉夹层诊治指南 2024[J]. 中华神经科杂志，2024, 57(8): 813-829.

[5] 范玉华，党超，余剑，等 . 中国脑血管病临床管理指南（第 2 版）（节选）——第 7 章脑静脉血栓形成临

床管理 [J]. 中国卒中杂志，2023, 18(9): 1030-1035.

[6] 中华医学会消化病学分会肝胆疾病学组 . 肝硬化门静脉血栓管理专家共识（2020 年，上海）[J]. 临床肝胆病杂志，2020, 36(12): 2667-2674.

[7] 中国微循环学会骨微循环专业委员会，孙伟，高福强，等.股骨头坏死临床药物防治专家共识（2022年）[J]. 中国骨伤，2023, 36(8): 724-730.

[8] 中国医师协会骨科医师分会显微修复工作委员会，中国修复重建外科专业委员会骨缺损及骨坏死学组，中华医学会骨科分会显微修复学组 . 成人股骨头坏死临床诊疗指南（2016）[J]. 中华骨科杂志，2016, 36(15): 945-954.

[9] 国家卫生健康委员会国家结构性心脏病介入质量控制中心，国家心血管病中心结构性心脏病介入质量控制中心，中华医学会心血管病学分会先心病经皮介入治疗指南工作组，等 . 常见先天性心脏病经皮介入治疗指南（2021 版）[J]. 中华医学杂志，2021, 101(38): 3054-3076.

[10] 中国临床肿瘤学会肿瘤与血栓专家委员会 . 肿瘤相关静脉血栓栓塞症预防与治疗指南（2019 版）[J]. 中国肿瘤临床，2019, 46(13): 653-660.

[11] Watson H G, Keeling D M, Laffan M, et al. Guideline on Aspects of Cancer-Related Venous Thrombosis[J]. Br J Haematol，2015, 170(5): 640-648.

[12] Aboyans V, Ricco J B，Bartelink M E L，et al. 2017 ESC Guidelines on the Diagnosis and Treatment of Peripheral Arterial Diseases, in collaboration with the European Society for Vascular Surgery (ESVS)[J]. Rev Esp Cardiol (Engl Ed)，2018, 71(2): 111.

[13] 中华医学会血液学分会浆细胞疾病学组，中华医学会血液学分会血栓与止血学组 . 多发性骨髓瘤相关静脉血栓栓塞症防治中国专家共识（2022 年版）[J]. 中华血液学杂志，2022, 43(9): 726-731.

[14] Terpos E, Kleber M, Engelhardt M, et al. European Myeloma Network guidelines for the management of multiple myeloma-related complications[J]. Haematologica, 2015, 100(10): 1254-1266.

[15] 中国医师协会心血管内科医师分会血栓防治专业委员会，《中华医学杂志》编辑委员会 . 肝素诱导的血小板减少症中国专家共识 (2017)[J]. 中华医学杂志，2018, 98(6): 408-417.

[16] 中华医学会消化病学分会肝胆疾病协作组 . 吡咯生物碱相关肝窦阻塞综合征诊断和治疗专家共识意见（2017 年，南京）[J]. 临床肝胆病杂志，2017, 33(9): 1627-37.

[17] 中华医学会心血管病学分会，中国生物医学工程学会心律分会 . 心房颤动诊断和治疗中国指南 [J]. 中华心血管病杂志，2023, 51(6): 572-618.

[18] 中华医学会老年医学分会心血管学组，中国老年保健医学研究会老年心血管病分会 . 老年心房颤动诊治中国专家共识（2024）[J]. 中华心律失常学杂志，2024, 28(2): 103-124.

[19] 中华医学会心电生理和起搏分会，中国医师协会心律学专业委员会，中国房颤中心联盟心房颤动防治专家工作委员会 . 心房颤动：目前的认识和治疗建议（2021）[J]. 中华心律失常学杂志，2022, 26(1): 15-88.

[20] 胡晓芹，胡淼阳，陈明龙 .《2023 ACC/AHA/ACCP/HRS 心房颤动诊断与管理指南》更新要点 [J]. 心血管病学进展，2024, 45(7): 647-653.

[21] 中华医学会外科学分会血管外科学组 . 深静脉血栓形成的诊断和治疗指南（第三版）[J]. 中国血管外科杂志（电子版），2017, 9(4): 250-257.

[22] 中国老年医学学会周围血管疾病管理分会，赵纪春，黄建华，等 . 老年人静脉血栓栓塞症防治中国专家共识 [J]. 中国普外基础与临床杂志，2023, 30(10): 1173-1187.

[23] 中华医学会骨科学分会创伤骨科学组，中华医学会骨科学分会外固定与肢体重建学组，中国医师协会骨科医师分会创伤专家工作委员会，等 . 中国创伤骨科患者围手术期静脉血栓栓塞症预防指南（2021）[J]. 中华创伤骨科杂志，2021, 23(3): 185-192.

[24] 王乔宇，武明芬，柳鑫，等 .2021 中国静脉血栓栓塞症防治抗凝药物的选用与药学监护指南 [J]. 中国临床药理学杂志，2021, 37(21): 2999-3016.

[25] 中华医学会，中华医学会杂志社，中华医学会全科医学分会，等.缺血性卒中基层诊疗指南（实践版·2021）[J].中华全科医师杂志，2021, 20(9): 947-958.

[26] 中华医学会神经病学分会，中华医学会神经病学分会脑血管病学组.中国缺血性脑卒中和短暂性脑缺血发作二级预防指南 2022[J].中华神经科杂志，2022, 55(10): 1071-1110.

[27] 中国老年保健医学研究会老年合理用药分会，中华医学会老年医学分会，中国药学会老年药学专业委员会，等.中国老年人潜在不适当用药判断标准（2017 年版）[J].药物不良反应杂志，2018, 020(001): 2-8.

[28] Panel B t A G S B C U E. American Geriatrics Society 2023 updated AGS Beers Criteria® for potentially inappropriate medication use in older adults[J]. Journal of the American Geriatrics Society, 2023, 71(7): 2052-2081.

[29] O′Mahony D, O′Sullivan D, Byrne S, et al. STOPP/START criteria for potentially inappropriate prescribing in older people:version 2[J]. Age and Ageing, 2014, 44(2): 213-218.

第五章 ▸▸▸

新型口服抗凝血药

第一节　阿哌沙班——新型口服抗凝药的代表

阿哌沙班（apixaban）

【剂型规格】

片剂。①2.5mg；②5mg。

【药效学及药代动力学】

■　药效学

由于抑制凝血因子Xa，故阿哌沙班可延长凝血试验参数，例如凝血酶原时间（PT）、INR和活化部分凝血活酶时间（APTT）。然而，在预期治疗剂量下，这些凝血参数的变化幅度很小，且变异大，在监测阿哌沙班的抗凝作用时无用。

在阿哌沙班研发期间，Rotachrom® 肝素显色分析法被用于测定阿哌沙班对人凝血因子Xa活性的影响。在试验剂量范围内观察到抗Xa活性呈浓度依赖性增加，在健康受试者和房颤患者中也有相似的结果。但不建议将本试验用于评估阿哌沙班的抗凝血作用。

阿哌沙班是凝血因子Xa的选择性抑制剂，其抗血栓活性不需要抗凝血酶Ⅲ。阿哌沙班抑制游离及与血栓结合的凝血因子Xa和凝血酶原酶活性。阿哌沙班对血小板聚集无直接作用，但可间接抑制凝血酶诱导的血小板聚集。通过抑制凝血因子Xa，阿哌沙班可减少凝血酶生成和血栓形成。

■　药动学

1. 吸收

① 阿哌沙班在口服剂量高达10mg时表现出线性药代动力学，血浆浓度与剂量成比例增加。

② 对于高达10mg的剂量，阿哌沙班的绝对生物利用度约为50%。

③ 食物不影响阿哌沙班的生物利用度。

④ 阿哌沙班的最大浓度（C_{max}）在口服后 3 ～ 4h 出现。

⑤ 在剂量≥ 25mg 时，阿哌沙班会出现溶解受限，导致生物利用度降低。

⑥ 口服 10mg 的阿哌沙班，即 2 片 5mg 压碎的片剂溶解在 30mL 水中后，暴露量与口服 2 片完整的 5mg 片剂后的暴露量相似。口服 10mg 阿哌沙班（2片 5mg 压碎片剂）与 30g 苹果酱混合后，C_{max} 与服用 2 片完整的 5mg 片剂相比，C_{max} 和 *AUC* 分别降低了 20% 和 16%。给予粉碎的 5mg 片剂，溶解在 60mL 5% 葡萄糖水溶液中并通过鼻胃管输送后，暴露量与其他临床试验（健康志愿者单次口服 5mg 片剂）中所见相似。

2. 分布

① 人血浆蛋白结合率约为 87%。

② 分布容积（V_{ss}）约为 21L。

3. 代谢

① 大约 25% 的口服阿哌沙班在尿液和粪便中以代谢物形式回收。

② 阿哌沙班主要通过 CYP3A4 代谢，少量来自 CYP1A2、2C8、2C9、2C19 和 2J2。

③ 氧代哌啶基部位的 O-去甲基化和羟基化是生物转化的主要位点。

④ 原型阿哌沙班是人体血浆中主要的药物相关成分，没有具有药理活性的代谢产物。

4. 排泄

① 阿哌沙班在尿液和粪便中被排出。肾脏排泄约占总清除率的 27%。胆汁和肠道直接排泄有助于消除粪便中的阿哌沙班。

② 阿哌沙班的总清除率约为 3.3L/h，口服给药后的表观半衰期约为 12h。

③ 阿哌沙班是 P-糖蛋白（P-gp）和乳腺癌抗性蛋白这两种转运蛋白的底物。

■ 特殊人群药代动力学

1. 肾功能不全患者

（1）肾功能损害程度、年龄、体重和肝功能损害程度对阿哌沙班的药代动力学的影响。

不建议对非瓣膜性房颤患者进行剂量调整，除非至少满足以下患者特征中的2项（年龄≥ 80 岁，体重≤ 60kg，或血清肌酐≥ 1.5mg/dL）存在。

（2）终末期肾病（ESRD）受试者的血液透析。与肾功能正常的受试者相比，在完成 4h血液透析后立即给药（单次 5mg 剂量）的 ESRD 受试者的阿哌沙班全身暴露量高出 36%。在透析液流速 500mL/min 和血流速在 350 ～ 500mL/min 范围内的 4h 血液透析前 2h 给予阿哌沙班的全身暴露比正常患者高 17%。阿哌沙班的透析清除率约为 18mL/min。与未透析相比，透析时阿哌沙班的全身暴露量降低了 14%。

2. 性别

一项针对健康受试者的研究比较了男性和女性的药代动力学，没有发现有意义的差异。

3. 种族

正常受试者的药代动力学研究结果显示，阿哌沙班的药代动力学在白人 / 高加索人、亚洲人和黑人 / 非裔美国人受试者中没有差异。无须根据种族 / 民族调整剂量。

【适应证】

■ 说明书上的适应证

用于髋关节或膝关节择期置换术的成年患者，预防静脉血栓栓塞（VTE）事件。

■ 其他适应证

① 降低非瓣膜性心房颤动患者脑卒中和全身栓塞的风险[1-3]。

② 深静脉血栓[4, 5]。

③ 肺栓塞[4, 6]。

④ 降低初始治疗后深静脉血栓和肺栓塞复发的风险[4, 5, 7, 8]。

⑤ 肝素诱导的血小板减少症（HIT）[9, 10]。

⑥ 慢性脑缺血（CCH）[11]。

⑦ 糖尿病足[12]。

⑧ 易栓症[13]。

⑨ 抗磷脂综合征（APS）[14]。

⑩ 肝素诱导的血小板减少症（HIT）[15]。

【用法用量】

■ 临床应用（表 5-1-1）

表 5-1-1　阿哌沙班的临床应用

<table>
<tr><th>人群</th><th>说明书上的成人用法用量</th><th>建议老年人的用法用量</th></tr>
<tr><td colspan="3">● 个体化用药：在 ARISTOTLE 和 AVERROES 临床研究的所有受试者中，超过 69% 的受试者年龄在 65 岁及以上，超过 31% 的受试者年龄在 75 岁及以上。在 ADVANCE-1、ADVANCE-2 和 ADVANCE-3 临床研究中，50% 的受试者年龄在 65 岁及以上，16% 的受试者年龄在 75 岁及以上。在 AMPLIFY 和 AMPLIFY-EXT 临床研究中，超过 32% 的受试者年龄在 65 岁及以上，超过 13% 的受试者年龄在 75 岁及以上。在比较不同年龄组的受试者时，未发现安全性或有效性方面有明显的临床差异[16]
● 手术和其他干预的临时中断：①有中度或高度不可接受或临床显著出血风险的选择性手术或侵入性手术前至少 48h 应停用阿哌沙班。②阿哌沙班应在择期手术或出血风险低的侵入性手术前至少 24h 停药，或在出血部位不严重且易于控制的情况下停药。③在停用阿哌沙班后和干预前的 24 ～ 48h 内，通常不需要桥接抗凝。④一旦确定能够止血，应在手术或其他程序后重新启动阿哌沙班
● 从另一种药换用阿哌沙班或从阿哌沙班换用其他药物
①从华法林改用阿哌沙班：当国际标准化比值（INR）低于 2.0 时，应停用华法林并开始使用阿哌沙班。②从阿哌沙班转换为华法林：a. 阿哌沙班会影响 INR，因此在转用华法林期间的初始 INR 测量可能对确定华法林的适当剂量没有帮助。b. 一种方法是停用阿哌沙班，并在本应服用下一剂阿哌沙班时同时开始肠外抗凝剂和华法林，当 INR 达到可接受范围时停用肠外抗凝剂。③从阿哌沙班改用华法林以外的抗凝剂（口服或肠胃外）：停用阿</td></tr>
</table>

续表

<table>
<tr><th>人群</th><th>说明书上的成人用法用量</th><th>建议老年人的用法用量</th></tr>
<tr><td colspan="3">哌沙班并在下一剂服用阿哌沙班的通常时间开始服用除华法林以外的新抗凝剂。④从华法林以外的抗凝剂（口服或肠胃外）转换为阿哌沙班：停用华法林以外的抗凝剂，并在下一次服用华法林以外的抗凝剂的通常时间开始服用阿哌沙班
● 对于不能吞服整片的患者，可将 5mg 和 2.5mg 阿哌沙班片剂压碎并悬浮在水中、5% 葡萄糖注射液或苹果汁中，或与苹果酱混合并立即口服给药；或者，可以将阿哌沙班片剂压碎并悬浮在 60mL 水或 5% 葡萄糖注射液中，迅速通过鼻胃管输送。粉碎的阿哌沙班片剂在水、5% 葡萄糖注射液、苹果汁和苹果酱中可稳定保存长达 4h</td></tr>
<tr><td>预防静脉血栓栓塞（VTE）事件</td><td>● 推荐剂量为每次 2.5mg，每日两次口服，以水送服，不受进餐影响。首次服药的时间应在手术后 12 ～ 24h。在这个时间窗里决定服药具体时间点时，医生需同时考虑早期抗凝预防 VTE 的潜在益处和手术后出血的风险
● 对于接受髋关节置换术的患者，推荐疗程为 32 ～ 38 天
● 对于接受膝关节置换术的患者，推荐疗程为 10 ～ 14 天</td><td rowspan="6">老年人用药无须减量</td></tr>
<tr><td>降低非瓣膜性心房颤动患者脑卒中和全身栓塞的风险</td><td>● 推荐剂量为 5mg，口服，每日 2 次
● 满足年龄 ≥ 80 岁、体重 ≤ 60kg、血清肌酐 ≥ 1.5mg/dL 其中至少两项特征的患者，推荐剂量为 2.5mg，每天 2 次</td></tr>
<tr><td>深静脉血栓</td><td>● 治疗前 7 天推荐剂量为 10mg，口服，每天 2 次
● 7 天后推荐剂量为 5mg，口服，每日 2 次</td></tr>
<tr><td>肺栓塞</td><td>● 治疗前 7 天推荐剂量为 10mg，口服，每天 2 次
● 7 天后推荐剂量为 5mg，口服，每日 2 次</td></tr>
<tr><td>降低初始治疗后深静脉血栓和肺栓塞复发的风险</td><td>● 推荐剂量为在静脉血栓或肺栓塞治疗至少 6 个月后口服 2.5mg，每日 2 次</td></tr>
</table>

■ 指南推荐（表 5-1-2）

表 5-1-2　阿哌沙班的指南推荐

<table>
<tr><th>人群</th><th>指南名称</th><th>推荐内容</th></tr>
<tr><td rowspan="2">肝素诱导的血小板减少症（HIT）</td><td>《肝素诱导的血小板减少症中国专家共识》[9]</td><td>尚未见大的前瞻性对照研究公布，仅见小型研究及病例报告，初步结果表明：NOACs（如达比加群酯、利伐沙班、阿哌沙班和依度沙班等）用于 HIT 患者的治疗不但用药方便，不需要检测 INR，而且是有效和安全的。根据国内外小型临床研究，在发生 HIT 的人群中，利伐沙班可减轻 HIT 后血小板进一步降低，并可减少血栓事件发生。建议的利伐沙班初始用量为 15mg，3 次 / 天；血小板计数恢复正常或发生急性血栓栓塞事件 21 天后，减量至 20mg，1 次 / 天。NOACs 用于治疗 HIT 仍需更多临床研究数据验证</td></tr>
<tr><td>《抗凝药超药品说明书用药专家共识》[10]</td><td>HIT，急性，有或无血栓形成的成人患者：急性 HIT，10mg，bid，1 周后改为 5mg，bid；急性无血栓形成的 HIT，5mg，bid，直至血小板计数恢复</td></tr>
<tr><td>慢性脑缺血（CCH）</td><td>《慢性脑缺血临床诊治专家共识》[11]</td><td>临床确诊 CCH 患者，可酌情给予抗血小板聚集、抗凝、改善循环及脑代谢剂等治疗。可选用的药物众多，根据临床相应评估与实验室检查，并结合药物的有效药理作用酌情选择。充分评估阿司匹林获益高于风险的情况下，推荐给予小剂量阿司匹林 75～ 150mg/d 口服，也可以选用氯吡格雷 75 ～ 150mg/d，</td></tr>
</table>

续表

人群	指南名称	推荐内容
慢性脑缺血（CCH）	《慢性脑缺血临床诊治专家共识》[11]	必要时可以使用实验室监测，对其进行更精确选用。也可以选用新型抗血小板聚集药物替格瑞洛 150mg/d。对于不伴有心房纤颤的慢性脑缺血患者不建议使用抗凝治疗，伴有心房纤颤的患者可考虑使用新型抗凝口服药物阿哌沙班、利伐沙班、依度沙班、达比加群。目前，临床有研究表明依达拉奉右莰醇注射用浓溶液兼具抗氧化、自由基清除作用和抑制炎症反应、对抗谷氨酸兴奋性毒性作用，可改善慢性缺血所致的神经症状、日常生活活动能力和功能障碍，且安全性良好，可根据患者情况选择使用。有单中心研究显示胞磷胆碱、尼莫地平、尼麦角林也具有脑细胞保护作用，临床上也可酌情考虑选用这些药物
糖尿病足	《中国糖尿病足诊治临床路径》[12]	合理使用阿司匹林、氯吡格雷、西洛他唑和盐酸沙格雷酯等抗血小板药物，肝素、华法林、直接抑制凝血因子Ⅹa 的药物（如阿哌沙班、利伐沙班、依杜沙班）和Ⅱa 直接抑制剂（如达比加群酯）等抗凝药物，但确切用法仍存有一定争议。对血管重建术后患者，以及既往有出血性疾病、肝硬化和肾功能衰竭等病史患者，尤其需要取得抗凝和出血之间的平衡，防止抗凝不足或严重出血的发生
易栓症	《易栓症诊断与防治中国指南（2021 年版）》[13]	建议进行多学科评估，结合患者的易栓症病因、年龄、性别、合并症和依从性，确定抗凝药物种类、剂量、用药途径、抗凝时程，探索个体化防治方案【1A】，常用的抗凝药物有阿加曲班、艾多沙班、阿哌沙班、利伐沙班、达比加群、依诺肝素、华法林。其中，阿哌沙班直接抑制 FⅩa，半衰期 12h。成人常规 VTE 治疗剂量为 5 ～ 10mg，每日 2 次，口服；成人常规 VTE 预防剂量为 2.5 ～ 5mg，每日 2 次，口服 对于血栓反复发作且无明显出血风险的易栓症患者应进行长期 / 终生抗凝【2C】；小剂量艾多沙班（30mg 每日 1 次）、阿哌沙班（2.5mg 每日 2 次）可作为预防性抗凝的初始选择【1B】，这些药物可在不增加大出血风险的情况下显著降低 VTE 复发率
抗磷脂综合征（APS）	《2019 抗磷脂综合征诊断和治疗共识》[14]	直接口服抗凝血剂在 APS 中的地位： 达比加群、利伐沙班、阿哌沙班和依度沙班等 DOACs 在治疗和二级预防静脉血栓栓塞事件以及预防非瓣膜性心房颤动患者中风和全身性栓塞方面的效果不优于 VKAs。尽管如此，有关 DOACs 用于已知 APS 的研究却寥寥无几。最近的一篇综述总结了现有数据，包括一项随机对照试验（RAPS 试验）和系列病例 从所有可用的病例系列和病例报告中，分析了 122 例患者。与华法林相比，三项阳性或具有多项明确 APS 临床标准的高危 APS 患者在使用 DOACs 时更容易发生复发性血栓。RAPS 试验比较了 54 名接受利伐沙班治疗的 APS 患者和 56 名接受华法林治疗的 APS 患者，结果表明利伐沙班的体外抗凝效果可能不如华法林。一项针对三阳性患者的随机对照临床试验比较了 VKA 治疗和利伐沙班治疗，但由于利伐沙班治疗组血栓事件较多，尤其是 DOACs 组缺血性中风较多，该试验提前终止 目前，与 DOACs 相比，VKA 仍是治疗 APS 的标准药物，尤其是在高风险 APS 患者中。DOACs 可能是 INR 不稳定或 INR 监测依从性差的患者的另一种治疗方式，我们期待未来使用 DOACs 治疗血栓性 APS 的试验能提供更多数据
肝素诱导的血小板减少症（HIT）	《肝素诱导的血小板减少症中国专家共识（2017）》[15]	尚未见大的前瞻性对照研究公布，仅见小型研究及病例报告，初步结果表明：NOACs（如达比加群酯、利伐沙班、阿哌沙班和依度沙班等）用于 HIT 患者的治疗不但用药方便，不需要检测 INR，而且是有效和安全的。根据国内外小型临床研究，在发生 HIT 的人群中，利伐沙班可减轻 HIT 后血小板进一步降低，并可减少血栓事件发生。建议的利伐沙班初始用量为 15mg，3 次 / 天；血小板计数恢复正常或发生急性血栓栓塞事件 21 天后，减量至 20mg，1 次 / 天。NOACs 用于治疗 HIT 仍需更多临床研究数据验证

【不良反应】

■ 常见不良反应

1. 非瓣膜性心房颤动患者的出血

（1）非瓣膜性心房颤动患者的出血事件

颅内出血（ICH）（颅内出血包括脑内、脑室内、硬膜下和蛛网膜下腔出血，任何出血性脑卒中均被视为颅内大出血）0.33%（出血性脑卒中 0.24%、其他 ICH 0.10%），胃肠道出血（GI）（包括上消化道、下消化道和直肠出血）0.83%、致命出血 0.06%（颅内 0.03%、非颅内 0.04%）。

（2）AVERROES 研究中非瓣膜性心房颤动患者的出血事件

主要的（1.41%）、致命的（0.16%）、颅内（0.34%）。

（3）其他不良反应

免疫系统：超敏反应（包括皮疹等药物超敏反应和过敏性水肿等过敏反应）。

2. 髋或膝关节置换手术后深静脉血栓的预防

（1）接受髋关节或膝关节置换手术的患者在治疗期间的出血

① ADVANCE-3 髋关节置换手术［阿哌沙班 2.5mg po bid，（35±3）天（手术后 12 ～ 24h 的首次剂量）］：

专业（包括手术部位）（0.82%）、致命的（0%）、Hb 降低≥ 2g/dL（0.49%）、输血≥ 2 单位 RBC（0.60%）、关键部位出血（0.04%）、专业 + 临床相关非重大出血（CRNM）（4.83%）。

② ADVANCE-2 髋关节置换手术［阿哌沙班 2.5mg po bid，（12±2）天（手术后 12 ～ 24h 的首次剂量）］：

专业（包括手术部位）（0.60%）、致命的（0%）、Hb 降低≥ 2g/dL（0.53%）、输血≥ 2 单位 RBC（0.33%）、关键部位出血（0.07%）、专业 +CRNM（3.53%）。

③ ADVANCE-1 髋关节置换手术 [阿哌沙班 2.5mg po bid，（12±2）天（手术后 12 ～ 24h 的首次剂量）]：

专业（包括手术部位）（0.69%）、致命的（0%）、Hb 降低≥ 2g/dL（0.63%）、输血≥ 2 单位 RBC（0.56%）、关键部位出血（0.06%）、专业 +CRNM（2.88%）。

（2）在一项Ⅱ期 1 期研究和 3 期Ⅲ期研究中接受髋关节或膝关节置换手术的患者中

① 发生率≥ 1%：

消化系统：恶心（2.6%）。

血液系统：贫血（包括术后和出血性贫血，以及各自的实验室参数）（2.6%）、出血（包括血肿、阴道出血和尿道出血）（1.1%）、手术后出血（包括手术后血肿、伤口出血、血管穿刺部位血肿和导管部位出血）（0.9%）。

内分泌系统：转氨酶升高（包括丙氨酸转氨酶升高和丙氨酸转氨酶异常）

（0.8%）、天冬氨酸转氨酶增加（0.8%）、γ-谷氨酰转移酶增加（0.6%）。

其他：挫伤（1.4%）。

② 0.1% ≤发生率＜ 1%：

血液 / 淋巴系统：血小板减少症（包括血小板减少）。

血管系统：低血压（包括程序性低血压）。

呼吸、胸和纵隔疾病：鼻出血。

消化系统：胃肠道出血（包括呕血和黑便）、便血。

肝胆系统：肝功能检查异常、血碱性磷酸酶升高、血胆红素升高。

泌尿系统：血尿（包括各自的实验室参数）。

其他：伤口分泌物、切开部位出血（包括切开部位血肿）、手术出血。

③ 发生率小于 0.1%：

血液系统：牙龈出血、咯血、肌肉出血、眼部出血（包括结膜出血）、直肠出血。

免疫系统：超敏反应。

3. DVT 和 PE 的治疗以及 DVT 或 PE 复发风险的降低

① 常见的不良反应（≥ 1%）：

血液系统：牙龈出血、鼻出血、血尿、直肠出血、血肿、月经过多和咯血。

其他：挫伤。

② AMPLIFY 研究的出血结果：

主要的（0.6%）、CRNM（3.9%）、专业 + CRNM（4.3%）、次要的（11.7%）。

③ AMPLIFY 研究中接受 DVT 和 PE治疗的患者中≥ 1% 不良反应：

血液系统：鼻出血（2.9%）、血尿（1.7%）、月经过多（1.4%）、血肿（1.3%）、咯血（1.2%）、直肠出血（1.0%）、牙龈出血（1.0%）。

其他：挫伤（1.8%）。

4. AMPLIFY-EXT 研究（阿哌沙班 2.5mg bid，平均治疗时间约为 330 天）

① AMPLIFY-EXT 研究的出血结果：

主要的（0.2%）、CRNM（3.0%）、专业 + CRNM（8.9%）、次要的（11.2%）。

② 接受 DVT 和 PE延长治疗的≥ 1% 不良反应：

血液系统：鼻出血（1.5%）、血尿（1.4%）、血肿（1.5%）、牙龈出血（1.4%）。

其他：挫伤（2.1%）。

③ 其他不良反应（0.1% ≤发生率＜ 1%）：

血液 / 淋巴系统：出血性贫血。

消化系统：便血、痔疮出血、胃肠道出血、呕血、黑便、肛门出血。

损伤，中毒和手术并发症：伤口出血、手术后出血、外伤性血肿、眶周血肿。

肌肉骨骼系统：肌肉出血。

生殖系统：阴道出血、子宫出血、月经过多、生殖器出血。

血管系统：出血。

皮肤 / 皮下组织：瘀斑、皮肤出血。

眼部：结膜出血、视网膜出血。

检查结果：存在血尿，隐血阳性，隐血，红细胞尿阳性，注射部位血肿，血管穿刺部位血肿。

■ 严重不良反应

血液系统：过早停用则血栓事件的风险增加，出血。

【禁忌证】

① 有临床明显活动性出血。

② 伴有凝血异常和临床相关出血风险的肝病。

③ 对活性成分或片剂中任何辅料都过敏。

【相互作用】

■ 药物-药物相互作用

1.CYP3A4 及 P-gp 抑制剂

当阿哌沙班与 CYP3A4及 P-gp 双强效抑制剂酮康唑（400mg，每日 1 次）合用时，阿哌沙班的平均 *AUC* 升高 2倍，平均 C_{max} 升高 1.6 倍。服用 CYP3A4 及 P-gp 双强效抑制剂进行全身性治疗的患者不推荐服用阿哌沙班，此类抑制剂包括吡咯类抗真菌药（如酮康唑、伊曲康唑、伏立康唑及泊沙康唑）和 HIV 蛋白酶抑制剂（如利托那韦）。这些药物可以使阿哌沙班的平均 *AUC* 提高 2 倍，若同时存在造成阿哌沙班暴露量增加的其他因素（如重度肾损害），则阿哌沙班的平均 *AUC* 会有更大幅度的升高。

非 CYP3A4 和 P-gp 双强效抑制剂的活性物质（例如地尔硫䓬、萘普生、克拉霉素、胺碘酮、维拉帕米、奎尼丁）预期增加阿哌沙班血浆浓度的程度较低。当阿哌沙班与非强效 CYP3A4 及（或）P-gp 抑制剂合用时，无须调整剂量。如地尔硫䓬（360mg，每日 1 次），一种中度 CYP3A4 及弱 P-gp 抑制剂，可使阿哌沙班的平均 *AUC* 升高 1.4倍，平均 C_{max} 升高 1.3 倍。萘普生（500mg，单次给药），一种 P-gp 抑制剂，但不抑制 CYP3A4，可使阿哌沙班的平均 *AUC* 升高 1.5倍，平均 C_{max} 升高 1.6 倍。克拉霉素（500mg，每天两次），P-gp 抑制剂和 CYP3A4 的强抑制剂，该药物可分别将阿哌沙班平均 *AUC* 增加 1.6 倍，使 C_{max} 增加 1.3 倍。

2. CYP3A4 及 P-gp 诱导剂

阿哌沙班与 CYP3A4 及 P-gp 双强效诱导剂利福平合用时，可使阿哌沙班的平均 *AUC* 降低 54%，平均 C_{max} 降低 42%。阿哌沙班与其他 CYP3A4 及 P-gp 双强效诱导剂（如苯妥英钠、苯巴比妥或圣约翰草）合用时，也可能导致阿哌沙班的血药浓度降低。与上述药物合用时，无须调整剂量；但与一些 CYP3A4 及 P-gp 双强效诱导剂合用时，应谨慎。

3. 抗凝药

在阿哌沙班（5mg，单次给药）与依诺肝素（40mg，单次给药）合用后，发现在抗Ⅹa 效应上有相加效应。如果患者联合使用了其他任何抗凝药物，由于出血风险增加，应加以关注。

4. 血小板聚集抑制剂及非甾体抗炎药

阿哌沙班与乙酰水杨酸（325mg，每日 1 次）合用时未观察到药代动力学或药效学的相互作用。

在Ⅰ期临床试验中，阿哌沙班与氯吡格雷（75mg，每日 1 次）合用，或与氯吡格雷（75mg，每日 1 次）及乙酰水杨酸（162mg，每日 1 次）合用时，与仅用抗血小板药比较，未发现出血时间、血小板聚集及凝血参数（PT、INR、APTT）的相应增加。

萘普生（500mg）是一种 P-gp 抑制剂，可使阿哌沙班的平均 AUC 升高 1.5 倍，C_{max} 升高 1.6 倍，从而使阿哌沙班引起凝血参数出现相应的延长。阿哌沙班合用萘普生后，未发现萘普生对花生四烯酸诱导的血小板聚集的作用有变化，也未观察到有临床意义的出血时间延长。

尽管有上述数据支持，但个别患者在联合服用抗血小板药物和阿哌沙班时，可能出现更明显的药效反应。阿哌沙班与 NSAIDs（包括乙酰水杨酸）联合服用时应谨慎，因为这些药物可增加出血风险。

在一项急性冠脉综合征患者的临床研究中，阿哌沙班、乙酰水杨酸和氯吡格雷三联治疗可明显增加出血风险。不推荐阿哌沙班与可导致严重出血的药物合用，诸如：普通肝素和肝素衍生物［包括低分子量肝素（LMWH）］、抑制凝血因子Ⅹa 的低聚糖（如磺达肝癸钠）、凝血酶Ⅱ直接抑制剂（如地西卢定）、溶栓药、GPⅡb/Ⅲa 受体拮抗剂、噻吩吡啶（如氯吡格雷）、双嘧达莫、右旋糖酐、磺吡酮、维生素 K 拮抗剂和其他口服抗凝药。

5. 其他合并服药

阿哌沙班与阿替洛尔或法莫替丁合用时，未观察到有临床显著性的药代动力学或药效学相互作用。合用 10mg 阿哌沙班和 100mg 阿替洛尔时，未对阿哌沙班的药代动力学产生有临床意义的影响，与单独服用阿哌沙班比较，阿哌沙班的平均 AUC 及 C_{max} 分别降低了 15% 和 18%。合用 10mg 阿哌沙班和 40mg 法莫替丁后，对阿哌沙班的 AUC 或 C_{max} 无影响。

6. 阿哌沙班对其他药物的影响

体外试验发现，在浓度远超出患者中的血浆浓度峰值时，阿哌沙班不抑制 CYP1A2、CYP2A6、CYP2B6、CYP2C8、CYP2C9、CYP2D6或 CYP3A4 活性（IC_{50} ＞ 45μmol/L），对 CYP2C19 活性有微弱的抑制作用（IC_{50} ＞ 20μmol/L）。阿哌沙班浓度高达 20μmol/L 时，不诱导 CYP1A2、CYP2B6、CYP3A4/5。因此，预期阿哌沙班不会改变以这些酶代谢的合并用药的代谢清除率。阿哌沙班不是一种显著的 P-gp 抑制剂。

在健康志愿者进行的试验中，阿哌沙班未对地高辛、萘普生或阿替洛尔的药代动力学产生有临床意义的影响。

7. 地高辛

同时服用阿哌沙班（20mg，每日 1 次）和 P-gp 底物地高辛（0.25mg，每日 1 次），对地高辛的 AUC 或 C_{max} 无影响。因此阿哌沙班不会抑制 P-gp介导底物的转运。

8.萘普生

同时单剂服用阿哌沙班（10mg）及一种常用的非甾体抗炎药萘普生（200mg），对萘普生的 AUC 或 C_{max} 无任何影响。

9. 阿替洛尔

同时单剂服用阿哌沙班（10mg）与一种常用的β受体阻滞剂阿替洛尔（100mg），未改变阿替洛尔药代动力学。

■ 药物–食物相互作用

暂无食物能明显影响药物疗效。

【老年人潜在不适当用药】

无。

【药学监护】

■ 注意事项

1. 过早停药后发生血栓的风险增加

在没有足够的替代性抗凝药物的情况下，任何口服抗凝药物（包括阿哌沙班）的过早停用都会增加发生血栓的风险。在心房颤动患者的临床试验中，从使用阿哌沙班过渡到使用华法林的过程中，观察到中风发生率增加。如果阿哌沙班因病理性出血或疗程结束以外的其他原因停药，请考虑用另一种抗凝剂。

2. 出血

① 阿哌沙班会增加出血的风险，并可能导致严重的，甚至致命的出血。

② 与影响止血的药物合用会增加出血的风险。这些药物包括抗凝药（含肝素类、口服抗凝血药）及溶栓药、抗血小板药（如阿司匹林、氯吡格雷）、SSRIs/SNRIs、NSAIDs（包括选择性 COX-2 抑制剂）。

③ 告知患者出血的体征和症状，若发生应立即报告或立即就诊。有活动性病理性出血的患者应停用阿哌沙班。

④ 逆转抗凝作用

a. 有一种药剂可以逆转阿哌沙班的抗凝血因子Xa 活性。阿哌沙班的药效作用预计在最后一次用药后可至少持续 24h，即约两个药物半衰期。可以考虑使用凝血酶原复合物浓缩物（PCC）、活化凝血酶原复合物浓缩物或重组因子Ⅶa，但尚未在临床研究中进行评估。当使用 PCC 时，使用凝血试验（PT、INR 或 APTT）或抗凝血因子Ⅹa（FⅩa）活性监测阿哌沙班的抗凝血作用是没有用的，也不推荐使用。口服药用炭（活性炭）可减少阿哌沙班的吸收，从而降低阿哌沙班的血浆浓度。

b. 血液透析似乎对阿哌沙班暴露没有实质性影响。硫酸鱼精蛋白和维生素 K 预计不会影响阿哌沙班的抗凝活性。在接受阿哌沙班治疗的患者中，没有使用抗纤溶剂（氨甲环酸、氨基己酸）的经验。在接受阿哌沙班的患者中，没有使用全身止血药（去氨加压素）的经验，并且预期它们作为逆转剂不会有效。

3. 脊髓 / 硬膜外麻醉或穿刺

① 当采用神经麻醉（脊髓 / 硬膜外麻醉）或脊柱 / 硬膜外穿刺时，用抗血栓药预防血栓栓塞并发症的患者有可能发生硬膜外或脊髓血肿的风险，这可能导致长期或永久性麻痹。

② 这些事件的风险可能因术后留置硬膜外导管或同时使用影响止血的药品而增加。在最后一次服用阿哌沙班后 24h 内，不应拔除留置的硬膜外或鞘内导管。下一次服用阿哌沙班的剂量不应早于拔出导管后 5h。外伤性或反复硬膜外或脊椎穿刺也可能增加风险。如果发生外伤性穿刺，请延迟 48h 服用阿哌沙班。

③ 经常监测患者的神经功能障碍的体征和症状（例如腿部麻木或无力，或肠或膀胱功能障碍）。如果发现神经功能受损，则必须进行紧急诊断和治疗。在进行神经介入治疗之前，医生应考虑抗凝患者或为预防血栓而需抗凝的患者的潜在利益与风险。

4. 人工瓣膜患者

尚未在人工瓣膜患者中研究使用阿哌沙班的安全性和有效性。因此，不建议在这些患者中使用阿哌沙班。

5. 血流动力学不稳定的患者或需要溶栓或肺栓塞切除术的急性 PE 患者

对于表现为血流动力学不稳定或可能需要溶栓或肺栓塞切除术的 PE 患者，初次治疗时不建议使用阿哌沙班替代普通肝素。

6. 三阳性抗磷脂综合征患者的血栓形成风险增加

不建议将直接作用的口服抗凝剂（DOACs）（包括阿哌沙班）用于三阳性抗磷脂综合征（APS）的患者。对于 APS 患者［尤其是三重阳性（狼疮抗凝剂、抗心磷脂和抗 β2-糖蛋白 Ⅰ 抗体呈阳性的患者）］，与维生素 K 拮抗剂治疗相比，使用 DOACs 治疗与复发性血栓事件的发生率增加有关。

■ 药物过量

阿哌沙班过量可能导致出血风险升高。在对照临床试验中，健康受试者口服每日剂量高达 50mg的阿哌沙班 3 ～ 7 天（每天 2 次，每次 25mg，持续 7 天；或每天 1 次，每次 50mg，持续 3 天），未出现临床相关不良反应。在健康受试者中，摄入 20mg 剂量的阿哌沙班 2h 和 6h 后服用活性炭，可分别使阿哌沙班平均 *AUC* 降低 50% 和 27%。因此，使用活性炭可有助于处理阿哌沙班用药过量或意外摄入。已有药物可逆转阿哌沙班抗凝血因子Ⅹa 活性。

■ 漏服

如果未在预定时间服用一剂阿哌沙班，则应在同一天尽快服用该剂量，并应恢复每天两次给药。剂量不应加倍以弥补错过的剂量。

■ 患者教育

① 未咨询医生切勿擅自停药。

② 患者在使用阿哌沙班期间更容易出现瘀伤或出血，止血时间也可能比平时更长。应当指导患者识别出血或血容量不足，需要及时向医生报告异常出血且需立即止血的症状。

③ 患者在接受任何医疗措施或牙科手术以及服用新药之前，应当告知负责的医生和牙医正在服用阿哌沙班或任何其他已知会影响出血的药物的情况。

④ 如果患者有接受椎管内麻醉或脊髓穿刺治疗，应当告知患者留意脊髓或硬膜外血肿的体征或症状，若出现这些症状，应立即寻求医疗救助。

⑤ 若患者怀孕或有怀孕的计划，以及处于哺乳期或有在治疗期进行哺乳的打算，应及时告知医生。

⑥ 对于无法吞服整片的患者，可将 5mg 和 2.5mg 的阿哌沙班片压碎并悬浮在水、5% 葡萄糖水溶液（D5W）或苹果汁中，或与苹果酱混合并及时口服给药。或可以将阿哌沙班片压碎并悬浮在 60mL水或 D5W 中，并迅速通过鼻胃管输送。同时，粉碎的阿哌沙班片在水、D5W、苹果汁和苹果酱中可稳定保存长达 4h。

⑦ 漏服：措施如上文所述。

· 参考文献 ·

[1] January T C, Wann S L, Calkins H, et al. 2019 AHA/ACC/HRS focused update of the 2014 AHA/ACC/HRS guideline for the management of patients with atrial fibrillation[J]. Heart Rhythm, 2019, 16(8): e66-e93.

[2] Tt D C, Felicita A, Peter V, et al. Direct Oral Anticoagulants in Asian Patients with Atrial Fibrillation:Consensus Recommendations by the Asian Pacific Society of Cardiology on Strategies for Thrombotic and Bleeding Risk Management[J].European cardiology, 2021, 16: e23-e23.

[3] 国家卫生健康委员会脑卒中防治专家委员会房颤卒中防治专业委员会，中华医学会心电生理和起搏分会，中国医师协会心律学专业委员会 . 中国心源性卒中防治指南（2019）[J]. 中华心律失常学杂志，2019, 23(06): 463-484.

[4] Kearon C, Akl EA, Ornelas J, et al. Antithrombotic therapy for vte disease: Chest guideline and expert panel report[J]. Chest, 2016, 149(2): 315-352.

[5] Kakkos SK, Gohel M, Baekgaard N, et al. European Society for Vascular Surgery (ESVS) 2021 clinical practice guidelines on the management of venous thrombosis[J].Eur J Vasc Endovasc Surg, 2020, 61(1): 9-82.

[6] 中华医学会呼吸病学分会肺栓塞与肺血管病学组，中国医师协会呼吸医师分会肺栓塞与肺血管病工作

委员会，全国肺栓塞与肺血管病防治协作组．肺血栓栓塞症诊治与预防指南（2018）[J]. 中华医学杂志，2018, 98(14): 1060-1087.

[7] L.T O, Ignacio N, Walter A, et al. American Society of Hematology 2020 Guidelines for Management of Venous Thromboembolism:Treatment of Deep Vein Thrombosis and Pulmonary Embolism[J]. Blood Advances, 2020, 4(19): 4693-4738.

[8] M S S, C S W, Lisa K B, et al.Antithrombotic Therapy for VTE Disease:Second Update of the CHEST Guideline and Expert Panel Report[J]. Chest, 2021, 160(6): e545-e608.

[9] 中国医师协会心血管内科医师分会血栓防治专业委员会，《中华医学杂志》编辑委员会．肝素诱导的血小板减少症中国专家共识（2017）[J]. 中华医学杂志，2018, 98(06): 408-417.

[10] 王珺，侯宁，张忍舒，等．抗凝药物超药品说明书用药专家共识 [山东省超药品说明书用药专家共识系列][J]. 中国合理用药探索，2023, 20(11): 1-17.

[11] 李建章，张杰文，刘恒方．慢性脑缺血临床诊治专家共识 [J]. 中国实用神经疾病杂志，2022, 25(06): 661-667.

[12] 中华医学会糖尿病学分会糖尿病足与周围血管病学组．中国糖尿病足诊治临床路径（2023 版）[J]. 中华内分泌代谢杂志，2023, 39(02): 93-102.

[13] 中华医学会血液学分会血栓与止血学组．易栓症诊断与防治中国指南（2021 年版）[J]. 中华血液学杂志，2021, 42(11): 881-888.

[14] M L, K L D, T A L, et al. Diagnosing and treating antiphospholipid syndrome:a consensus paper.[J]. The Netherlands journal of medicine, 2019, 77(3): 98-108.

[15] 中国医师协会心血管内科医师分会血栓防治专业委员会，《中华医学杂志》编辑委员会．肝素诱导的血小板减少症中国专家共识 (2017)[J]. 中华医学杂志，2018, 98(06): 408-417.

[16] By the American Geriatrics Society 2015 Beers Criteria Update Expert Panel.American Geriatrics Society 2015 Updated Beers Criteria for Potentially Inappropriate Medication Use in Older Adults.J Am Geriatr Soc, 2015, 63(11): 2227-2246.

第二节　艾多沙班——因子Xa 抑制剂的新选择

艾多沙班（edoxaban）

【剂型规格】

片剂。①15mg；②30mg；③60mg。

【药效学及药代动力学】

■　药效学

本药属于因子Xa 的选择性抑制剂。

艾多沙班是因子Xa 的选择性抑制剂，其抗凝血作用不需要抗凝血酶Ⅲ的参与。艾多沙班可抑制游离的因子Xa 和凝血酶原酶活性，并抑制凝血酶诱导的血小板聚集。对凝血级联反应中凝血因子Xa 的抑制可减少凝血酶生成、抑制血栓形成。

■ 药动学

1. **吸收**

艾多沙班被吸收后 1 ～ 2h 内达到血浆峰浓度。绝对生物利用度约为 62%。食物导致峰暴露出现不同程度增加，但对总暴露量的影响极小。ENGAGE AF-TIMI 48 和 Hokusai-VTE 研究中艾多沙班既可与食物同服，也可以单独服用。pH 值为 6.0 或更高时，艾多沙班极难溶解。与质子泵抑制剂联合用药对艾多沙班暴露未产生有意义的影响。

2. **分布**

呈双相分布，平均分布容积为 107L。

体外血浆蛋白结合率约为 55%。艾多沙班每日 1 次给药后未出现临床相关蓄积（蓄积比 1.14），3 天内达到稳态浓度。

3. **生物转化**

血浆中主要形式为艾多沙班原型药物。艾多沙班经水解作用（由羧酸酯酶 1 介导）、偶联或 CYP3A4/5 介导的氧化作用进行代谢（＜ 10%）。健康受试者中，艾多沙班有 3 种活性代谢产物，水解作用产生的主要代谢产物（M4）具有活性，暴露量低于母体化合物的 10%。其他代谢产物的暴露量低于 5%。艾多沙班是外排性 P-gp 转运蛋白的底物，但不是摄取转运蛋白的底物（如有机阴离子转运多肽 OATP1B1、有机阴离子转运体 OAT1 或 OAT3、有机阳离子转运体 OCT2）。其活性代谢产物是 OATP1B1 的底物。

4. **清除**

健康受试者中，预估总清除率为（22±3）L/h；50% 经肾脏清除（11L/h）。肾清除率约占给药剂量的 35%。其余清除途径为代谢和胆汁小肠排泄。口服给药的 $t_{1/2}$ 为 10 ～ 14h。

【适应证】

■ 说明书上的适应证

① 用于伴有一个或多个风险因素 [如充血性心力衰竭、高血压、年龄≥ 75 岁、糖尿病、既往卒中或短暂性脑缺血发作（TIA）病史] 的非瓣膜性房颤（NVAF）成人患者，预防卒中和体循环栓塞。

② 用于治疗成人深静脉血栓（DVT）和肺栓塞（PE），以及预防成人 DVT 和 PE 复发。

■ 其他适应证

① 心房颤动（AF）[1, 2]。

② 糖尿病足 [3]。

③ 慢性脑缺血（CCH）[4]。

④ 肝素诱导的血小板减少症（HIT）[5]。

【用法用量】

■ 临床应用（表 5-2-1）

表 5-2-1 艾多沙班的临床应用

<table>
<tr><th>人群</th><th>说明书上的成人用法用量</th><th>建议老年人的用法用量</th></tr>
<tr><td colspan="3">● 个体化用药：老年患者结合肾功能和体重，NVAF 患者关键性 3 期研究（ENGAGEAF-TIMI 48）的群体药代动力学分析显示，年龄对艾多沙班的药代动力学无额外的临床显著性影响
● 本品治疗前和治疗过程中应根据患者的肾功能进行剂量的调整，轻度肾损害（肌酐清除率 CrCl ＞ 50～ 80mL/min）患者，本品推荐剂量为 60mg，每日 1 次。中度至重度肾损害（CrCl 15～ 50mL/min）患者，本品推荐剂量为 30mg，每日 1 次。患有终末期肾病（CrCl＜ 15mL/min）或透析患者，不推荐使用本品。治疗期间怀疑肾功能有变化（如低血容量、脱水和与某些药物联合使用时）时，应评估肾功能
● 对于伴有凝血障碍和临床相关出血风险的肝病患者禁用本品。重度肝损害患者不推荐使用本品。轻度至中度肝损害患者应慎用本品，推荐剂量为 60mg，每日 1 次。临床研究未纳入肝酶升高［谷丙转氨酶（ALT）/ 谷草转氨酶（AST）＞ 2× 正常值上限（ULN）］或总胆红素≥ 1.5×ULN 的患者。因此，该人群应慎用本品。开始本品治疗前应检查肝功能
● 体重≤ 60kg 的患者，推荐剂量为 30mg，每日 1 次
● 艾多沙班片为普通片剂，可掰开服用，也可以研碎或溶于水中服用。本品可与食物同服，也可以单独服用</td></tr>
<tr><td>预防卒中和体循环栓塞</td><td>● 艾多沙班推荐剂量为 60mg，每日 1 次</td><td rowspan="3">老年人用药无须减量</td></tr>
<tr><td>治疗深静脉血栓（DVT）和肺栓塞（PE），预防复发性深静脉血栓和 PE</td><td>● 艾多沙班推荐剂量为 60mg，每日 1 次，经初始非口服抗凝剂治疗至少 5 天后开始给药。不得同时给予艾多沙班和非口服抗凝剂
● 在谨慎评估治疗获益和出血风险之后，应根据个体情况确定治疗 DVT、PE 以及预防复发性静脉血栓栓塞（VTE）的持续时间。应基于一过性危险因素（如近期接受手术、创伤、制动）进行短期治疗（至少 3 个月），并应基于永久性危险因素或者特发性 DVT 或 PE 进行较长时间的治疗
● 对于 NVAF 和 VTE，存在 1 种或 1 种以上下列临床因素的患者中，艾多沙班的推荐剂量为 30mg，每日 1 次：中度或重度肾损害（CrCl 15 ～ 50mL/min）、低体重（≤ 60kg）、与 P-糖蛋白（P-gp）抑制剂（环孢素、决奈达隆、红霉素或酮康唑）联合用药</td></tr>
<tr><td>非瓣膜性房颤（NVAF）和静脉血栓栓塞（VTE）患者持续抗凝治疗</td><td>NVAF 患者采用艾多沙班治疗时应长期使用。NVAF 和 VTE 患者持续抗凝治疗非常重要。有些情况下需要调整抗凝治疗方案：
将其他药物转换为本品：
● 维生素 K 拮抗剂（VKA）转换为本品：推荐当国际标准化比值（INR）≤ 2.5 时，中止 VKA 并开始本品治疗
● 除 VKA 外的口服抗凝剂，如达比加群酯、利伐沙班、阿哌沙班转换为本品：应中止达比加群酯、利伐沙班或阿哌沙班，下一次预定给予口服抗凝血药时，开始本品治疗
● 非口服抗凝剂转换为本品：这些药物不得同时使用。皮下注射抗凝血药（即低分子肝素，磺达肝素）应中止，下一次预定皮下注射抗凝血药时，开始本品治疗。普通肝素静脉给药应中止输注，并于 4h 后开始本品治疗
从本品转换为其他药物：</td></tr>
</table>

续表

人群	说明书上的成人用法用量	建议老年人的用法用量
非瓣膜性房颤（NVAF）和静脉血栓栓塞（VTE）患者持续抗凝治疗	● 本品转换为VKA：其间可能出现抗凝不充分，应确保转换为其他抗凝血药过程中持续充分地抗凝。选择口服制剂：对于给药剂量为60mg的患者，服用本品30mg，每日1次，同时使用适量的VKA。对于给药剂量为30mg的患者［存在一种或一种以上下列临床因素：中度至重度肾损害（CrCl 15～50mL/min）、低体重或与某种P-gp抑制剂联合用药］，服用本品15mg，每日1次，同时使用适量的VKA。患者不应为了迅速达到稳定的INR（2～3），而使用负荷剂量的VKA。根据当地治疗实践，既往使用过VKA的患者推荐考虑维持剂量的VKA，或推荐使用基于有效INR的VKA治疗方案。一旦达到INR≥2.0，应中止本品给药。在开始本品与VKA联合治疗后14天内大部分患者（85%）能够达到INR≥2.0。14天后，建议中止本品治疗，并继续调整VKA剂量，直至INR达到2～3。推荐在联合治疗的前14天内至少测定INR 3次，为尽可能降低本品对INR测定产生的影响，应在每日服用本品前测定。本品与VKA联合治疗使本品给药后INR升高达46%。选择非口服制剂：下一次预定给药时，中止服用本品，开始非口服抗凝血药和VKA治疗。达到稳定的INR≥2.0时，须中止非口服抗凝血药，但继续VKA治疗 ● 本品转换为除VKA外的口服抗凝血药，下一次预定给药时，中止服用本品，开始非VKA抗凝血药治疗 ● 本品转换为非口服抗凝血药：这些药物不得同时使用。下一次预订给药时，中止服用本品，开始非口服抗凝血药治疗	老年人用药无须减量
接受心脏复律的患者	● 需要心脏复律的患者可以开始或继续服用本品。对于既往未接受过抗凝血药治疗、经食管超声心动图引导进行心脏复律的患者，应至少在心脏复律前2h开始服用本品，以确保充分抗凝。心脏复律应在手术当天服用本品后12h内进行 ● 对于所有接受心脏复律的患者，在进行心脏复律前应确认患者已按处方服用本品。接受心脏复律患者应依照已有的抗凝治疗指南确定治疗开始时间和治疗时长	

■ 指南推荐（表5-2-2）

表5-2-2 艾多沙班的指南推荐

人群	指南名称	推荐内容
心腔内血栓	《冠心病合并心房颤动患者抗栓管理中国专家共识》[6]	急性冠脉综合征和（或）经皮冠状动脉介入治疗合并AF患者新型口服抗凝血药（NOACs）的给药方案中，艾多沙班使用剂量为60mg每日1次，当CrCl 15～50mL/min、体重≤60kg或合并使用血小板膜糖蛋白Ⅱb/Ⅲa受体拮抗剂时需要减低剂量，为30mg每日1次 重度肾功能不全患者因子Xa抑制剂应减量并慎用；艾多沙班在CrCl升高的情况下，疗效有降低的趋势，需谨慎评估患者血栓栓塞和出血风险后，才可用于高CrCl的NVAF患者

续表

人群	指南名称	推荐内容
心房颤动（AF）	《心房颤动：目前的认识和治疗建议（2021）》[1]	目前 NOACs 包括直接凝血酶抑制剂达比加群酯及直接因子Ⅹa 抑制剂利伐沙班、阿哌沙班与艾多沙班在 RE-LY、ROCKET-AF、ARISTOTLE、ENGAGE AF-TIMI 48 这 4 项著名随机对照试验（RCT）中，达比加群酯、利伐沙班、阿哌沙班、艾多沙班对脑卒中或体循环栓塞的预防作用不劣于华法林。在这些 RCT 的荟萃分析中显示，与华法林相比，NOACs 使脑卒中或体循环栓塞风险降低 19%。全因死亡率降低 10%，颅内出血风险降低 52%，但胃肠道出血风险增加 25% 胃肠道出血风险高的患者，可选择阿哌沙班、艾多沙班或低剂量达比加群酯（Ⅱa 级推荐。B 级证据）
	《基层心血管病综合管理实践指南 2020》[2]	NOACs 抗凝效果与华法林相当，而与治疗相关的出血性脑卒中的发生率则显著降低，条件允许时亦可作为临床首选用药，包括直接凝血酶抑制剂达比加群酯，以及因子Ⅹa 抑制剂如利伐沙班、阿哌沙班与艾多沙班等（Ⅰ级推荐。A 级证据）。2011 年美国食品药品监督管理局批准其用于 AF 患者血栓栓塞的预防，2017 年中国 AF 患者脑卒中预防规范优先推荐用于 NVAF 患者预防脑卒中
静脉血栓栓塞症（VTE）	《中国急性血栓性疾病抗栓治疗共识》[7]	近年来，NOACs 发展迅速，主要包括凝血因子Ⅹa 抑制剂（利伐沙班、阿哌沙班、艾多沙班等）、凝血因子Ⅱa 抑制剂（达比加群酯等）。目前多项研究表明在 PE 患者中，NOACs 与肠道外抗凝序贯华法林抗凝治疗相比，具有良好的有效性及安全性，可替代标准的肠道外抗凝序贯华法林抗凝治疗
	《2021 中国静脉血栓栓塞症防治抗凝药物的选用与药学监护指南》[8]	急性 VTE 患者可选择利伐沙班、阿哌沙班、艾多沙班的单药治疗，不需要初始肝素治疗。使用 NOACs：可以固定剂量给药，无须频繁地进行实验室监测，且不用频繁调整剂量 对于需要 VTE 治疗或预防的远期 HIT 患者，建议使用非肝素抗凝血药（如阿哌沙班、达比加群酯、达肝素、艾多沙班、磺达肝癸钠、利伐沙班或 VKA），而不是普通肝素或低分子肝素
	《肿瘤相关静脉血栓栓塞症预防与治疗指南（2019 版）》[9]	VTE 治疗必须先使用 5 ～ 10 日肠外抗凝血药，然后方可换用艾多沙班。正常剂量为 60mg，每日 1 次（CrCl 30 ～ 50mL/min 或体质量＜ 60kg 或使用 P-gp 抑制剂）的患者需减量到 30mg，每日 1 次
糖尿病足	《中国糖尿病足诊治临床路径（2023 版）》[3]	合理使用阿司匹林、氯吡格雷、西洛他唑和盐酸沙格雷酯等抗血小板药物，肝素、华法林、直接抑制凝血因子Ⅹa 的药物（如阿哌沙班、利伐沙班、艾多沙班）和Ⅱa 直接抑制剂（达比加群酯）等抗凝药物，但确切用法仍存有一定争议。对血管重建术后患者，以及既往有出血性疾病、肝硬化和肾功能衰竭等病史患者，尤其需要取得抗凝和出血之间的平衡，防止抗凝不足或严重出血的发生
慢性脑缺血（CCH）	《慢性脑缺血临床诊治专家共识》[4]	临床确诊 CCH 患者，可酌情给予抗血小板聚集、抗凝、改善循环及脑代谢剂等治疗。可选用的药物众多，根据临床相应评估与实验室检查，并结合药物的有效药理作用酌情选择。对于不伴有心房纤颤的慢性脑缺血患者不建议使用抗凝治疗，伴有心房纤颤的患者可考虑使用 NOACs，如阿哌沙班、利伐沙班、艾多沙班、达比加群酯
肝素诱导的血小板减少症（HIT）	《肝素诱导的血小板减少症中国专家共识（2017）》[5]	尚未见到的前瞻性对照研究公布，仅见小型研究及病例报告，初步结果表明：NOACs（达比加群酯、利伐沙班、阿哌沙班和艾多沙班等）被用于 HIT 患者的治疗，不但用药方便，不需要检测 INR，而且是有效和安全的

【不良反应和出血治疗】

最常见的不良反应是鼻衄（7.7%）、血尿（6.9%）和贫血（5.3%）。出血可能发生在任意部位，可能为重度甚至致死。

两项关键3期研究中包括VTE和NVAF两个适应证的患者发生的不良反应和上市后发现的不良反应。按MedDRA系统器官分类和发生频率，将不良反应分类如下：十分常见（≥1/10）；常见（≥1/100至＜1/10）；偶见（≥1/1000至＜1/100）；罕见（≥1/10000至＜1/1000）；十分罕见（＜1/10000）。

1. 血液与淋巴系统疾病

常见：贫血。

偶见：血小板减少。

2. 免疫系统疾病

偶见：超敏反应。

罕见：速发过敏反应、过敏性水肿。

3. 神经系统疾病

常见：头晕、头痛。

偶见：颅内出血。

罕见：蛛网膜下腔出血。

4. 眼部疾病

偶见：结膜/巩膜出血、眼内出血。

5. 心脏疾病

罕见：心包出血。

6. 血管疾病

偶见：其他出血。

7. 呼吸、胸及纵隔疾病

常见：鼻衄。

偶见：咯血。

8. 胃肠道疾病

常见：上消化道出血、下消化道出血、口腔/咽部出血、恶心、腹痛。

罕见：腹膜后出血。

9. 肝胆疾病

常见：血胆红素升高、γ-谷氨酰转移酶升高。

偶见：血液碱性磷酸酶升高、转氨酶升高。

10. 皮肤及皮下组织疾病

常见：皮肤软组织出血、皮疹、瘙痒。

偶见：荨麻疹。

11. **肌肉骨骼及结缔组织疾病**

罕见：肌内出血（不伴有筋膜室综合征）、关节内出血。

12. **肾脏及泌尿系统疾病**

常见：肉眼可见的血尿 / 尿道出血。

13. **生殖系统及乳腺疾病**

常见：阴道出血。

14. **全身性疾病及给药部位疾病**

常见：穿刺部位出血。

15. **检查**

常见：肝功能检查异常。

16. **损伤、中毒及手术并发症**

偶见：手术部位出血。

罕见：硬膜下出血、手术出血。

【禁忌证】

① 对本品活性成分或者其他辅料过敏的患者。

② 有临床明显活动性出血的患者。

③ 伴有凝血障碍和临床相关出血风险的肝病患者。

④ 具有大出血显著风险的病灶或病情，例如目前或近期患有胃肠道溃疡，存在出血风险较高的恶性肿瘤，近期发生脑部或脊椎损伤，近期接受脑部、脊椎或眼科手术，近期发生颅内出血，已知或疑似的食管静脉曲张，动静脉畸形，血管动脉瘤或重大脊椎内或脑内血管畸形。

⑤ 无法控制的重度高血压。

⑥ 除了转换为口服抗凝血药治疗，或给予维持中心静脉或动脉导管通畅所需剂量普通肝素的特殊情况之外，禁用任何其他抗凝血药的伴随治疗，例如普通肝素、低分子肝素（依诺肝素、达肝素等）、肝素衍生物（磺达肝癸钠等）、口服抗凝血药（华法林、达比加群酯、利伐沙班、阿哌沙班等）。

【相互作用】

■ 药物–药物相互作用

1. **增加胃排空和肠蠕动的药物**

艾多沙班主要通过上消化道吸收。因此，增加胃排空和肠蠕动的药物或疾病有可能减少艾多沙班的溶解和吸收。

2. **P-gp 抑制剂**

艾多沙班是外排转运蛋白 P-gp 的底物。药代动力学（PK）研究显示，艾多沙班与 P-gp 抑制剂（环孢素、决奈达隆、红霉素、酮康唑、奎尼丁或维拉帕米）合并使用后，艾多沙班血浆浓度增加。艾多沙班与环孢素、决奈达隆、红霉素或酮康唑合并用药时剂量需减少至30mg，每日1次。临床数据表明，艾多沙班与奎尼丁、维拉帕米或胺碘酮合并用药时，无须减少剂量。尚未研究艾多沙班与其他P-gp抑制剂（包括HIV蛋白酶抑制剂）合并用药。

与以下P-gp抑制剂合并用药时，本品需使用的剂量为30mg，每日1次：

环孢素：环孢素单剂量500mg与艾多沙班单剂量60mg合并用药后，艾多沙班的药时曲线下面积（AUC）和最大血药浓度（C_{max}）分别增加73%和74%。

决奈达隆：决奈达隆400mg每日2次治疗7天，第5天合用单剂量艾多沙班60mg显示，艾多沙班的AUC和C_{max}分别增加85%和46%。

红霉素：红霉素500mg每日4次治疗8天，第7天合用单剂量艾多沙班60mg显示，艾多沙班的AUC和C_{max}分别增加85%和68%。

酮康唑：酮康唑400mg每日1次治疗7天，第4天合用单剂量艾多沙班60mg显示，艾多沙班的AUC和C_{max}分别增加87%和89%。

与以下P-gp抑制剂合并用药时，推荐使用本品的剂量为60mg，每日1次：

奎尼丁：奎尼丁300mg，第1天和第4天每日1次，第2天和第3天每日3次，第3天合用单剂量艾多沙班60mg，艾多沙班用药后24h AUC和C_{max}分别增加77%和85%。

维拉帕米：维拉帕米240mg每日1次治疗11天，第10天合用单剂量艾多沙班60mg显示，艾多沙班的AUC和C_{max}约增加53%。

胺碘酮：胺碘酮400mg合用艾多沙班60mg每日1次，AUC升高40%，C_{max}升高66%。该变化无临床意义。治疗NVAF的ENGAGE AF-TIMI 48研究显示，合用和未合用胺碘酮的受试者中疗效和安全性结果相似。

3. P–gp诱导剂

艾多沙班与P-gp诱导剂利福平合用会导致艾多沙班AUC降低和$t_{1/2}$缩短，其药效学作用也可能降低。艾多沙班与其他P-gp诱导剂（如苯妥英钠、卡马西平、苯巴比妥或贯叶连翘）合用可导致艾多沙班血浆浓度下降。艾多沙班与P-gp诱导剂合用时应谨慎。

4. P–gp底物

地高辛：艾多沙班60mg每日1次（第1～14天）与地高辛0.25mg每日2次（第8天和第9天）和0.25mg每日1次（第10～14天）多次合用后，艾多沙班C_{max}升高17%，达稳态时对AUC和肾清除率无显著影响。另外，艾多沙班对地高辛的PK影响的研究中，结果显示地高辛C_{max}升高约28%，AUC升高7%。上述结果不具有临床意义。本品与地高辛合用时无须调整剂量。

5. 抗凝血药

因出血风险增加，艾多沙班禁止与其他抗凝血药合用。

6. 乙酰水杨酸（ASA）

与单独用药相比，ASA（100mg或325mg）与艾多沙班合用的出血时间延长。

与高剂量ASA（325mg）合用，艾多沙班的稳态 C_{max} 和 AUC 分别增加35%和32%。不推荐艾多沙班与高剂量ASA（325mg）长期合用。与高于100mg剂量的ASA合用须在医疗监护下进行。在临床研究中允许与ASA（低剂量≤100mg/d）、其他抗血小板药物和噻吩并吡啶类药物合用，与非合并用药相比，大出血事件增加约2倍，但艾多沙班和华法林组程度相似。单次给药后或稳态时，合用低剂量ASA（≤100mg）不影响艾多沙班的峰值或总暴露量。艾多沙班可与低剂量ASA（≤100mg/d）合用。

7. 血小板抑制剂

ENGAGE AF-TIMI 48研究允许合并使用噻吩并吡啶类药物（如氯吡格雷），合并用药后临床相关出血风险增加，但艾多沙班组出血风险低于华法林组。艾多沙班与双联抗血小板治疗或溶栓药联合治疗的经验有限。

8. 非甾体抗炎药（NSAIDs）

与单独用药相比，萘普生与艾多沙班合用的出血时间延长。萘普生对艾多沙班的 C_{max} 和 AUC 无影响。临床研究显示，与NSAIDs药物合用导致临床相关出血增加。不推荐艾多沙班与NSAIDs药物长期合并使用。

9. 联合应用选择性5-羟色胺再摄取抑制剂（SSRIs）或选择性5-羟色胺和去甲肾上腺素再摄取抑制剂（SNRIs）

同其他抗凝血药一样，因已报告的对血小板的影响，与SSRIs或SNRIs合用，存在患者出血风险升高的可能性。

10. 艾多沙班对其他药物的影响

与艾多沙班合用后地高辛的 C_{max} 增加28%，但对 AUC 无影响。艾多沙班对奎尼丁的 C_{max} 和 AUC 无影响。艾多沙班与维拉帕米合用后，维拉帕米 C_{max} 和 AUC 分别下降14%和16%。

■ 药物-食物相互作用

暂无食物能明显影响药物疗效。

【老年人潜在不适当用药】

无。

【药学监护】

■ 出血治疗

如果接受艾多沙班的患者发生出血并发症，应适当延迟艾多沙班的下一次给药时间，或者应停药。艾多沙班半衰期约为10～14h。应根据出血严重程度和部位给予个体化的处理方式。应根据需要采取适当的对症治疗，例如机械压迫（如针对重度鼻衄）、采用出血控制流程进行手术止血、补液和血流动力学支持、输注血液制品（如浓缩红细胞或新鲜冷冻血浆，具体选择取决于相关的贫血或凝血异常）。对于不能通过输血或止血措施控制的危及生命的出血，给予50IU/kg因子Ⅳ凝血酶原复合物，在输注完 30min 后可逆转本品的作用。还可使用重组人凝血因子Ⅶa（r-FⅦa）。但是，接受艾多沙班治疗的患者中使用该制剂的临床经验有限。根据当地实际情况，一旦出现大出血应请凝血专家会诊。硫酸鱼精蛋白和维生素 K 不会影响艾多沙班的抗凝活性。在接受艾多沙班治疗的患者中，尚无使用抗纤溶药（氨甲环酸、氨基己酸）经验，也无使用系统止血剂（去氨加压素、抑肽酶）有益的科学依据或用药经验。艾多沙班的血浆蛋白结合率较高，不易被透析。

■ 疗效监护

尽管艾多沙班治疗不需要常规监测，但可以通过校准的抗因子Xa 定量测定来评估其抗凝作用。这种方法在特殊情况下有助于临床决策，如药物过量和紧急外科手术。

■ 安全性监护

① 在接受艾多沙班治疗时应注意不良反应的监测，如出现皮疹、胃肠道不适、血尿、皮肤出血等，应立即告知医生。

② 注意禁忌证的评估，如有出现，应禁用。

③ 注意与其他药物的相互作用，如 P-gp 抑制剂（如环孢素、红霉素、酮康唑）可能增加出血风险；与 P-gp 诱导剂（如卡马西平、苯妥英钠）合用时，可能减弱艾多沙班的药效，增加栓塞风险。

④ 注意监测肝、肾功能，并根据肝、肾功能调整剂量。

⑤ 艾多沙班可能会增加出血风险，特别是与其他增加出血风险的药物合用时。如果发生严重出血，应立即停药并就医治疗。

⑥ 用药期间可通过定期检查血红蛋白或血细胞比容等方式及时发现是否有隐匿性出血情况。

⑦ 如果正在使用其他药品，用药前应咨询医生或药师，以免出现不良反应。

⑧ 服药期间，若需接受手术或拔牙，请提前告知医生正在服用本药，并咨询医生术前是否需要停药。

■ 药物过量

艾多沙班用药过量可能导致出血。对用药过量危害的了解非常有限。尚无对抗艾多沙班药效作用的特异性拮抗剂。在艾多沙班药物过量时，应尽早使用活性炭以降低其吸收。该建议基于药物过量标准治疗和类似化合物的已有的数据，尚无艾多沙班临床研究项目针对使用活性炭降低艾多沙班吸收的专门研究。

■ 漏服

如果发生漏服，患者应立即服用本品，并于次日继续每日服药 1 次。患者不得因漏服而在同一天服用 2 倍剂量。

■ 患者教育

嘱患者应该完全按照处方服用艾多沙班片，没有医疗保健专业人员的许可不得擅自停药。应保持充分的药物储备，以确保能够连续用药。对于无法整片吞服的患者，可将艾多沙班片碾碎，并与 2 ～ 3 盎司水或苹果酱混合后立即摄入。对于插有胃管的患者，可将艾多沙班片碾碎，并与 2 ～ 3 盎司水混合后立即通过胃管给药。告知患者如果发生漏服，措施如上文所述。在使用艾多沙班片之前，医生需要检查肾功能。如果过量服用艾多沙班片，请前往最近的医院急诊室就诊或立即联系医生。告知患者如果跌倒或受伤，尤其是撞到头部时，请立即联系医生，以免存在潜在的出血风险。

使用艾多沙班片可导致严重的出血，有时甚至导致死亡。用药期间，患者容易出现出血、出血时间更长或更容易出现瘀斑。如果目前有某些类型的异常出血，请勿使用艾多沙班片。如发生任何异常的出血事件请立即向医疗保健专业人员报告。告知患者如果出血严重（如咯血或吐血）或出血无法控制，请立即联系医生或寻求医疗帮助。告知患者在进行任何外科手术、医学治疗或牙科手术之前，应告诉医疗保健专业人员正在服用艾多沙班片。

在服用艾多沙班的过程中，如果患者因为其他疾病需要服用新的药物，或者需要停用原来长期服用的药物，请咨询医生或药师。将患者正在服用的药物列成表格，出示给医生，在医生的指导下用药。

对于药品的服用，嘱患者：

① 服用艾多沙班之前，应主动告知医师过去病史，尤其是凝血方面的疾病、脑卒中、肝脏或肾脏疾病、胃肠溃疡或出血以及最近是否有接受脑部、脊髓或眼科手术等。

② 告知医师及牙医师正在服用艾多沙班。尤其是在进行手术、拔牙或侵入性检查前，应主动告诉医师您正在服用抗凝血药。

③ 未经医师许可，请不要自行服用任何药品、中草药或保健食品，尤其是阿司匹林、非类固醇性消炎镇痛药、抗凝血药、血小板凝集抑制剂等，以避免影响药效。

④ 避免割伤自己，请小心刷牙及刮胡须，尽量使用软毛牙刷及电动剃须刀。

⑤ 避免用力挖鼻孔，可能导致严重鼻出血。

⑥ 避免从事容易引起挫伤、扭伤的危险性活动（例如：撞击性的运动）。

⑦ 若发生不寻常的出血或淤青，请立即就医。

⑧ 请确定身边有足够的药量，请勿在未告知医师情况下自行停药。

⑨ 请勿将药品给其他人服用，并存放在小孩不易取得的地方。

⑩ 为了确保艾多沙班药品的质量和安全性，需要在 30℃以下密封保存，应存放在干燥、避光处，并定期检查药品的有效期，如有过期或其他异常情况应及时停止使用并进行更换。

· 参考文献 ·

[1] 中华医学会心电生理和起搏分会，中国医师协会心律学专业委员会，中国房颤中心联盟心房颤动防治专家工作委员会 . 心房颤动：目前的认识和治疗建议（2021）[J]. 中华心律失常学杂志，2022, 26(1): 15-88.

[2] 北京高血压防治协会，北京糖尿病防治协会，北京慢性病防治与健康教育研究会，等. 基层心血管病综合管理实践指南2020[J]. 中国医学前沿杂志（电子版），2020, 12(8): 前插1，-73.
[3] 中华医学会糖尿病学分会糖尿病足与周围血管病学组. 中国糖尿病足诊治临床路径（2023版）[J]. 中华内分泌代谢杂志，2023, 39(2): 93-102.
[4] 李建章，张杰文，刘恒方. 慢性脑缺血临床诊治专家共识[J]. 中国实用神经疾病杂志，2022, 25(6): 661-667.
[5] 中国医师协会心血管内科医师分会血栓防治专业委员会，《中华医学杂志》编辑委员会. 肝素诱导的血小板减少症中国专家共识（2017）[J]. 中华医学杂志，2018, 98(6): 408-417.
[6] 中华医学会心血管病学分会，中华心血管病杂志编辑委员会. 冠心病合并心房颤动患者抗栓管理中国专家共识[J]. 中华心血管病杂志，2020, 48(7): 552-564.
[7] 中国医药教育协会急诊医学分会，中华医学会急诊医学分会心脑血管学组，急性血栓性疾病急诊专家共识组. 中国急性血栓性疾病抗栓治疗共识[J]. 中国急救医学，2019, 39(6): 501-531.
[8] 王乔宇，武明芬，柳鑫，等.2021中国静脉血栓栓塞症防治抗凝药物的选用与药学监护指南[J]. 中国临床药理学杂志，2021, 37(21): 2999-3016.
[9] 中国临床肿瘤学会肿瘤与血栓专家委员会. 肿瘤相关静脉血栓栓塞症预防与治疗指南（2019版）[J]. 中国肿瘤临床，2019, 46(13): 653-660.

第三节　达比加群酯——直接凝血酶抑制剂的口服选择

达比加群酯（dabigatran etexilate）

【剂型规格】

胶囊剂。①75mg；②110mg；③150mg。

【药效学及药代动力学】

■ 药效学

达比加群及其乙酰葡糖醛酸苷共轭产物是竞争性直接凝血酶抑制剂。由于在凝血级联反应中，凝血酶（丝氨酸蛋白酶）使纤维蛋白原转化为纤维蛋白，抑制凝血酶可预防血栓形成，其活性基团还可抑制游离凝血酶、与血块结合的凝血酶和凝血酶诱导的血小板聚集。

■ 药动学

口服给药后，达比加群酯迅速且完全转化为达比加群，后者是达比加群酯在血浆中的活性成分。前体药物达比加群酯通过酯酶催化水解形成有效成分达比加群是主要代谢反应。达比加群酯口服给药后达比加群的绝对生物利用度约为6.5%。健康志愿者口服达比加群酯后，达比加群在血浆中的药代动力学特点表现为血药浓度迅速增高，给药后0.5～2.0h达到峰浓度（C_{max}）。

【适应证】

■ 说明书上的适应证

① 预防存在以下一个或多个危险因素的成人非瓣膜性房颤（NVAF）患者的

卒中和全身性栓塞（SEE）：

先前曾有脑卒中、短暂性脑缺血发作或体循环栓塞；

左心室射血分数< 40%；

伴有症状的心力衰竭，纽约心脏病协会（NYHA）心功能分级> 2 级；

年龄≥ 75 岁；

年龄≥ 65 岁，且伴有以下任一疾病：糖尿病、冠心病或高血压。

② 治疗急性深静脉血栓形成（DVT）和（或）肺栓塞（PE）以及预防相关死亡。

③ 预防复发性深静脉血栓形成（DVT）和（或）肺栓塞（PE）以及相关死亡。

■ **其他适应证**

① 扩张型心肌病（DCM）[1]。

② 脑静脉血栓形成（CVT）[2, 3]。

③ 急性肝素诱导的血小板减少症（HIT）[4]。

【用法用量】

■ 临床应用（表 5-3-1）

表 5-3-1　达比加群酯的临床应用

<table>
<tr><th>人群</th><th>说明书上的成人用法用量</th><th>建议老年人的用法用量</th></tr>
<tr><td colspan="3">● 起始剂量和维持剂量：非瓣膜性房颤（NVAF）患者的卒中和全身性栓塞（SEE）成人患者推荐剂量为每日口服 300mg，即每次 150mg，每日两次。应维持长期的治疗
● 在开始本品治疗前，应通过计算肌酐清除率（CrCl）对肾功能进行评估，并以此排除重度肾功能损害的患者（即 CrCl< 30mL/min）。尚无数据支持在重度肾功能损害患者中用药
● 肝功能损害、房颤相关性脑卒中和 SEE 预防的临床试验中排除了肝酶增高> 2ULN（正常值上限）的患者。对这一患者亚组无治疗经验，所以不推荐该人群使用本品
● 下面列出了增加出血风险的因素：如，年龄≥ 75 岁、中度肾功能损害 CrCl 30 ～ 50mL/min，或接受强效 P-糖蛋白（P-gp）抑制剂联合治疗，抗血小板药物联合治疗或之前曾发生胃肠道出血等。对于存在上述一种或多种风险因素的患者，医生可考虑将患者的每日剂量减少为 220mg，即每次 110mg，每日两次
● 心脏复律患者：心脏复律过程中，可维持本品治疗
● 遗漏服药：若距下次用药时间大于 6h，仍能服用本品漏服的剂量；如果距下次用药不足 6h，则应忽略漏服的剂量，不可为弥补漏服剂量而使用双倍剂量的药物</td></tr>
<tr><td>预防存在一个或多个危险因素的成人非瓣膜性房颤患者（NVAF）的卒中和全身性栓塞（SEE）</td><td>● 成人的推荐剂量为每日口服 300mg，即每次 150mg，每日两次。应维持长期的治疗</td><td rowspan="3">对于年龄为 75 ～ 80 岁之间的患者应采用每日 300mg，即每次 150mg，每日两次。当血栓栓塞风险较低而出血风险较高时，可考虑每日 220mg 的剂量，即每次 110mg，每日两次，由医生酌情自行决定。对于年龄为 80 岁及以上的患者，由于其出血风险增加，因此应采用每日 220mg，即每次 110mg，每日两次</td></tr>
<tr><td>治疗急性深静脉血栓形成（DVT）和（或）肺栓塞（PE）</td><td>● 成人的推荐剂量为每日口服 300mg，即每次 150mg，每日两次。应在接受至少 5 天的肠外抗凝剂治疗后开始</td></tr>
<tr><td>预防复发性深静脉血栓形成（DVT）和（或）肺栓塞（PE）</td><td>● 成人的推荐剂量为每日口服 300mg，即每次 150mg，每日两次</td></tr>
</table>

■ 指南推荐（表 5-3-2）

表 5-3-2　达比加群酯的指南推荐

人群	指南名称	推荐内容
心房颤动（AF）	《中国血栓性疾病防治指南》[5]	NVAF 患者抗栓治疗推荐意见：CHA_2DS_2-VASs 评分≥ 2 分的患者，除非禁忌，均推荐口服抗凝治疗，可选择调整剂量的华法林（INR 2.0 ～ 3.0）或新型口服抗凝药（NOACs）（Ⅰ级推荐。A 级证据） AF 复律抗凝治疗：AF ＜ 48h 且卒中高风险，推荐在复律前立即启动抗凝治疗，可选择普通肝素、按体重调整剂量的低分子肝素（LMWH）、NOACs，随后长期 NOACs 治疗（Ⅰ级推荐。B 级证据） AF ＜ 48h 且卒中低风险，复律前可抗凝治疗（肝素、按体重调整剂量的 LMWH、NOACs）或不抗凝治疗，复律后无须长期口服抗凝药物治疗（Ⅰ级推荐。B 级证据）
	《心房颤动：目前的认识和治疗建议（2021）》[6]	在应口服抗凝的 AF 患者中，优先选择 NOACs（合并机械瓣置换术或中、重度二尖瓣狭窄患者除外）（Ⅰ级推荐。A 级证据） 胃肠道出血风险高的患者，可选择阿哌沙班，艾多沙班或低剂量达比加群酯（Ⅱa 级推荐。B 级证据） 使用华法林抗凝的患者，若 TTR ＜ 70%，推荐更换为 NOACs（需要保持良好的依从性）（Ⅰ级推荐。B 级证据） AF 导管消融围术期的抗凝建议：术前已服用治疗剂量的 NOACs 或华法林，AF 导管消融围术期无须中断抗凝（Ⅰ级推荐。A 级证据）；消融术后推荐 NOACs 或华法林抗凝治疗至少 2 个月（Ⅰ级推荐。C 级证据） 每次 AF 或房扑复律前尽快启动肝素或 NOACs 抗凝治疗（Ⅱa 级推荐。B 级证据） 急诊 AF 的抗凝治疗：优选 NOACs（Ⅰ级推荐。A 级证据） 急诊 AF 的抗凝治疗：对高卒中风险患者，在 AF 或房扑复律前，应尽早（AF 发作持续时间 12h 时）开始用普通肝素、LMWH 或 NOACs 抗凝治疗（Ⅱa 级推荐。B 级证据） 急诊 AF 的抗凝治疗：终末期慢性肾病或透析房颤患者，推荐使用 NOACs（Ⅲ级推荐。C 级证据）；人工机械瓣膜置换的 AF 患者，推荐使用 NOACs（Ⅲ级推荐。B 级证据）
	《常见先天性心脏病经皮介入治疗指南（2021 版）》[7]	房间隔缺损（ASD）经皮介入封堵术：术后出现 AF 者推荐使用 NOACs 或华法林抗凝（Ⅰ级推荐。A 级证据） 经皮层卵圆孔未闭介入封堵术：术后有 AF 推荐使用 NOACs 或华法林抗凝（Ⅰ级推荐。A 级证据）
	《心房颤动诊断和治疗中国指南》[8]	AF 抗栓治疗药物：口服抗凝药（OAC）治疗应首选 NOACs（Ⅰ级推荐。A 级证据） 使用 NOACs 的患者在出现无法控制 / 危及生命的出血事件或拟行急诊外科手术时应使用相应的特异性拮抗剂（Ⅰ级推荐。B 级证据） AF 复律抗凝首选 NOACs（Ⅰ级推荐。B 级证据） 轻中度急性缺血性脑卒中的 AF 患者应考虑早期（≤ 4 天）启动 NOACs 抗凝（Ⅱa 级推荐。B 级证据） 长期应用 OAC 进行卒中二级预防，优选 NOACs（Ⅰ级推荐。B 级证据）

续表

人群	指南名称	推荐内容
心房颤动（AF）	《高血压合理用药指南》[9]	NOACs（达比加群、利伐沙班和阿哌沙班等）均可作为 AF 患者血栓栓塞预防的首选药物（Ⅰ级推荐。B 级证据）
	《中国脑血管病一级预防指南 2019》[10]	NVAF 患者，CHA_2DS_2-VASs 评分＞2 分且出血性并发症风险较低的患者，建议口服华法林抗凝治疗（INR 目标值范围在 2 ～ 3）（Ⅰ级推荐。A 级证据）；如有条件也可选择新型口服抗凝剂，如达比加群、阿哌沙班、利伐沙班或艾多沙班（B 级证据）
缺血性脑卒中 /TIA	《冠心病合理用药指南》[11]	对于缺血性脑卒中 /TIA 患者，若合并 AMI 伴左心室附壁血栓形成，或伴前壁或心尖部室壁运动障碍且 LVEF＜40%，若因非出血性不良事件不能耐受华法林治疗，应考虑持续 3 个月采用 LMWH 或达比加群酯或利伐沙班或阿哌沙班的抗凝治疗作为华法林治疗的替代方案（Ⅱb 级推荐。C 级证据）
扩张型心肌病（DCM）	《中国扩张型心肌病诊断和治疗指南》[1]	对于合并 AF 的患者 CHA_2DS_2-VASc 评分中男性≥2 分者、女性≥3 分者，应考虑接受口服抗凝治疗（Ⅰ级推荐。A 级证据）
静脉血栓栓塞症（VTE）	《中国血栓性疾病防治指南》[5]	急性 DVT 初始抗凝药物选择：不合并肿瘤的急性 DVT 的初始抗凝，推荐应用利伐沙班、达比加群酯或 LMWH（Ⅰ级推荐。C 级证据） 急性 DVT 长期抗凝药物选择：不合并肿瘤的 DVT，建议利伐沙班或达比加群酯长期抗凝治疗，优于华法林（Ⅱ级推荐。B 级证据） 急性 PTE 若选用利伐沙班，在使用初期需给予负荷剂量；若选择达比加群酯，应先给予胃肠外抗凝药物≥5 天（Ⅰ级推荐。B 级证据）
	《肺血栓栓塞症诊治与预防指南（2018）》[12]	急性 PTE，若选用利伐沙班或阿哌沙班，在使用初期需给予负荷剂量；若选择达比加群或者艾多沙班，应先给予胃肠外抗凝药物至少 5 天（Ⅰ级推荐。B 级证据）
	《急性肺栓塞多学科团队救治中国专家共识》[13]	PE 患者：胃肠外抗凝建议选择低分子量肝素或磺达肝癸钠（优于普通肝素）；口服抗凝建议选择非维生素 K 拮抗剂口服抗凝药（如利伐沙班、艾多沙班、达比加群酯），优于维生素 K 拮抗剂（除抗磷脂抗体综合征导致的 PE 外）
	《创伤骨科患者围术期下肢静脉血栓形成诊断及防治专家共识（2022 年）》[14]	DVT 的抗凝治疗：对于下肢 DVT 或 PE 且无癌症的患者，作为长期抗凝治疗药物，建议使用达比加群、利伐沙班、阿哌沙班或依多沙班等新型抗凝药物，其疗效优于华法林治疗（Ⅱ级推荐。A 级证据）
心房颤动合并扩张型心肌病	《中国扩张型心肌病诊断和治疗指南》[1]	AF 合并 DCM 的患者 CHA_2DS_2-VASc 评分中男性≥2 分、女性＞3 分者，应考虑接受口服抗凝治疗（Ⅰ级推荐。A 级证据），可使用华法林或新型抗凝药，预防血栓形成及栓塞
心房颤动合并冠心病	《心房颤动诊断和治疗中国指南》[8]	AF 合并冠心病的抗栓治疗建议：联合抗血小板治疗时应首选 NOACs（Ⅰ级推荐。A 级证据）
	《老年冠心病慢病管理指南》[15]	建议合并 AF 或 PE 的 ACS 患者采用 NOACs 联用氯吡格雷双联抗栓治疗（Ⅰ级推荐。A 级证据）

续表

人群	指南名称	推荐内容
心房颤动合并慢性肾脏病	《心房颤动诊断和治疗中国指南》[8]	接受 OAC 治疗的 AF 患者需每年评估肾功能 CKD 1 ～ 3 期患者（CrCl ＞ 30mL/min），优选 NOACs（Ⅰ级推荐。B 级证据）
脑静脉血栓形成（CVT）	《中国颅内静脉血栓形成诊断和治疗指南 2019》[2]	颅内静脉血栓形成（CVT）抗凝治疗：达比加群的疗效和安全性与华法林类似，但比华法林使用方便（Ⅱ级推荐。B 级证据）
	《头颈静脉回流障碍诊治中国专家共识》[3]	对不适合华法林的 CVT 患者，可考虑口服达比加群或利伐沙班，其他 NOACs 的应用还需更多的研究证据

【不良反应】

表 5-3-3 为预防 AF 患者血栓栓塞性脑卒中和 SEE 研究以及治疗 DVT/PE 和预防复发性 DVT/PE 中所观察到的不良反应，依据系统器官分类（SOC）列出并使用以下惯用发生频率定义进行分类：十分常见（≥ 1/10）；常见（≥ 1/100，＜ 1/10）；偶见（≥ 1/1000，＜ 1/100）；罕见（≥ 1/10000，＜ 1/1000）；十分罕见（＜ 1/10000）；不明确（以现有数据无法估计）。

表 5-3-3　预防 AF 患者血栓栓塞性脑卒中和 SEE 研究以及治疗 DVT/PE 和预防复发性 DVT/PE 中所观察到的不良反应

项目	AF 患者的卒中和 SEE 预防	DVT/PE 治疗和 DVT/PE 预防
SOC/ 优先术语	发生频率	发生频率
血液和淋巴系统异常		
贫血	常见	不常见
血红蛋白减少	不常见	未知
血小板减少症	不常见	罕见
红细胞比容减少	罕见	不明确
免疫系统异常		
药物过敏	不常见	不常见
皮疹	不常见	不常见
瘙痒	不常见	不常见
速发型过敏性反应	罕见	罕见
血管性水肿	罕见	罕见
荨麻疹	罕见	罕见
支气管痉挛	未知	不明确
神经系统异常		
颅内出血	不常见	不常见
血管异常		
血肿	不常见	不常见

续表

项目	AF 患者的卒中和 SEE 预防	DVT/PE 治疗和 DVT/PE 预防
出血	不常见	不常见
呼吸系统、胸部和纵隔异常		
鼻出血	常见	常见
咯血	不常见	不常见
胃肠道异常		
胃肠道出血	常见	常见
腹痛	常见	不常见
腹泻	常见	不常见
消化不良	常见	常见
恶心	常见	不常见
直肠出血	不常见	常见
痔疮出血	不常见	不常见
胃肠道溃疡，包括食管溃疡	不常见	不常见
胃食管炎	不常见	不常见
胃食管反流性疾病	不常见	不常见
呕吐	不常见	不常见
吞咽困难	不常见	常见
肝胆系统异常		
肝功能异常 / 肝功能检查异常	不常见	不常见
丙氨酸氨基转移酶升高	不常见	不常见
天冬氨酸氨基转移酶升高	不常见	不常见
肝酶升高	罕见	不常见
高胆红素血症	罕见	未知
皮肤和皮下组织异常		
皮肤出血	常见	常见
肌肉骨骼和结缔组织异常		
关节积血	罕见	不常见
肾脏和泌尿系统异常		
泌尿生殖系统出血，包括血尿症	常见	常见
全身和给药部位异常		
注射部位出血	罕见	罕见
导管部位出血	罕见	罕见
损伤、中毒和手术并发症		
创伤性出血	罕见	不常见
切口部位出血	罕见	罕见

【禁忌证】

① 重度肾功能损害（CrCl ＜ 30mL/min）患者。

② 临床上显著的活动性出血。

③ 已知对活性成分或本品任一辅料过敏者。

④ 有大出血显著风险的病变或状况，如当前或近期消化性溃疡、高出血风险的恶性赘生物、近期脑或脊髓损伤、近期脑、脊髓或眼部手术、近期颅内出血、已知或可疑的食管静脉曲张、动静脉畸形、血管动脉瘤或主要脊柱内或脑内血管异常。

⑤ 联合应用任何其他抗凝药物，如肝素、LMWH（依诺肝素、达肝素等）、肝素衍生物（磺达肝癸钠等）、OAC（华法林、利伐沙班、阿哌沙班等），除非在由该种治疗转换至本品或反之，以及肝素用于维持中心静脉或动脉置管通畅的必要剂量的这些情况下。

⑥ 有预期会影响存活时间的肝功能损害或肝病。

⑦ 联合使用环孢素，全身性酮康唑、伊曲康唑和决奈达隆。

⑧ 需要抗凝治疗的人工心脏瓣膜。

【相互作用】

■ 药物-药物相互作用

1. 抗凝血药和抗血小板聚集药

以下与本品联合使用时可能会增加出血风险的治疗缺乏经验或经验有限：抗凝药物如肝素、LMWH、肝素衍生物、溶栓药物、维生素 K 拮抗剂、利伐沙班或其他 OAC，以及抗血小板聚集药物如 GPⅡb/Ⅲa 受体拮抗剂、噻氯匹定、普拉格雷、替格瑞洛、右旋糖酐、磺吡酮。

2. P-gp 抑制剂

达比加群酯是转运体 P-gp 的底物。预计与强效 P-gp 抑制剂（如胺碘酮、维拉帕米、奎尼丁、酮康唑、决奈达隆、克拉霉素和替格瑞洛等）的联合使用会导致达比加群血药浓度升高。

3. P-gp 诱导物

预计与 P-gp 诱导物（如利福平、贯叶连翘、卡马西平或苯妥英钠等）联合使用会降低达比加群血药浓度，因此应该避免联合使用。

4. P-gp 底物

地高辛：当本品与地高辛联合使用时，未观察到对地高辛产生影响，也未观察到达比加群暴露产生具有临床相关性的改变。

5. 泮托拉唑

当达比加群与泮托拉唑联合使用时，曾经观察到达比加群血药浓度时间曲线下面积出现大约 30% 的下降。

【老年人潜在不适当用药】

■ 2023 AGS Beers 标准[16]

达比加群用于长期治疗 NVAF 或 VTE：在长期治疗 NVAF 或 VTE 时，谨慎选择达比加群（证据质量：中等。推荐强度：强）。

■ STOPP/START 标准（第 2 版）[17]

① 直接凝血酶抑制剂（如达比加群）联合使用地尔硫䓬或维拉帕米（增加出血风险）。

② 阿哌沙班、达比加群、艾多沙班、利伐沙班联合使用 P-gp 抑制剂（增加出血风险），例如胺碘酮、阿奇霉素、卡维地洛、环孢素、决奈达隆、伊曲康唑、酮康唑、大环内酯类药物、奎宁、雷诺拉嗪、他莫昔芬、替格瑞洛、维拉帕米。

③ 抗血小板药物、维生素 K 拮抗剂、直接凝血酶抑制剂或因子Ⅹa 抑制剂用于伴显著出血风险的患者，如存在控制不佳的重度高血压、出血倾向或近期有较重的自发性出血的患者（存在较高出血风险）。

④ 抗血小板药物联合维生素 K 拮抗剂、直接凝血酶抑制剂或因子Ⅹa 抑制剂用于慢性 AF 患者，除非患者合并冠状动脉支架植入或经血管造影证实冠状动脉狭窄程度＞ 50%（比起单用抗血小板药物不增加获益）。

【药学监护】

■ 安全性监护

① 与其他所有抗凝药物一样，出血风险增高时，应谨慎使用达比加群酯。

② 在接受达比加群酯治疗的过程中，任何部位都可能发生出血。如果出现难以解释的血红蛋白或血细胞比容或血压的下降，应注意寻找出血部位。

③ 中至重度肝损伤患者用药时应更频繁地监测出血现状。

④ 手术或有创操作会增加使用达比加群酯患者的出血风险。因此，接受外科手术时可能需暂时停用达比加群酯。

⑤ 如果进行急诊手术或紧急操作，当需要快速逆转抗凝效应时，可使用达比加群酯的特定逆转药物（依达赛珠单抗注射液）。逆转达比加群治疗效果可使患者暴露于基础疾病所致的血栓风险。如果患者的临床状况稳定，且已经实现充分止血，可在给予依达赛珠单抗注射液后 24h 恢复达比加群酯治疗。

■ 遗漏服药

若距下次用药时间大于 6h，仍能服用本品漏服的剂量。如果距下次用药不足 6h，则应忽略漏服的剂量。不可为弥补漏服剂量而使用双倍剂量的药物。

■ 与其他药物的转换治疗

（1）从本品转换为肠道外抗凝治疗　从本品转换为肠道外抗凝治疗应在本品末次给药 12h 之后进行。

（2）从肠道外抗凝治疗转换为本品治疗　应在下一次治疗时间前 2h 内服用本

品，如果患者正在接受维持治疗（如静脉给予普通肝素），则应在停药时服用本品。

（3）从华法林转换为本品治疗　应停用华法林。当 INR ＜ 2.0 时，可立即给予本品治疗。

（4）从本品转换为华法林治疗　应当根据患者的 CrCl 决定何时开始华法林治疗：

① 当 CrCl ≥ 50mL/min 时，在本品停药前 3 天开始给予华法林治疗；

② 当 30mL/min ≤ CrCl ＜ 50mL/min 时，在本品停药前 2 天给予华法林治疗。

■ 药物过量

达比加群酯超出推荐剂量会使患者的出血风险增加。

在疑似药物过量的情况下，凝血检查有助于测定出血风险。校准定量（dTT）检查或重复性 dTT 检查可预测达到特定达比加群水平的时间，即使已经开始进行其他措施（如血液透析）。

如果出现过度抗凝，可能需要中断本品治疗。如果发生出血并发症，必须终止治疗，并查找出血来源。由于达比加群主要经由肾脏途径排泄，必须维持适度利尿。应该在医师的指导下采取合适的支持性治疗，例如给予外科止血和补充血容量。

当需要快速逆转时，可使用拮抗达比加群酯药效学效应的特定的逆转药物（依达赛珠单抗注射液）。

可考虑使用活化的凝血酶原复合浓缩物或重组Ⅶa 因子，或凝血因子Ⅱ、Ⅸ或Ⅹ浓缩物。有一些实验证据支持这些药物逆转达比加群抗凝效果的作用，但其在临床实践中的有效性以及导致血栓栓塞反弹的潜在风险数据有限。给予了这些逆转药物后，抗凝检测可能不可靠，因此进行这些检测时应谨慎。对于存在血小板减少症或已经使用长效抗血小板药物的病例，应考虑给予血小板浓缩物。所有对症治疗都应根据医生的判断给予。

如有条件，大出血发生时，应考虑请抗凝专家会诊。

因其蛋白结合率较低，达比加群可经透析清除，但在此情况下使用透析治疗的临床经验有限。

■ 患者教育

1. 服用这种药物之前，嘱患者应告诉医生的事项

是否对达比加群酯胶囊或该药物的任何成分过敏。如果对该药品的任何成分，或者其他药物、食物过敏，请告知医生以及过敏的症状。

是否有出血问题。

是否有心脏瓣膜置换。

是否有肾脏问题。

是否正在服用达洛酮或酮康唑。

是否正在服用利福平。

是否正在服用或将要服用另一种类似的药物。

以上这些并不是所有的，会与该药产生相互作用或出现健康问题的列表。

告诉医生和药剂师您所服用的所有药物（处方药或非处方药、天然产品、维生素）以及健康问题。未经医生允许，不要擅自开始、停止或改变任何药物的剂量。

2. 服用此药期间，需要知道或做的事情

请告诉为您服务的所有医疗服务人员（包括医生、护士、药剂师和牙医），您正在服用该药物。在某些手术之前，请遵医嘱停药，术后医生会告诉您什么时候开始再次服用该药物。

请按照医生指示做血检。可能更容易出血。请小心，尽量避免受伤。使用柔软的牙刷和电动剃须刀。虽然出血的概率很低，但有些出血问题是致命的。

如果跌倒、受伤，或者撞到了头，即使无不适，也请立即与医生联系。

如果年满 65 岁或以上，请慎用此药，易导致更多的副作用。

3. 如果出现不良反应，需要立即联系医生

尽管这种情况少见，但有些人在服药时可能会出现非常严重，甚至致命的不良反应。如果您出现以下任何与严重不良反应相关的症状或体征，请立即联系医生或寻求医疗帮助：

过敏反应的迹象：比如皮疹；荨麻疹；瘙痒；皮肤发红、红肿、水泡或脱皮，伴随或不伴随发热；喘息；胸闷或喉咙痛；呼吸、吞咽或说话困难；异常的声音沙哑；或嘴、脸、嘴唇、舌头、喉咙等肿胀。

出血的迹象：如呕血或咯血，有咖啡渣样的呕吐物，尿中带血，黑色、红色或柏油样大便，牙龈出血，异常阴道出血，没有原因的瘀伤或瘀伤变大，以及出血不止。

非常严重的头晕或昏厥；单侧肢体无力，口齿不清或思考困难，平衡改变，单侧脸下垂，或视物模糊；感到非常疲倦或虚弱；非常严重的头痛；非常严重的肿胀；非常严重的腹痛；关节疼痛或肿胀。

所有的药物都可能引起不良反应。然而许多人没有显示出来或只有轻微的不良反应。如果以下这些不良反应一直困扰着您，请与医生联系或寻求医疗帮助：胃部不适、胃痛或胃灼热。这些并不是所有可能发生的不良反应。您可以咨询您的医生相关的不良反应以及应对方案。

遵医嘱使用此药。阅读所有信息并严格按照指示操作。即使感觉很好，也要按照医生或其他医护人员的建议继续服用。

在没有告知主治医生前，请勿擅自停药。擅自停药会增加产生血凝块的概率（也包括一些脑卒中的发生）。在进行某些牙科或医疗保健服务之前，可能需要停止使用这种药物。医生会告知何时开始再次服用。请严格按照医生的建议服用此药物。

对于已经在服用此类药物的患者，如需进行任何类型的脊髓或硬膜外手术，易导致脊柱周围出血倾向。虽然这种出血的概率很低，但如发生，可能导致长期瘫痪。对于有脊椎问题、有某种硬膜外导管或做过脊柱手术的人，以及同时服用其他药物［如抗凝药、阿司匹林或非甾体抗炎药（NSAIDs）］的人，都会增加出血的风险。因此请务必告知医生，最近是否有过，或者准备进行脊柱或硬膜外手术。在使用该药物和进行手术之间可能需要间隔一段时间。如果出现任何神经性问题的迹象，如背部疼痛、麻木或刺痛、肌肉无力、麻痹或大小便失禁，请立即联系医生。

有关药品的储存，请注意：①将所有药物都放在儿童和宠物接触不到的安全的地方。②药品请置于室温保存，避免存放于高温或潮湿处。③把胶囊装在原始瓶子里，不需要移到药片盒里。④盖紧盖子。⑤请扔掉过期的药物。除非被告知，否则请勿将药物冲到马桶或倒入下水道。

· 参考文献 ·

[1] 中华医学会心血管病学分会，中国心肌炎心肌病协作组 . 中国扩张型心肌病诊断和治疗指南 [J]. 临床心血管病杂志，2018, 34(5): 421-434.

[2] 中华医学会神经病学分会，中华医学会神经病学分会脑血管病学组 . 中国颅内静脉血栓形成诊断和治疗指南 2019[J]. 中华神经科杂志，2020, 53(9): 648-663.

[3] 中国卒中学会脑静脉病变分会 . 头颈静脉回流障碍诊治中国专家共识 [J]. 中华医学杂志，2023, 103(17): 1257-1279.

[4] 王珺，侯宁，张忍舒，等 . 抗凝药物超药品说明书用药专家共识 [J]. 中国合理用药探索，2023, 20(11): 1-17.

[5]《中国血栓性疾病防治指南》专家委员会 . 中国血栓性疾病防治指南 [J]. 中华医学杂志，2018, 98(36): 2861-2888.

[6] 中华医学会心电生理和起搏分会，中国医师协会心律学专业委员会，中国房颤中心联盟心房颤动防治专家工作委员会 . 心房颤动：目前的认识和治疗建议 (2021)[J]. 中华心律失常学杂志，2022, 26(1): 15-88.

[7] 国家卫生健康委员会国家结构性心脏病介入质量控制中心，国家心血管病中心结构性心脏病介入质量控制中心，中华医学会心血管病学分会先心病经皮介入治疗指南工作组，等 . 常见先天性心脏病经皮介入治疗指南（2021 版）[J]. 中华医学杂志，2021, 101(38): 3054-3076.

[8] 中华医学会心血管病学分会，中国生物医学工程学会心律分会 . 心房颤动诊断和治疗中国指南 [J]. 中华心血管病杂志，2023, 51(6): 572-618.

[9] 国家卫生计牛委合理用药专家委员会，中国医师协会高血 . 高血压合理用药指南 [J]. 中国医学前沿杂志（电子版），2015(6): 22-64.

[10] 中华医学会神经病学分会，中华医学会神经病学分会脑血管病学组 . 中国脑血管病一级预防指南 2019[J]. 中华神经科杂志，2019, 52(9): 684-709.

[11] 国家卫生计生委合理用药专家委员会，中国药师协会 . 冠心病合理用药指南 [J]. 中国医学前沿杂志（电子版），2016, 8(6): 19-108.

[12] 中华医学会呼吸病学分会肺栓塞与肺血管病学组，中国医师协会呼吸医师分会肺栓塞与肺血管病工作委员会，全国肺栓塞与肺血管病防治协作组 . 肺血栓栓塞症诊治与预防指南 [J]. 中华医学杂志，2018, 98(14): 1060-1087.

[13] 中华医学会心血管病学分会，中国医师协会心血管内科医师分会肺血管疾病学组，中国肺栓塞救治团队（PERT）联盟 . 急性肺栓塞多学科团队救治中国专家共识 [J]. 中华心血管病杂志，2022, 50(1): 25-35.

[14] 周武，曹发奇，曾睿寅，等. 创伤骨科患者围术期下肢静脉血栓形成诊断及防治专家共识（2022 年）[J]. 中华创伤杂志，2022, 38(1): 23-31.

[15] 中国老年学和老年医学学会. 老年冠心病慢病管理指南 [J]. 中西医结合研究，2023, 15(1): 30-42.

[16] American Geriatrics Society 2023 updated AGS Beers Criteria® for potentially inappropriate medication use in older adults[J].Journal of the American Geriatrics Society, 2023, 71(7): 2052-2081.

[17] O′Mahony D, O′Sullivan D, Byrne S, et al. STOPP/START criteria for potentially inappropriate prescribing in older people:version 2[J]. Age and ageing, 2015, 44(2): 213-218.

第四节　利伐沙班——因子Xa 抑制剂的广泛应用

利伐沙班（rivaroxaban）

【剂型规格】

片剂。①10mg；②15mg；③20mg。

【药效学及药代动力学】

■　**药效学**

本药利伐沙班是一种口服、具有生物利用度的因子Xa 抑制剂。

本药可选择性地阻断凝血因子Xa 的活性位点，且不需要辅因子（如抗凝血酶Ⅲ）即可发挥活性。在凝血级联反应中，凝血因子Xa 由内源性及外源性途径将凝血因子X活化而成，并发挥重要作用。利伐沙班在人体可剂量依赖性抑制Xa 因子活性。应用 Neoplastin 试剂测定的凝血酶原时间（PT）可见剂量依赖性延长；其对活化部分凝血活酶时间（APTT）仅产生轻度、非剂量依赖性延长（或无明显规律延长）。需注意，HepTest 肝素定量检测不适用于利伐沙班的活性监测，因为其检测原理与利伐沙班作用机制无关，无法反映药物的剂量或抗凝强度。抗凝血因子Xa 活性同样可被利伐沙班抑制。

■　**药动学**

1. 成人吸收

利伐沙班吸收迅速，服用后 2 ～ 4h 达到最大浓度（C_{max}）。口服利伐沙班几乎完全吸收。不管是在空腹还是在饱腹状态下，10mg 片剂的口服生物利用度都高（80% ～ 100%）。进食对利伐沙班 10mg 片剂的 *AUC* 或 C_{max} 无影响，因此服用利伐沙班 10mg 片剂的时间不受就餐时间的限制。空腹条件下服用 20mg 片剂之后，由于吸收程度降低，口服生物利用度为 66%。利伐沙班 20mg 片剂与食物同服之后，与空腹服药相比，平均 *AUC* 提高 39%，提示几乎完全吸收，有较高的口服生物利用度。利伐沙班 15mg 和 20mg 应与食物同服。空腹条件下，利伐沙班药代动力学几乎呈线性升高，直至达到约 15mg（每日 1 次）。在饱腹条件下，利伐沙班

10mg、15mg 和 20mg 片剂的吸收显示出与剂量成比例，在较高剂量水平时，利伐沙班的吸收受到限制；随着剂量的升高，生物利用度以及吸收率均出现下降。利伐沙班药代动力学的变异性中等，个体间变异性（CV%）范围是 30%。

2. 分布

成人中，利伐沙班与血浆蛋白（主要是血清白蛋白）的结合率较高，约为 92% ～ 95%。分布容积中等，稳态下分布容积约为 50L。

3. 生物转化和消除

在利伐沙班的成人用药剂量中，约有 2/3 通过代谢降解，然后其中一半通过肾脏排出，另外一半通过粪便途径排出；其余 1/3 用药剂量以活性药物原型的形式直接通过肾脏在尿液中排泄，主要是通过肾脏主动分泌的方式。利伐沙班通过 CYP3A4、CYP2J2 和非依赖 CYP 机制进行代谢。吗啡酮部分的氧化降解和酰胺键的水解是主要的生物转化部位。体外研究表明，利伐沙班是转运蛋白 P-糖蛋白（P-gp）和乳腺癌耐药蛋白（Bcrp）的底物。利伐沙班原型是人体血浆内最重要的化合物，尚未发现主要的或具有活性的循环代谢产物。利伐沙班全身清除率约为 10L/h，为低清除率物质。以 1mg 剂量静脉给药后的清除 $t_{1/2}$ 约为 4.5h。口服给予利伐沙班片后，药物消除受到吸收率的限制。利伐沙班从血浆内消除的终末 $t_{1/2}$ 如下：年轻人体内为 5 ～ 9h，老年人体内为 11～ 13h。

4. 老年人

老年患者的血浆浓度比年轻患者高，其平均 *AUC* 值约为年轻患者的 1.5 倍，主要是由于老年患者总清除率（表观）和肾脏清除率降低。老年人的剂量需要依据出血风险、肾功能及全身状态决定，多数情况下无须调整剂量。在 60 ～ 76 岁老年受试者中的终末消除 $t_{1/2}$ 为 11～ 13h。

5. 体重差异

在成人中，极端体重（＜ 50kg 或＞ 120kg）对利伐沙班的血浆浓度有轻微影响（＜ 25%）。

6. 种族差异

在成人中，在白种人、非洲裔美国人、拉丁美洲人、日本人或中国人患者中，未观察到利伐沙班在药代动力学和药效学上具有显著临床意义的种族间差异。

7. 肝功能损害

在轻度肝功能损害（Child Pugh A 类）的肝硬化成人患者中，利伐沙班药代动力学仅发生轻微变化（平均 *AUC* 升高 1.2 倍），与健康对照组相近。在中度肝功能损害（Child Pugh B 类）的肝硬化患者中，利伐沙班的平均 *AUC* 与健康志愿者相比显著升高了 2.3 倍。非结合 *AUC* 升高了 2.6 倍。与中度肾功能损害患者相似，中度肝功能损害患者的利伐沙班肾脏清除率降低。尚无重度肝功能损害患者的数据。与健康志愿者相比，在中度肝损害患者中对于因子Ⅹa 活性的抑制作用升高了 2.6 倍；与之类似，PT 也延长了 2.1 倍。中度肝损害患者对利伐沙班更加敏感，导致浓度和 PT 之间 PK/PD 关系的斜率更高。利伐沙班禁用于伴有凝血异常和临床相关出血风险的肝病患者，包括肝损害达到 Child Pugh B 和 C 级的肝硬化患者。

【适应证】

■ 说明书上的适应证

① 用于择期髋关节或膝关节置换手术成年患者，以预防静脉血栓形成（VTE）。

② 用于治疗成人深静脉血栓形成（DVT）和肺栓塞（PE）；在完成至少 6 个月初始治疗后 DVT 和（或）PE 复发风险持续存在的患者中，用于降低 DVT 和 PE复发的风险。

③ 用于具有一种或多种危险因素（例如：充血性心力衰竭、高血压、年龄≥ 75 岁、糖尿病、有脑卒中或短暂性脑缺血发作病史）的非瓣膜性房颤成年患者，以降低脑卒中和体循环栓塞的风险。

■ 其他适应证

① 扩张型心肌病（DCM）[1, 2]。

② 冠心病合并心房颤动 [3, 4]。

③ 慢性肾脏病（CKD）合并非瓣膜性心房颤动 [5]。

④ 癌症相关静脉血栓栓塞症（TAVTE）的预防 [7]。

⑤ 多发性骨髓瘤（MM）相关静脉血栓栓塞症（VTE）的预防 [8]。

⑥ 布鲁顿酪氨酸激酶抑制剂（BTKi）治疗 B 细胞淋巴瘤（BCL）相关心血管疾病合并症 [9]。

【用法用量】

■ 临床应用（表 5-4-1）

表 5-4-1　利伐沙班的临床应用

人群	说明书上的成人用法用量	建议老年人的用法用量

● 对于肾功能不全的患者，轻度肾功能损害（肌酐清除率 CrCl 50～ 80mL/min）的患者，无须调整利伐沙班剂量。中度肾功能损害（CrCl 30～ 49mL/min）或重度肾功能损害（CrCl 15～ 29mL/min）患者，推荐如下使用：对于择期髋关节或膝关节置换术的成年患者以预防静脉血栓形成时，中度肾功能损害（CrCl 30～ 49mL/min）者无须调整剂量；避免在 CrCl＜ 30mL/min 的患者中使用利伐沙班。用于治疗 DVT 和 PE，降低 DVT 和 PE 复发的风险时：对于中度肾功能损害（CrCl 30～ 49mL/min）患者，前三周，患者应接受 15mg 每日两次，此后，当推荐剂量为 20mg 每日 1 次时，如果评估得出患者的出血风险超过 DVT 及 PE 复发的风险，必须考虑将剂量从 20mg 每日 1 次，降为 15mg 每日 1 次（使用 15mg 的建议基于药代动力学模型，尚无临床研究），当推荐剂量为 10mg 每日 1 次时，不需要调整推荐剂量；在 CrCl＜ 30mL/min 的患者中应避免使用利伐沙班。用于非瓣膜性房颤成年患者以降低卒中和体循环栓塞风险时，推荐剂量为 15mg 每日 1 次，CrCl＜ 15mL/min 的患者应避免使用利伐沙班

续表

人群	说明书上的成人用法用量	建议老年人的用法用量
● 对于不能整片吞服的患者，可在服药前将 10mg、15mg或 20mg 利伐沙班片压碎，与苹果酱混合后立即口服。在给予压碎的利伐沙班 15mg或 20mg 片剂后，应当立即进食。通过鼻胃管或胃饲管给药：当确定胃管在胃内的位置后，也可将 10mg、15mg或 20mg 利伐沙班片压碎，与 50mL 水混合成混悬液，通过鼻胃管或胃饲管给药。由于利伐沙班的吸收依赖于药物释放的部位，应避免在胃远端给药，因为在胃远端给药可能会使药物吸收下降，从而降低药物的暴露量。在给予压碎的利伐沙班 15mg或 20mg 片剂后，应当立即通过肠内营养方式给予食物。压碎的 10mg、15mg或 20mg 利伐沙班片在水或苹果酱中可稳定存放长达 4h。体外相容性研究表明，利伐沙班没有从混悬液中吸附至 PVC 或硅胶鼻胃管 ● 老人注意事项：老年人的剂量需要依据出血风险、肾功能及全身状态决定，多数情况下无须调整剂量。在利伐沙班 RECORD 1 ～ 3 临床研究的所有患者中，约有 54% 为≥ 65 岁的患者，其中约有 15% 为≥ 75 岁的患者。在 ROCKET AF 研究中，约有 77% 为≥ 65 岁的患者，其中约有 38% 为> 75 岁。在 Einstein DVT、PE 及 Extension 研究中，约有 37% 的患者为≥ 65 岁的患者，其中约有 16% 为> 75 岁的患者。临床试验中，在老年人（≥ 65 岁）中观察到利伐沙班的疗效与在< 65 岁的患者中观察到的疗效接近。在这些老年患者中，血栓形成及出血事件的发生率均较高，但风险-获益特征在所有年龄组中评价均为获益		
预防择期髋关节或膝关节置换手术成年患者的静脉血栓形成	● 推荐剂量为口服利伐沙班 10mg，每日 1 次。如伤口已止血，首次用药时间应在手术后 6～ 10h。对于接受髋关节大手术的患者，推荐治疗疗程为 35 天。对于接受膝关节大手术的患者，推荐治疗疗程为 12 天。如果发生漏服，患者应立即服用利伐沙班，并于次日继续每日服药一次	
治疗 DVT 和 PE，降低 DVT 和 PE 复发的风险	● 急性 DVT 或 PE 的初始治疗推荐剂量前三周为 15mg 每日两次；在初始治疗期后，后续治疗的推荐剂量为 20mg 每日 1 次口服，大约在每天的相同时间给药。由重大的一过性危险因素（如近期大手术或创伤）引起 DVT 或 PE 的患者，应考虑短期治疗（至少 3 个月）。由重大的一过性危险因素之外的其他原因引起 DVT 或 PE 的患者、无诱因的 DVT 或 PE 患者或有复发性 DVT 或 PE 史的患者，应考虑给予较长时间的治疗。对于完成至少 6 个月标准抗凝治疗后持续存在 DVT 和（或）PE 风险的患者，为降低 DVT 和（或）PE 复发风险，推荐利伐沙班 10mg 每日 1 次口服。对于 DVT 或 PE 复发风险高的患者（例如有复杂并发症的患者，或接受利伐沙班 10mg 每日 1 次但出现 DVT 或 PE 复发的患者），应考虑利伐沙班 20mg 每日 1 次。在谨慎评估治疗获益与出血风险之后，应根据个体情况确定治疗持续时间和选择剂量	—
用于非瓣膜性房颤成年患者，降低卒中和体循环栓塞的风险	● 推荐剂量是 20mg 每日 1 次，该剂量同时也是最大推荐剂量，对于低体重和高龄（> 75 岁）的患者，医师可根据患者的情况，酌情使用 15mg 每日 1 次 ● 在利伐沙班预防卒中和体循环栓塞的获益大于出血风险的情况下，应接受长期治疗	

■ 指南推荐（表 5-4-2）

表 5-4-2 利伐沙班的指南推荐

人群	指南名称	推荐内容
扩张型心肌病（DCM）	《中国扩张型心肌病诊断和治疗指南》[1]	扩张型心肌病（DCM）：患者的心房、心室扩大，心腔内常见有附壁血栓形成。栓塞是本病常见的并发症，对于已经有附壁血栓形成和血栓栓塞并发症发生的患者必须接受长期抗凝治疗。由于多数 DCM 心衰患者存在肝淤血，口服华法林时须调节剂量使 INR 保持在 1.8 ～ 2.5，或使用新型口服抗凝剂（NOACs），如达比加群酯、利伐沙班
深静脉血栓（DVT）	《中国血栓性疾病防治指南》[3]	急性 DVT 初始抗凝药物选择：不合并肿瘤的急性 DVT 的初始抗凝，推荐应用利伐沙班、达比加群酯或低分子肝素（LMWH）【1C】。急性 DVT 长期抗凝药物选择：不合并肿瘤的 DVT，建议利伐沙班或达比加群酯长期抗凝治疗，优于维生素 K 抑制剂（VKA）【2B】
静脉血栓栓塞症（VTE）	《老年重症患者静脉血栓栓塞症预防中国专家共识（2023）》[11]	慢性重症患者是指经 ICU 抢救后病情相对稳定但仍依赖生命支持者，目前多以持续 14 日器官功能衰竭为界。老年重症患者更易处于慢性重症状态。老年慢性重症患者药物抗凝方案往往需要由针剂调整为口服制剂。对于口服用药的老年慢性重症患者，推荐 NOACs。NOACs 包括直接凝血酶抑制剂，如达比加群和因子Ⅹa 抑制剂（利伐沙班、阿哌沙班和艾多沙班）。沙班类 NOACs 直接作用于因子Ⅹa，抑制其在凝血过程中的作用。NOACs 起效快、半衰期短、相互作用少、效应剂量变化小，一般情况下无须频繁监测和剂量调整。多项随机临床对照试验（RCT）研究证实，NOACs 对 VTE 药物预防的疗效和安全性不劣于华法林，而且出血风险更低。因此，对于口服抗凝药物的老年慢性重症患者推荐 NOACs，但是具体药物选择没有优先推荐
	《老年人静脉血栓栓塞症防治中国专家共识》[12]	NOACs 起效快、半衰期短、相互作用少、效应剂量变化小，一般情况下无须频繁监测和剂量调整。多项 RCT 证实，NOACs 对静脉血栓栓塞药物预防的疗效和安全性不劣于华法林，而且出血风险更低。因此，对于口服抗凝药物的老年慢性重症患者推荐 NOACs，但是具体药物选择没有优先推荐。NOACs 药代动力学受年龄、肝肾功能等因素的影响。研究表明，年龄＞ 75 岁患者血药浓度-时间的曲线下面积（*AUC*）较年轻患者增加 41%，可能与老年人经肾脏和非肾脏途径药物清除率降低有关
肺血栓栓塞症（PTE）	《肺血栓栓塞症诊治与预防指南》[6]	危险因素持续存在的 PTE，在 3 个月抗凝治疗后，建议继续抗凝治疗【2C】。特发型 PTE 治疗 3 个月后，如果仍未发现确切危险因素，同时出血风险较低，推荐延长抗凝治疗时间，甚至终生抗凝【1C】。特发型 PTE 治疗 3 个月后，如出血风险高，建议根据临床情况，动态评估血栓复发与出血风险，以决定是否继续进行抗凝治疗【2B】。延展期抗凝治疗的药物通常与初始抗凝治疗药物一致，也可根据临床实际情况作出适当调整。常用的延展期抗凝药物有华法林、LMWH、NOACs（利伐沙班、达比加群、阿哌沙班等）。急性 PTE，初始抗凝推荐选用 LMWH、磺达肝癸钠、负荷量的利伐沙班或阿哌沙班【2B】。如果选用利伐沙班或阿哌沙班，在使用初期需给予负荷剂量（利伐沙班 15mg，2 次 / 天，3 周；阿哌沙班 10mg，2 次 / 天，1 周）；如果选择达比加群或者艾多沙班，应先给予胃肠外抗凝药物 5 ～ 14 天。由于目前国内尚缺乏 NOACs 特异性拮抗剂，因此患者一旦发生出血事件，应立即停药，可考虑给予凝血酶原复合物、新鲜冰冻血浆等

续表

人群	指南名称	推荐内容
缺血性脑卒中（IS）	《老年缺血性脑卒中慢病管理指南》[13]	对于心源性缺血性脑卒中患者，应采用抗凝治疗来预防再发脑卒中和血栓栓塞【1A】。对于非瓣膜性房颤的老年缺血性脑卒中患者，推荐使用口服抗凝药物治疗，选择华法林或达比加群、利伐沙班【1A】。选择华法林抗凝需定期监测 INR。建议非高龄老年患者 INR 值维持在 2.0 ～ 3.0，高龄或出血高危患者 INR 值维持在 1.6 ～ 2.5。对于 HAS-BLED 评分≥ 3 分，高龄肾功能不全（CrCl 30 ～ 50mL/min）的患者，可选择低剂量 NOACs 治疗。合并机械瓣膜置换术以及中重度二尖瓣狭窄的心房颤动（AF）患者为 NOACs 明确禁忌证，需使用华法林抗凝。对缺血性脑卒中风险高且同时伴有出血风险的患者，应在严密监测下进行抗凝治疗；对出血风险高而脑卒中风险较低的患者，应慎重选择抗凝治疗的方式和强度，并应考虑患者的意愿
冠心病合并房颤	《中国血栓性疾病防治指南》[3]	对伴有房颤（包括阵发性房颤）的 IS 或短暂性脑缺血发作（TIA），推荐适当剂量华法林口服抗凝，预防血栓栓塞事件再发，维持 INR 在 2.0 ～ 3.0【1A】。伴有 AF 的 IS 或 TIA，应根据缺血的严重程度和出血转化的风险，选择抗凝时机。建议出现神经功能症状≤ 14 天给予抗凝治疗预防脑卒中复发，对于出血风险低的患者，应适当延长抗凝时机【2B】。伴有 AF 的 IS 或 TIA 患者，若不能接受口服抗凝药物治疗，推荐应用阿司匹林单药治疗【1A】，也可以选择阿司匹林联合氯吡格雷抗血小板治疗【2B】。NOACs 可作为华法林的替代药物，目前国内已经获得批准的 NOACs 包括达比加群酯和利伐沙班，药物选择应考虑患者个体化因素 AF 合并冠心病，CHA_2DS_2-VASc ≥ 2 分的患者，如无禁忌，推荐长期口服抗凝治疗，并个体化（综合评估卒中风险、出血风险和冠心病风险）选择是否联合抗血小板治疗【1C】。AF 合并稳定性冠心病择期介入治疗，建议三联抗栓治疗 1 个月【2B】。AF 合并 ACS 并行介入治疗，建议三联抗栓治疗 1 ～ 6 个月【2C】。AF 合并 ACS 但未行介入治疗，建议单药抗凝联合单药抗血小板治疗 12 个月【2C】。应基于患者血栓风险、出血风险、病变解剖和置入支架的种类，给予个体化处理。根据 CHA_2DS_2-VASc 评分给予抗凝治疗，华法林或 NOACs 均可。三联抗栓治疗包括一种抗凝药物、阿司匹林和一种 P2Y12 受体拮抗剂，其中新型 P2Y12 受体拮抗剂的证据较少。在联合抗栓治疗中，应动态评估出血风险，调整治疗方案。AF 合并稳定型心绞痛以及 ACS 和经皮冠状动脉介入手术术后 12 个月稳定的患者有抗凝指征，可给予口服抗凝药物单药治疗，包括华法林和 NOACs
	《冠心病合并心房颤动患者抗栓管理中国专家共识》[2]	停用抗血小板治疗药物后，应继续给予卒中预防剂量。双联抗栓治疗时如采用低剂量利伐沙班（15mg 每日 1 次，CrCl 30 ～ 50mL/min 时 10mg 每日 1 次），在停用抗血小板治疗药物后应采用足剂量利伐沙班（20mg 每日 1 次，CrCl 30 ～ 50mL/min 时 15mg 每日 1 次）
	《老年冠心病慢病管理指南》[4]	NOACs 是不依赖维生素 K 的抗凝药物，分为凝血因子Ⅹa 抑制剂（利伐沙班、阿度沙班等）和凝血酶抑制剂（达比加群）；与华法林相比，此类药物安全性好，不需要监测，用于三联疗法时相较于双联抗血小板治疗并未明显增加出血风险。建议合并 AF 或 PE 的急性冠状动脉综合征（ACS）患者采用 NOACs 联用氯吡格雷双联抗栓治疗【1A】

续表

人群	指南名称	推荐内容
慢性肾脏病（CKD）合并非瓣膜性心房颤动	《慢性肾脏病合并非瓣膜性心房颤动患者抗凝管理的专家共识》[5]	推荐对于 CKD 1～3 期的 AF 患者，华法林和 NOACs 均可用于抗凝治疗，首选 NOACs 建议对于 CKD 4 期的 AF 患者，NOACs 优于华法林。可以考虑应用直接凝血酶或因子Ⅹa 抑制剂，但需要减少剂量
慢性血栓栓塞性肺高压（CTEPH）	《肺血栓栓塞症诊治与预防指南》[6]	抗凝治疗可预防 VTE 复发及肺动脉原位血栓形成，防止栓塞病变的进一步加重。对于慢性血栓栓塞性肺高压（CTEPH）患者，推荐终生抗凝治疗，抗凝用药通常选择华法林。目前尚缺乏 NOACs 在 CTEPH 的研究证据。基于急性 PTE 的治疗证据，NOACs 可考虑应用于 CTEPH 的长期治疗
脑静脉血栓形成（CVT）	《中国脑血管病临床管理指南（第 2 版）——第 7 章　脑静脉血栓形成临床管理》[14]	NOACs 可能比华法林更适合大多数 CVT 患者，主要由于其使用便利，可减轻抗凝治疗 INR 监测与华法林剂量调整的负担，同时更少地受到药物和膳食相互作用的影响。但是使用 NOACs 应注意评估 CVT 患者肝功能情况（Ⅱa 级推荐。B 级证据）。根据 CVT 患者个体血栓形成倾向的风险，选择 3～12 个月的分层抗凝治疗是合理的，如有特殊情况患者建议长期抗凝治疗（Ⅱa 级推荐；C 级证据。修订）
	《头颈静脉回流障碍诊治中国专家共识》[15]	成人的 CVT 的临床研究也证明，利伐沙班与华法林在安全性和有效性方面具有等效性 对不适合华法林的 CVT 患者，可考虑口服达比加群或利伐沙班，其他 NOACs 的应用还需更多的研究证据
癌症相关静脉血栓栓塞症（TAVTE）的预防	《肿瘤相关静脉血栓栓塞症预防与治疗指南（2019 版）》[7]	对于 VTE，高风险的门诊化疗肿瘤患者（基于 Khorana 风险评估 3 分或更高）可以考虑进行 VTE 预防。最新 CASSINI 研究显示，对于血栓高风险的门诊癌症患者（Khorana 评分＞ 2 分），服用利伐沙班 10mg，每日 1 次，可较安慰剂显著减少 VTE 和 VTE 相关死亡的发生，同时并不增加大出血的发生率。基于 CASSINI 研究，最新的 ASCO 肿瘤血栓指南和 ISTH 指南均推荐在起始化疗前，对起始化疗、Khorana 评分＞ 2 分、无药物间相互作用且无出血高风险（如胃肠道肿瘤）的门诊肿瘤患者，建议采用利伐沙班作为血栓一级预防
多发性骨髓瘤（MM）相关静脉血栓栓塞症（VTE）预防	《多发性骨髓瘤相关静脉血栓栓塞症防治中国专家共识（2022 年版）》[8]	NOACs：由于阿哌沙班目前在国内仅批准用于髋关节置换术后 DVT 预防，故推荐 MM 相关 VTE 高危患者采用预防剂量的利伐沙班（10mg/d），极高危患者可采用治疗剂量利伐沙班（20mg/d）进行 VTE 预防 无抗凝禁忌证的 MM 相关 VTE 应尽快启动抗凝治疗，可综合患者的并发症、个人意愿及药物安全性选择 NOACs、LMWH 或华法林。若采用利伐沙班，建议初始剂量 15mg，每日 2 次，持续 3 周后改为 20mg/d
布鲁顿酪氨酸激酶抑制剂（BTKi）治疗 B 细胞淋巴瘤（BCL）相关心血管疾病合并症	《布鲁顿酪氨酸激酶抑制剂治疗 B 细胞淋巴瘤相关心血管疾病合并管理专家共识（2023 年版）》[9]	布鲁顿酪氨酸激酶抑制剂（BTKi）治疗期间 AF：CHA_2DS_2-VASc 评分≥ 2 分（男性）或≥ 3 分（女性）患者建议抗凝治疗，不推荐 VKA 如华法林，建议选择 NOACs，如利伐沙班、阿哌沙班、艾多沙班、达比加群酯

续表

<table>
<tr><th>人群</th><th>指南名称</th><th>推荐内容</th></tr>
<tr><td>肝素诱导的血小板减少症（HIT）伴血栓形成</td><td>《肺血栓栓塞症诊治与预防指南》[6]</td><td>对于出现 HIT 伴血栓形成的患者，推荐应用非肝素类抗凝药，如阿加曲班和比伐芦定。合并肾功能不全的患者，建议应用阿加曲班。病情稳定后，可转为华法林或利伐沙班</td></tr>
<tr><td rowspan="5">围术期抗凝策略</td><td>《老年髋部骨折诊疗与管理指南（2022 年版）》[16]</td><td>由于高龄、骨折创伤及手术操作、卧床及制动等因素的影响，老年髋部骨折患者是 VTE 的高危人群。VTE 的发生率随着骨折后卧床时间的延长而增加，尽早手术和早期功能锻炼，有助于降低 VTE 的发生率。VTE 管理最有效的方法是积极预防，推荐物理预防与药物预防联合使用。LMWH 是首选的药物预防措施，推荐在入院即开始使用，术前 12h 停用，术后 12h 恢复使用。对无法进行药物注射的患者，推荐选用利伐沙班，阿哌沙班等 NOACs</td></tr>
<tr><td>《冠心病合并心房颤动患者抗栓管理中国专家共识》[2]</td><td>AF 导管消融围术期：术前已服用华法林或 NOACs 的患者，围术期无须中断抗凝治疗</td></tr>
<tr><td>《中国普通外科围手术期血栓预防与管理指南》[17]</td><td>常见的 NOACs 有两类：直接凝血酶抑制剂（如达比加群酯）和因子Xa 抑制剂（如利伐沙班、阿哌沙班）
① 由于此类药物 $t_{1/2}$ 较短，生物活性具有明确的“开关”效应，因此多不需要肝素桥接治疗
② 正在服用 NOACs 的患者如果接受择期手术，应根据手术本身创伤的大小及出血的风险和后果决定何时停药，何时恢复服用
③ 具体推荐：a. 一般出血风险类手术可在停药 48h 后进行手术。b. 高出血风险手术的患者需停药 72h 后手术。c. 除了考虑手术出血风险外，肾功能减退的患者可能需要在术前停药更长时间。对于主要经肾脏排泄的 NOACs，术前停药时间还需考虑患者肾功能情况。d. 大多数外科手术和操作应在术后 1 ～ 2 天（有些患者需延迟到术后 3 ～ 5 天）出血风险下降后再开始服用 NOACs。e. 对于大多数手术类型，术后 48 ～ 72h 如直接使用完整剂量利伐沙班可能会增加出血风险，建议开始减量至 10 ～ 15mg，1 次 / 日（血栓风险高使用 15mg），72h 内恢复至完整剂量 20mg</td></tr>
<tr><td>《甲状腺手术后出血防治管理湖南省专家共识》[18]</td><td>抗血栓药物主要有抗血小板药物和抗凝血药物两类，常用抗血小板药物有阿司匹林、氯吡格雷等，常用于缺血性心脏病和心脑血管介入治疗后减少血栓形成；常用抗凝血药物有华法林、利伐沙班、达比加群等，主要用于心脏瓣膜置换术后、AF、VTE 等需要长期维持低凝血状态的情况。对于长期使用抗血栓药物的患者，即便围手术期停用抗血栓药物，甲状腺术后发生颈部血肿的风险依然远远高于未用过抗血栓药物的手术患者。对于围手术期需要停用抗凝或抗血小板药物治疗的患者，应权衡术后出血和血栓形成的风险。对于血栓形成高风险患者，情况允许下可延期手术，直至完成双联抗血小板治疗或抗凝治疗疗程</td></tr>
<tr><td>《老年脊柱手术患者围手术期常见问题多学科管理指南》[19]</td><td>华法林应术前停用 5 天以上，对于血栓高危患者，建议桥接小剂量 LMWH，术后根据出血、伤口情况等 8 ～ 24h 以后恢复使用 LMWH 等药物。利伐沙班是高选择性因子Xa 抑制剂，术前 1 天停用</td></tr>
</table>

续表

人群	指南名称	推荐内容
围术期抗凝策略	《中国创伤骨科患者围手术期静脉血栓栓塞症预防指南（2021）》[20]	因子Xa抑制剂：治疗窗宽，剂量固定，无须常规血液学监测，可用于小剂量普通肝素诱发的血小板减少症。间接因子Xa抑制剂磺达肝癸钠，皮下注射，不经肝脏代谢、不影响血小板功能，可用于肝素诱导的血小板减少症患者、有血小板减少症病史的急性血栓的患者、妊娠合并急性或亚急性血小板减少症患者的治疗，直接因子Xa抑制剂，如阿哌沙班、利伐沙班等，口服制剂，用于骨科髋、膝关节置换手术相关的VTE预防
消化道出血	BSG指南[10]	建议在下消化道出血事件后的7日恢复华法林的使用，但对于NOACs恢复用药的时机，目前尚缺乏相关研究进一步论证，考虑到NOACs的用药人群与华法林相似，因此目前仍建议在出血事件后的7日内恢复用药

【不良反应】

■ 主要不良反应

① 血液和淋巴系统疾病：粒细胞缺乏症、血小板减少症。

② 胃肠道疾病：腹膜后出血。

③ 肝胆疾病：黄疸、胆汁淤积、肝炎（包括肝细胞损伤）。

④ 免疫系统疾病：超敏反应、过敏反应、过敏性休克、血管性水肿。

⑤ 神经系统疾病：脑出血、硬膜下血肿、硬膜外血肿、偏瘫。

⑥ 皮肤和皮下组织疾病：史蒂文斯-约翰逊综合征、嗜酸性粒细胞增多和全身症状的药物反应。

■ 出血治疗

① 如果接受利伐沙班的患者发生出血并发症，应适当延迟利伐沙班的下一次给药时间，或者应停药。

② 利伐沙班 $t_{1/2}$ 为5～13h，应根据出血严重程度和部位给予个体化的处理方式。应根据需要采取适当的对症治疗，例如机械压迫（如针对重度鼻衄）、采用出血控制流程进行手术止血、补液和血流动力学支持、输注血液制品（浓缩红细胞或新鲜冷冻血浆，具体选择取决于相关的贫血或凝血异常）。

③ 如果上述措施无法控制出血，应考虑使用特定的促凝血逆转剂，例如凝血酶原复合物（PCC），活化的凝血酶原复合物（APCC）或重组Ⅶa因子（r-FⅦa）。但是，目前将这些药物用于利伐沙班治疗患者的临床经验非常有限。

④ Andexanet alfa作为一种特异性人凝血因子Xa抑制剂的逆转剂，尚未在国内上市。

⑤ 可根据出血改善情况，考虑调整重组Ⅶa因子剂量，经验有限。

⑥ 硫酸鱼精蛋白和维生素K不会影响利伐沙班的抗凝活性。

⑦ 有将氨甲环酸用于使用利伐沙班的患者的有限经验，尚无将氨基己酸及抑

肽酶用于使用利伐沙班的患者。

【禁忌证】

■ 禁用于以下患者

① 对利伐沙班或片剂中任何辅料过敏的患者。

② 有临床明显活动性出血的患者。

③ 具有大出血显著风险的病灶或病情，例如目前或近期患有消化性溃疡，存在出血风险较高的恶性肿瘤，近期发生脑部或脊椎损伤，近期接受脑部、脊椎或眼科手术，近期发生颅内出血，已知或疑似的食管静脉曲张，动静脉畸形，血管动脉瘤或重大脊椎内或脑内血管畸形。

④ 除了转换抗凝治疗，或给予维持中心静脉或动脉导管通畅所需剂量普通肝素的特殊情况之外，禁用任何其他抗凝剂的伴随治疗，例如普通肝素、低分子肝素（依诺肝素、达肝素等）、肝素衍生物（磺达肝癸钠等）、口服抗凝剂（华法林、阿哌沙班、达比加群等）。

⑤ 伴有凝血异常和临床相关出血风险的肝病患者，包括达到 Child Pugh B 和 C 级的肝硬化患者。

⑥ 在利伐沙班治疗期间，肿瘤位于胃肠道或泌尿生殖道的患者，出血风险升高。存在出血风险较高的恶性肿瘤患者，禁用利伐沙班。

■ 慎用于以下患者

① 合并使用影响止血的其他药物将使出血风险升高。这些药物包括阿司匹林、P2Y12 血小板抑制剂、其他抗血栓剂、纤溶药，以及非甾体抗炎药（NSAIDs）。合并使用联合 P-gp 及强效 CYP3A4 抑制剂（如酮康唑及利托那韦），将使利伐沙班暴露量增加并可能使出血风险升高。

② 与其他抗栓药物一样，不推荐以下出血风险较高的患者使用利伐沙班：先天性或获得性出血性疾病、未控制的严重高血压、其他不伴活动期溃疡但可导致出血并发症的胃肠道疾病（如炎症性肠病、食管炎、胃炎和胃食管反流病）、血管源性视网膜病、支气管扩张症或肺出血史。

③ 癌症患者可能同时伴有较高的出血和血栓形成风险。如果患者有活动性癌症，则应根据肿瘤位置、抗肿瘤治疗方案和疾病阶段，权衡抗血栓治疗的个体获益与出血风险。

【相互作用】

■ 药物-药物相互作用

① 对于应用吡咯类抗真菌药（例如酮康唑、伊曲康唑、伏立康唑和泊沙康唑）或 HIV 蛋白酶抑制剂（例如利托那韦）等全身用药的患者，不推荐使用利伐沙班的同时使用以上药物，因为它们是 CYP3A4 和 P-gp 的强效抑制剂。当利伐沙班和酮康唑（400mg，每日 1 次）或利托那韦（600mg，每日 2 次）联用时，利伐沙班

的平均 *AUC* 升高了 2.6 倍 /2.5 倍，利伐沙班的平均 C_{max} 升高了 1.7 倍 /1.6 倍，同时药效显著提高，这可能导致出血风险升高。

② 在合并使用影响止血作用的药物，服用非甾体抗炎药、乙酰水杨酸（ASA）或 P2Y12 血小板抑制剂、其他抗血栓剂、纤溶药时（如双氯芬酸钠、洛索洛芬、塞来西布、阿司匹林、氯吡格雷、替格瑞洛、西洛他唑、肝素、依诺肝素等），应小心使用，这些药物通常提高出血风险。

③ 避免与 CYP3A4 的诱导剂合用，如利福平、苯妥英、卡马西平、苯巴比妥、贯叶连翘草等，会使血药浓度下降，药效降低。如与利福平合用，该药的 *AUC* 下降 50%。

④ 避免与选择性 5-羟色胺再摄取抑制剂（SSRI）和 5-羟色胺去甲肾上腺素再摄取抑制剂（SNRI）合用，由于其对血小板的影响，合并用药时可能使患者的出血风险增加。在利伐沙班临床项目中，合并用药时，所有治疗组中都观察到了大出血或临床相关的非大出血的发生率在数值上较高。

⑤ 对于存在溃疡性胃肠疾病发生风险的患者，应考虑采取适当的预防性治疗。

⑥ 作用于利伐沙班两条消除途径之一（CYP3A4 或 P-gp）的强效抑制剂将使利伐沙班的血药浓度轻度升高，例如被视为强效 CYP3A4 抑制剂和中度 P-gp 抑制剂的克拉霉素（500mg，每日 2 次）使利伐沙班的平均 *AUC* 升高了 1.5 倍，使 C_{max} 升高了 1.4 倍。利伐沙班与克拉霉素之间的相互作用对于大多数患者可能无临床相关性，但对于高风险患者可具有潜在的临床显著性。

⑦ 中度抑制 CYP3A4和 P-gp 的红霉素（500mg，每日 3 次）使利伐沙班的平均 *AUC* 和 C_{max} 升高了 1.3 倍。利伐沙班与红霉素之间的相互作用对于大多数患者可能无临床相关性，但对于高风险患者可具有潜在的临床显著性。

⑧ 在轻度和中度肾功能损害者中分别使用红霉素（500mg，每日 3 次）可使利伐沙班的平均 *AUC* 增加 1.8 倍和 2.0 倍，C_{max} 升高 1.6 倍左右，肾功能损害程度可累加红霉素的效应。

⑨ 氟康唑（中度 CYP3A4 抑制剂，400mg 每日 1 次）导致利伐沙班平均 *AUC* 升高 1.4 倍，平均 C_{max} 升高 1.3 倍。利伐沙班与氟康唑之间的相互作用对于大多数患者可能无临床相关性，但对于高风险患者可具有潜在的临床显著性。

⑩ 由于决奈达隆的临床数据有限，因此应避免与利伐沙班联用。

⑪ 华法林。患者从华法林（INR 2.0 ～ 3.0）转换为利伐沙班（20mg）或者从利伐沙班（20mg）转换为华法林（INR 2.0 ～ 3.0）治疗时，凝血酶原时间 /INR（Neoplastin）的延长情况超过叠加效应（可能观察到个体 INR 值高达 12），而对 APTT 产生的效应、对因子Ⅹa 活性和内源性凝血酶生成潜力（ETP）的抑制作用具有叠加效应。若要在换药期间检测利伐沙班的药效学作用，可以采用抗因子Ⅹa 活性、PiCT 和 HepTest，因为这些检测方法不受到华法林影响。在华法林末次给药后的第 4 天，所有检测（包括 PT、APTT、对因子Ⅹa 活性和 ETP 的抑制作用）

都仅反映利伐沙班产生的效应。如果要在换药期检测华法林的药效，可以在利伐沙班的谷浓度（Ctrough）（上一次摄入利伐沙班之后的24h）时使用INR测定，因为在此时间点该检查受到利伐沙班的影响最小。未观察到华法林和利伐沙班之间存在药代动力学相互作用。

⑫ 其他合并用药。将利伐沙班与咪达唑仑（CYP3A4底物）、地高辛（P-gp底物）或阿托伐他汀（CYP3A4和P-gp底物）、奥美拉唑（质子泵抑制剂）联用时，未观察到有临床意义的药代动力学或药效学相互作用。利伐沙班对于任何主要CYP亚型（如CYP3A4）既无抑制作用也无诱导作用。未观察到利伐沙班10mg与食物之间有临床意义的相互作用。

【老年人潜在不适当用药】

■ 2023 AGS Beers 标准[21]

① 利伐沙班用于NVAF或VTE的长期治疗：在长期治疗VTE或NVAF的剂量下，利伐沙班在老年人中的大出血和胃肠道出血风险似乎高于其他DOACs（尤其是阿哌沙班）。利伐沙班可能有助于提高用药依从性。所有DOACs的颅内出血风险低于华法林。建议避免长期治疗NVAF或VTE，可选择更安全的抗凝药（证据质量：中等；推荐强度：强）。

② 利伐沙班在某些特殊情况下可能是合理的，例如当需要每日一次给药以促进药物依从性时。所有直接口服抗凝药（DOACs）导致颅内出血的风险都低于华法林（证据质量：中等；推荐强度：强）。

③ 建议避免长期治疗NVAF或VTE，可选择更安全的抗凝药（证据质量：中等；推荐强度：强）。

④ 对于CrCl＜15mL/min的患者，缺乏疗效或安全性的相关证据；对于CrCl在15～30mL/min的患者，仅有有限的证据支持。建议若CrCl＜15mL/min时应避免使用；若CrCl在15～30mL/min应按说明书针对具体适应证的推荐方案减量使用（证据质量：中等；推荐强度：强）。

■ STOPP/START 标准（第2版）[22]

（1）STOPP用药审核提示　①抗血小板药物、维生素K拮抗剂（VKA）、直接凝血酶抑制剂或凝血因子Xa抑制剂用于伴显著出血风险的患者，如存在控制不佳的重度高血压、出血倾向或近期较重的自发性出血的患者（存在较高出血风险）。②阿哌沙班、达比加群、艾多沙班、利伐沙班联合使用P-gp抑制剂，例如胺碘酮、阿奇霉素、卡维地洛、环孢素、决奈达隆、伊曲康唑、酮康唑（全身用）、大环内酯类药物、奎宁、雷诺拉嗪、他莫昔芬、替格瑞洛、维拉帕米（增加出血风险）。

（2）START用药审核提示　对于年龄≥65岁的老年人，在下列情形之下应考虑予以相关药物治疗（存在禁忌证者除外）：①慢性或阵发性房颤患者应给予

VKA 或直接凝血酶抑制剂或凝血因子Xa 抑制剂治疗，增加“阵发性房颤”。②对利伐沙班存在禁忌证的慢性 AF 者应接受阿司匹林抗凝治疗。

【药学监护】

■ 药物过量

① 利伐沙班用药过量后可考虑使用活性炭减少其吸收（同华法林）。

② 应根据需要采取适当的对症治疗，例如机械压迫、采用出血控制流程进行手术止血、补液、输注血小板或血液制品（如浓缩红细胞或新鲜冷冻血浆）。

③ 国内尚无对抗利伐沙班药效的特异性拮抗剂 Andexanet alfa，该药可逆转凝血因子Xa 抑制剂的抗凝活性。

④ 硫酸鱼精蛋白和维生素 K 不会影响利伐沙班的抗凝活性。

⑤ 由于利伐沙班的血浆蛋白结合率较高（92% ～ 95%），所以不易被透析排出。

■ 安全性监护

① 在服用利伐沙班期间，不需要进行常规抗凝监测 INR。对于该药检测 INR 是不可靠的，可能会有 INR 升高的假阳性报告，因此不应进行 INR 检测。长期服药无明显不良反应患者应每年监测 1 次血红蛋白及肝肾功能，每 3 个月监测 1 次尿、便的隐血。

② 在服用利伐沙班期间，相关抗凝作用检测可能有助于避免在其他危险因素存在下利伐沙班的过高暴露。如 APTT 延长至正常值上限的 2 倍或以上，提示出血风险增高。

③ 对于任何不明原因的血红蛋白或血压降低都应寻找出血部位。

④ 利伐沙班片中含有乳糖。有罕见的遗传性半乳糖不耐受、总乳糖酶缺乏或葡萄糖-半乳糖吸收不良的患者不能服用该药物。

⑤ 利伐沙班上市后监测中已经报告了严重的皮肤反应，包括 Stevens-Johnson 综合征、中毒性表皮坏死松解症和 DRESS 综合征。在治疗早期，发生这些反应的风险似乎最高，大多数病例在治疗的前几周发生反应。

■ 漏服

如果存在漏服药物的情况，应在发现漏服后尽快补服，但仅可在当天补服。如果不可行，患者应跳过该次给药并按处方继续下一次给药，不应为了弥补漏服的剂量而将下一次用药剂量加倍。

■ 与其他药物的转换治疗

1. 从维生素 K 拮抗剂（VKA）转换为利伐沙班

① 对降低脑卒中和体循环栓塞风险的患者，应停用 VKA，在 INR ≤ 3.0 时，开始利伐沙班治疗。

② 从 VKA 转换为利伐沙班时，INR 值会出现假性升高，但并不是衡量利伐沙班抗凝活性的有效指标，因此，不建议使用 INR来评价利伐沙班的抗凝活性。

2. 从利伐沙班转换为 VKA

① 利伐沙班转换为 VKA 期间可能出现抗凝不充分的情况。转换为任何其他抗凝血药的过程中都应确保持续充分抗凝作用。应注意利伐沙班可促进 INR 升高。

② 对于从利伐沙班转换为 VKA 的患者，应联用 VKA 和利伐沙班，直至 INR ≥ 2.0。在转换期的前两天，应使用 VKA 的标准起始剂量，随后根据 INR 检查结果调整 VKA 的给药剂量。患者联用利伐沙班与 VKA 时，检测 INR 应在利伐沙班给药 24h 后，下一次利伐沙班给药之前进行。停用利伐沙班后，至少在末次给药 24h 后，可检测到可靠的 INR 值。临床试验中，在非瓣膜性房颤患者中从利伐沙班转换为 VKA 期间，观察到脑卒中发生率的升高。

3. 从非口服抗凝剂转换为利伐沙班

对正在接受非口服抗凝血药的患者，非持续给药的（例如皮下注射低分子肝素），应在下一次预定给药时停用非口服抗凝血药，并于 0 ～ 2h 前开始服用利伐沙班；持续给药的（例如普通肝素静脉给药），应在停药时开始服用利伐沙班。

4.从利伐沙班转换为非口服抗凝血药

停用利伐沙班，并在利伐沙班下一次预定给药时间时给予首剂非口服抗凝血药（例如普通肝素静脉给药）。

■ 患者教育

① 15mg、20mg 这两种规格的利伐沙班片一定与食物同服。

② 避免从事可能造成出血的活动及尽量使用软毛牙刷刷牙。

③ 平时无明显不适的长期口服利伐沙班的患者，每年监测 1 次血红蛋白及肝肾功能，每 3 个月监测 1 次尿、粪便的隐血。

④ 常见的不良反应为贫血、肠胃道不适、头晕、疲倦、头痛、瘙痒等，若症状恶化且无法忍受请随诊。如果有下列症状，如不寻常的出血（大面积严重瘀青）、血便、血尿、黑便、昏厥无力、虚弱、呼吸困难，请立刻就医。

⑤ 如有要开刀或拔牙，请事先告诉医师或牙科医师或药师，您正在服用此药。

⑥ 就诊时，请告诉医师或药师，有无药物过敏或是否有其他疾病，特别是严重进行性出血、胃溃疡、凝血异常、肝肾功能减退。

⑦ 就诊时，请告诉医师或药师，有无在服用其他药物，特别是酮康唑、HIV 蛋白酶抑制剂、利托那韦、利福平。

⑧ 利伐沙班对驾车和机械操作能力的影响很小。出现晕厥（频率：少见）和头晕（频率：常见）等不良反应，不宜驾车或操作机械。

⑨ 服药期间，特别是第一次服用利伐沙班的前几周，首次出现重度皮疹（例如皮疹播散、起水疱）或任何其他超敏反应体征伴黏膜损伤时，应停用利伐沙班。

⑩ 有关药品的储存，请注意：a. 将药品存放于儿童不易取得之处所；b. 药品请置于不高于 30℃密封保存，避免存放于高温或潮湿处。

· 参考文献 ·

[1] 中华医学会心血管病学分会，中国心肌炎心肌病协作组 . 中国扩张型心肌病诊断和治疗指南 [J]. 临床心血管病杂志，2018, 34(5): 421-434.

[2] 中华医学会心血管病学分会，中华心血管病杂志编辑委员会 . 冠心病合并心房颤动患者抗栓管理中国专家共识 [J]. 中华心血管病杂志，2020, 48(7): 552-564.

[3]《中国血栓性疾病防治指南》专家委员会 . 中国血栓性疾病防治指南 [J]. 中华医学杂志，2018, 98(36): 2861-2888.

[4] 中国老年学和老年医学学会 . 老年冠心病慢病管理指南 [J]. 中西医结合研究，2023, 15(1): 30-42.

[5] 慢性肾脏病非瓣膜性心房颤动抗凝管理工作组 . 慢性肾脏病合并非瓣膜性心房颤动患者抗凝管理的专家共识 [J]. 中国血液净化，2023, 22(8): 561-573.

[6] 中华医学会呼吸病学分会肺栓塞与肺血管病学组，中国医师协会呼吸医师分会肺栓塞与肺血管病工作委员会，全国肺栓塞与肺血管病防治协作 . 肺血栓栓塞症诊治与预防南 [J]. 中华医学杂志，2018, 98(14): 1060-1087.

[7] 中国临床肿瘤学会肿瘤与血栓专家委员会 . 肿瘤相关静脉血栓栓塞症预防与治疗指南 (2019 版)[J]. 中国肿瘤临床，2019, 46(13): 653-660.

[8] 中华医学会血液学分会浆细胞疾病学组，中华医学会血液学分会血栓与止血学组 . 多发性骨髓瘤相关静脉血栓栓塞症防治中国专家共识（2022 年版）[J]. 中华血液学杂志，2022, 43(9): 726-731.

[9] 中国抗癌协会血液肿瘤专业委员会，中华医学会血液学分会，中国慢性淋巴细胞白血病工作组 . 布鲁顿酪氨酸激酶抑制剂治疗 B 细胞淋巴瘤相关心血管疾病合并症管理专家共识（2023 年版）[J]. 中华血液学杂志，2023, 44(5): 359-365.

[10] Oakland K, Chadwick G, East J E, et al. Diagnosis and management of acute lower gastrointestinal bleeding: guidelines from the British Society of Gastroenterology[J]. Gut, 2019, 68(5): 776-789.

[11] 中国老年医学学会重症医学分会，浙江省重症医学临床医学研究中心 . 老年重症患者静脉血栓栓塞症预防中国专家共识（2023）[J]. 中华危重病急救医学，2023, 35(06): 561-572.

[12] 中国老年医学学会周围血管疾病管理分会，赵纪春，黄建华，等 . 老年人静脉血栓栓塞症防治中国专家共识 [J]. 中国普外基础与临床杂志，2023, 30(10): 1173-1187.

[13] 中国老年学和老年医学学会 . 老年缺血性脑卒中慢病管理指南 [J]. 中西医结合研究，2022, 14(6): 382-392.

[14] 范玉华，党超，余剑，等 . 中国脑血管病临床管理指南（第 2 版）（节选）——第 7 章脑静脉血栓形成临床管理 [J]. 中国卒中杂志，2023, 18(9): 1030-1035.

[15] 中国卒中学会脑静脉病变分会 . 头颈静脉回流障碍诊治中国专家共识 [J]. 中华医学杂志，2023, 103(17): 1257-1279.

[16] 中华人民共和国国家卫生健康委员会 . 老年髋部骨折诊疗与管理指南 (2022 年版)[J]. 中国实用乡村医生杂志，2023, 30(1): 11-18.

[17] 中华医学会外科学分会 . 中国普通外科围手术期血栓预防与管理指南 [J]. 中华外科杂志，2016, 54(5): 321-327.

[18] 湖南省预防医学会甲状腺疾病防治专业委员会，湖南省医学会肿瘤学专业委员会甲状腺肿瘤学组，湖南省医学会普通外科专业委员会乳腺甲状腺学组，等 . 甲状腺手术后出血防治管理湖南省专家共识 [J]. 中国普通外科杂志，2023, 32(5): 627-639.

[19]《老年脊柱手术患者围手术期常见问题多学科管理指南》工作组，中国医师协会骨科医师分会颈椎学组，中国医疗保健国际交流促进会脊柱医学分会，等 . 老年脊柱手术患者围手术期常见问题多学科管理指南 [J]. 中华骨与关节外科杂志，2023, 16(11): 961-980.

[20] 中华医学会骨科学分会创伤骨科学组，中华医学会骨科学分会外固定与肢体重建学组，中国医师协会骨科医师分会创伤专家工作委员会，等 . 中国创伤骨科患者围手术期静脉血栓栓塞症预防指南（2021）[J].

中华创伤骨科杂志，2021, 23(3): 185-192.

[21] American Geriatrics Society 2023 updated AGS Beers Criteria® for potentially inappropriate medication use in older adults[J].J Am Geriatr Soc，2023, 71(7): 2052-2081.

[22] O′Mahony D, O′Sullivan D, Byrne S, et al. STOPP/START criteria for potentially inappropriate prescribing in older people:version 2[J]. Age Ageing, 2015, 44(2): 213-218.

第六章 抗凝药物使用总结与展望

第一节 各类抗凝药物特点总结对比

抗凝药物的演进体现了从多靶点间接抑制到单靶点直接干预的精准化趋势，其核心差异体现在作用机制、药代动力学、监测需求及临床适用场景四大维度。本节系统梳理维生素 K 拮抗剂（VKAs）、肝素类、直接口服抗凝药（DOACs）及新型靶向药物的特性，为个体化抗凝策略提供理论基石。

一、维生素 K 拮抗剂：经典药物的双刃剑特性

华法林作为唯一广泛应用的 VKAs，通过抑制维生素 K 环氧化物还原酶（VKORC1），阻断凝血因子Ⅱ、Ⅶ、Ⅸ、Ⅹ的 γ-羧基化修饰，使其丧失钙离子结合能力而失活。其独特优势在于长效抗凝（半衰期 36 ～ 42h）及经济性（年费用仅为 DOACs 的 1/10），尤其适用于机械瓣膜患者（INR 目标 2.5 ～ 3.5）和资源有限地区。然而，其治疗窗窄（INR 2.0 ～ 3.0 仅覆盖 60% 治疗时间）、起效滞后（需 5 ～ 7 日达稳态）及多重交互作用（受 CYP2C9/VKORC1 基因多态性、维生素 K 摄入、药物置换效应等显著影响）构成主要局限。临床需依赖频繁 INR 监测（初期隔日检测，稳定后每月 1 次），且出血风险随年龄增长递增（老年患者颅内出血率较 DOACs 高 2.3 倍）。

二、肝素类：快速抗凝的静脉基石

普通肝素（UFH）与低分子肝素（LMWH）均通过激活抗凝血酶Ⅲ（ATⅢ）间接抑制凝血因子（尤以Ⅹa/Ⅱa 为主），但分子量差异导致特性分化：

UFH（分子量 15000Da）起效迅捷（静注即刻起效），可同时抑制Ⅹa/Ⅱa，但个体差异大（抗凝强度波动达 3 倍）、半衰期短（约 2h），需持续静脉输注并依赖 APTT 监测，且易诱发肝素诱导性血小板减少症（HIT 发生率 1% ～ 5%）。

LMWH（分子量 4000 ～ 6000Da）以依诺肝素为代表，生物利用度＞ 90%，抗Ⅹa/Ⅱa 活性比≥ 2∶1，皮下注射后 3 ～ 4h 达峰，半衰期延长至 6 ～ 8h，按体

重给药可减少监测需求，但重度肾损伤（CrCl ＜ 30mL/min）时禁用（因肾脏清除主导）。

磺达肝癸钠作为合成戊糖，选择性增强 ATⅢ对Ⅹa 的抑制（K_i=0.5nmol/L），不结合 PF4，故无 HIT 风险，但纯肾脏排泄特性使其在肾衰竭时蓄积风险显著。

三、直接口服抗凝药（DOACs）：精准干预的革新范式

DOACs 通过直接结合靶点活性中心实现“无需辅因子”的高效抑制，分为直接凝血因子Ⅹa 抑制剂（利伐沙班、阿哌沙班、艾多沙班）与直接凝血酶抑制剂（达比加群）。该类药物的共性优势包括：固定剂量给药、无需常规监测、药物相互作用少及起效快速（2 ～ 4h 达峰）。

其核心差异如下：

① 凝血因子Ⅹa 抑制剂：阻断凝血瀑布交汇点，抑制凝血酶原向凝血酶转化。利伐沙班生物利用度 80%，33%原形经肾排泄，适用 CrCl ≥ 15mL/min 患者；阿哌沙班肾排泄仅占 27%，对肾功能不全者更友好（CrCl 在 15 ～ 29mL/min 时可减量使用）；艾多沙班需警惕肌酐清除率＞ 95mL/min 时的脑卒中风险升高（黑框警告）。

② 达比加群：作为前体药物，水解后直接抑制凝血酶活性，80% 经肾排泄，半衰期 12 ～ 14h，但消化不良发生率达 11%（因酸性颗粒刺激胃黏膜），且需避免用于机械瓣膜患者。

所有 DOACs 均存在特异性逆转剂（如依达赛珠单抗中和达比加群，Andexanet alfa 逆转凝血因子Ⅹa 抑制剂），大幅提升出血可控性。

四、新型靶向药物：解耦止血与血栓治疗的探索

2025 年进入临床的凝血因子Ⅺ/Ⅺa 抑制剂（如 Abelacimab、Milvexian）通过选择性抑制接触性血栓的关键介质 FⅪa，显著降低静脉血栓风险（VTE 预防有效率＞ 80%），但因 FⅪ不参与生理性止血，其大出血风险较传统药物降低 70% 以上。组织因子途径抑制物（TFPI）重组蛋白（如 Concizumab）通过结合 TF-FⅦa 复合物阻断外源性凝血启动，在癌症相关血栓及脓毒症 DIC 模型中展现独特潜力。

三类核心抗凝药物特性横向对比见表 6-1-1。

五、总结与演进逻辑

抗凝药物的选择本质是“血栓风险—出血风险—用药便利性”的三角平衡：

① 华法林在机械瓣膜及经济性需求场景中不可替代，但基因导向剂量优化（如 IWPC 3.0 模型）是提升安全性的关键；

② 肝素类药物仍是急性血栓与围术期快速抗凝的基石，但 LMWH 的肾毒性

表 6-1-1　三类核心抗凝药物特性横向对比

特性维度	维生素 K 拮抗剂（华法林）	肝素类（LMWH/UFH）	直接口服抗凝药（DOACs）
作用机制	抑制 VKORC1，阻断凝血因子 γ-羧基化	激活 ATⅢ，间接抑制凝血因子Ⅹa/Ⅱa	直接抑制凝血因子Ⅹa 或Ⅱa 活性位点
起效时间	36 ～ 48h 达峰	UFH：即刻 LMWH:3 ～ 4h	2 ～ 4h
监测需求	需定期进行 INR 监测	UFH 需进行 APTT 监测 LMWH 通常无须	无须进行常规监测
肾排泄依赖	低（＜ 10%）	LMWH：高 磺达肝癸钠：100%	达比加群：80% 利伐沙班：33%
特异性逆转	维生素 K_1/PCC	鱼精蛋白（LMWH 仅部分逆转）	依达赛珠单抗 /Andexanet alfa
核心适应证	机械瓣膜、经济受限人群	VTE 初始治疗、围术期桥接	非瓣膜性房颤、VTE 治疗 / 预防

限制推动磺达肝癸钠在 HIT 患者中的应用；

③ DOACs 凭借“免监测、高预测性”重塑房颤与 VTE 管理方式，但需严格评估肾功能及消化道耐受性；

④ FⅪa 抑制剂代表未来方向，其“生理止血保留”特性有望真正解耦抗栓与出血的分子关联。

第二节　抗凝药物临床合理使用要点

抗凝治疗的合理实施需贯穿“评估—决策—监测—调整”全周期闭环管理，其核心在于动态平衡血栓预防获益与出血风险。治疗启动前必须完成双重量化评估：一方面通过标准化工具（如 CHA_2DS_2-VASc 评分预测房颤卒中风险、Caprini 评分评估外科术后静脉血栓风险）明确抗凝必要性；另一方面需借助 HAS-BLED 或 ORBIT 评分识别出血高危因素（如高龄、肾功能不全、既往出血史或联用抗血小板药物）。绝对禁忌证的筛查是安全底线，活动性大出血（如消化性溃疡、颅内出血）、严重凝血功能障碍、HIT 活动期及药物过敏者禁用抗凝治疗，尤其需注意机械瓣膜患者禁用 DOACs，而重度肾损伤（CrCl ＜ 15mL/min）患者需避免达比加群等肾排泄主导药物。

药物选择需精准匹配临床场景与患者个体特质。非瓣膜性房颤患者首选 DOACs（如利伐沙班、阿哌沙班），因其颅内出血风险较华法林显著降低且无须常规监测，但需依据肾功能调整剂量（如 CrCl 15～ 29mL/min 时阿哌沙班需减量至 2.5mg bid）；静脉血栓急性期治疗则以低分子肝素或磺达肝癸钠桥接为主，长期维持可过渡至 DOACs 或华法林；而机械瓣膜或抗磷脂综合征患者仍需坚持华法林治疗（INR 目标 2.5 ～ 3.5），因 DOACs 在此类人群中存在血栓复发风险。特殊人群需定制化策略：孕妇优选低分子肝素（胎盘穿透率低），老年人起始剂量应降低（如利伐沙班 15mg qd）并加强跌倒预防，肿瘤患者则推荐 DOACs 或低分子肝素延长抗凝疗程。

剂量调整与监测策略需因药而异。华法林治疗初期需隔日监测 INR 值，稳定后维持每月≥ 1 次检测，目标范围 2.0 ～ 3.0（机械瓣膜者 2.5 ～ 3.5），同时需警惕维生素 K 摄入波动（＞ 150μg/d 削弱药效）及药物相互作用（如胺碘酮增强抗凝效应）；普通肝素需要每 6h 监测 APTT（目标值 1.5 ～ 2.5 倍基线），而低分子肝素在肥胖（＞ 100kg）或肾损患者中需要检测抗凝血因子Ⅹa 活性；DOACs 虽无须常规监测，但肾功能动态变化时（如急性肾损伤、脱水）需评估凝血酶时间（TT）或抗凝血因子Ⅹa 活性，漏服后若未超 4h 需立即补服，并避免联用强效 CYP3A4/P-gp 抑制剂（如酮康唑）。

出血风险管理需分层应对。预防性措施包括教育患者使用软毛牙刷、电动剃须刀，避免剧烈运动及富含维生素 K 食物的摄入（华法林使用者），并定期筛查粪便隐血。出血事件需分级处理：轻微出血（皮肤瘀斑、牙龈出血）可暂停 1 ～ 2 剂药物并局部压迫；中度出血（肉眼血尿、呕血）需停用抗凝药并静脉输注凝血酶原复合物（PCC）；危及生命的出血（颅内出血）则需立即使用特异性逆转剂（如依达赛珠单抗中和达比加群，Andexanet alfa 逆转凝血因子Ⅹa 抑制剂）。择期手术前需依据药物半衰期停药（如利伐沙班术前 48h 停用），高出血风险手术可桥接短效肝素。

长期依从性优化依赖医患协同。通过简化方案（优选每日 1 次给药的艾多沙班）、数字化工具（INR 居家监测仪、用药提醒 APP）及分层教育（强调“停药后卒中风险升 3 倍”的警示）提升患者执行力。随访框架需结构化：DOACs 患者每 3 ～ 6 个月评估肾功能与血红蛋白；华法林患者需建立剂量调整日志，记录 INR 波动诱因（如感染、饮食变化）；对认知功能下降者，需对其照护者进行用药安全培训，避免患者误服或漏服。

抗凝药物临床管理四维框架见表 6-1-2。

表 6-1-2　抗凝药物临床管理四维框架

管理阶段	核心行动要点
治疗前评估	血栓 / 出血风险量化评分 + 禁忌证筛查
药物选择	匹配疾病类型（房颤 /VTE/ 瓣膜病）+ 代谢特征（肾功能）+ 社会因素（经济性）
剂量控制与监测	华法林（INR）/ 肝素（APTT/ 抗Ⅹa）/DOACs（肾功能动态评估）
长期管理	出血预防教育 + 依从性工具（智能药盒）+ 结构化随访（肾功能 / 血红蛋白 / 认知筛查）

第三节　抗凝治疗未来研究方向与挑战

抗凝领域正经历从“粗放式干预”向“精准可编程治疗”的范式跃迁，其核心演进逻辑围绕靶点革新、个体化跃迁及技术融合三大轴心展开，旨在突破“抗栓疗效”与“出血风险”的百年矛盾。然而，新型药物转化瓶颈、特殊人群循证空白及全球医疗资源失衡，仍构成临床转化的深层壁垒。

一、靶向创新——解耦止血与血栓的分子手术

传统抗凝药物因同时抑制生理性止血与病理性血栓形成，长期受困于出血并发症。凝血因子Ⅺ/Ⅺa 抑制剂（如 Abelacimab、Milvexian）通过精准阻断接触性激活路径，在Ⅱ期临床试验中实现静脉血栓预防有效率＞ 80% 的同时，将大出血风险压低至传统药物的 30% 以下。其机制优势在于保留外源性凝血途径，使血管损伤后的生理止血功能不受干扰，首次在分子层面实现“抗栓-止血解耦”。双功能抗体药物［如抗组织因子-凝血因子Ⅶa 复合物（TF-FⅦa）/ 抗组织因子途径抑制物（TFPI）复合物］则通过锁死组织因子介导的凝血爆发点，在脓毒症 DIC 模型中将生存率提升 37%，为癌症相关血栓治疗提供新策略。更具颠覆性的是 CRISPR-Cas9 介导的 VKORC1 基因编辑疗法——在灵长类动物实验中单次干预即可维持抗凝稳态超 6 个月，无需每日服药，但免疫原性反应及脱靶切割风险仍是临床转化“最后一公里”的关键障碍。

二、个体化诊疗——从经验用药到数字孪生驱动

抗凝疗效的个体差异源于基因多态性、代谢动态性与环境干扰因子的复杂相互作用。新一代决策系统正构建三道防线：

① 基因组导航：超越传统的 VKORC1/CYP2C9 检测，新兴 F5 rs6025（莱顿突变）、PROCR rs867186 血栓易感基因谱可预测 DOACs 治疗窗偏移，使剂量失误率降低 52%。

② 代谢组监控：通过质谱实时追踪凝血酶-抗凝血酶复合物（TAT）、纤溶酶-α2 抗纤溶酶复合物（PAP）等动态标志物，替代滞后性 INR 监测（ISTH 2025 共识推荐）。

③ 数字孪生模型：约翰霍普金斯医院开发的 Anticoag360 系统整合电子健康档案与实时生理数据，通过机器学习预判不同方案的血栓 / 出血风险概率，使临床决策错误率下降 42%。

三、智能生态——从药物干预到全周期闭环管理

抗凝管理深度耦合数字技术，形成“感知—决策—响应”智能闭环：

① 植入式微电极：Abbott 的 FreeStyle Libre 抗凝版可连续监测血清凝血因子Xa 抑制剂浓度，数据同步至手机 APP 并自动触发补服提醒。

② AI 无创评分：斯坦福大学 Coag-Net 算法通过视网膜血管形态分析预测微循环血栓风险（*AUC*=0.91），指导 DOACs 动态调药。

③ 区块链防伪：中国药监局试点 Hyperledger Fabric 构建药物流通追溯链，假药识别率提升至 99.7%。

然而，老年数字鸿沟（＞ 75 岁患者智能设备使用率＜ 30%）及凝血数据隐私泄露事件年增 120%，亟待伦理与法律框架完善。

四、转化困局——特殊人群与卫生经济学博弈

前沿技术面临三类临床“无人区”：

① 肿瘤血栓领域：DOACs 在消化道肿瘤患者中消化道出血率达 5.3% 每年（较华法林高 1.8 倍），而低分子肝素长期注射耐受性差，pH 敏感型肝素纳米粒能否穿透肿瘤微环境成破局关键。

② 机械瓣膜抗凝：DOACs 在机械瓣膜中血栓风险升高 2.1 倍（Rivaroxaban-VALVE 试验），表面共价结合 TFPI 蛋白的抗凝血涂层瓣膜或可终结华法林霸权。

③ 资源分配失衡：DOACs 年费用达 8000 元（华法林仅 700 元），而中低收入国家 INR 监测覆盖率＜ 40%，便携式 INR 仪（成本＜ 200 元）及仿制药 Tecarfarin 成公平性突破口。